Cliff & Joyce Penner

Meine Liebe schenk' ich Dir

edition TROBISCH

Cliff & Joyce Penner

Meine Liebe schenk' ich Dir

edition TROBISCH

Clifford L. Penner und *Joyce J. Penner*
sind international bekannte
Sexualtherapeuten mit eigener Praxis in Pasadena, Kalifornien.
Zusätzlich halten sie Seminare zum Thema und sind Autoren
zahlreicher Bücher.

Published by Word, Nashville, TN, USA
Orginaltitel: The Gift Of Sex
Übersetzt von Ulrike Schweitzer

Edition TROBISCH
Bestell-Nr. 854.177
ISBN 3-7751-9177-1

3. Auflage 2001 by Hänssler Verlag, D-71087 Holzgerlingen
Internet: www.haenssler.de
E-Mail: info@haenssler.de
Umschlaggestaltung: Daniel Kocherscheidt
Umschlagfoto: Archiv Kocherscheidt
Satz: Schauenburg Graphische Betriebe
Druck und Bindung: St.-Johannis-Druckerei, Lahr
Printed in Germany

Inhaltsangabe

Danksagung

Unser inniger Dank gilt:

unserer kleinen Gruppe, für ihre emotionale und geistliche Unterstützung, dafür, daß sie unseren Geist erhoben und unseren ernsten Momenten etwas Leichtigkeit hinzugefügt hat.

unseren Kollegen in dem Associated Psychological Services, die nicht nur einen Teil unserer Last getragen, sondern auch $2^{1}/_{2}$ Jahre lang unser Reden über das Buch angehört haben.

den vielen Fachleuten im Bereich der menschlichen Sexualität, deren Wissen und Forschung für vieles, was wir mitteilen, der Ausgangspunkt war.

den Ehepaaren, die uns in der Sexualtherapie ihr Leben geöffnet haben, wo unsere Grundsätze weiterhin getestet, aufgebessert und umgesetzt werden.

Wayne Coombs, der uns den anfänglichen Anstoß zu diesem Buch gab, und Peb Jackson, der uns ermutigte, weiterzumachen. Unseren Künstlern, Kathie Shoemaker und Erika Oller.

unseren Sekretärinnen, Vera Wils, Tammy Weathers und anderen, die tippten und uns bei vielen Details behilflich waren.

unserer Verlegerin, Carol Bostrom, deren harte Arbeit unsere schriftstellerischen Mängel behob.

und nicht zuletzt unseren Eltern
und unseren Kindern Julene, Gregory und Kristine,
deren Leben unsere Sicht von Gottes Liebe und Leben stark geprägt haben.

Wir möchten unsere Pilgerreise von unserem ländlichen mennonitischen Hintergrund bis zu dem, was wir heute sind, gerne mit anderen teilen.

Wenn wir auch 2000 Meilen voneinander entfernt aufgewachsen sind, so hätten wir doch in der gleichen Gemeinschaft aufwachsen können. Die mennonitische Tradition hatte einen großen Einfluß auf uns, was unsere Nahrung, unsere Gemeindefeste, das Freundschaftsmuster, die Werte der Familie etc anbelangt. Diese Werte schlossen eine Ethik der harten Arbeit mit ein, die Erwartung, daß man sich Ziele setzt und sie erreicht, und eine sehr pazifistische Lebenseinstellung (nicht nur im Hinblick auf Krieg). Während wir einerseits gelehrt wurden, zu streben und zu kämpfen, um soviel wie möglich vom Leben zu erhalten, wurden wir doch andererseits angeleitet, Erfüllung in den Fähigkeiten in uns zu finden, anstatt die Menschen um uns herum mit Füßen zu treten. Diese Vorstellung vom Leben hat auch unser Sexualleben beeinflußt. Wir kamen in die Ehe mit der Erwartung, daß das eheliche und sexuelle Glück ein Ziel war, nach dem wir uns ausstrecken und das wir erreichen konnten. Und doch ging keiner von uns diesem Glück auf Kosten des anderen nach.

Eine weitere Dimension unserer mennonitischen Gemeinde und unseres Elternhauses war, daß die persönliche Bekehrung der notwendige Beginn eines christlichen Lebens war. Auch wenn man das christliche Wachstum auf gesetzliche Weise sah, wurde man doch nicht automatisch Christ, weil man in einem christlichen Elternhaus geboren wurde oder auf religiöse Weise den Gesetzen der Kirche folgte. Als Ergebnis dieses Denkens und der biblischen Lehre, die wir von Kindheit an erhielten, trafen wir beide die klare Entscheidung, uns Christus und seiner Lehre hinzugeben. Es ist eine Hingabe, die wir beide als junge Kinder und Heranwachsende getroffen haben. Es ging nicht immer so glatt ab. Es hat Kämpfe, Zweifel und unsere eigene, heimtückische Art der Rebellion gegeben – und gibt sie noch.

Was wahrscheinlich unserer christlichen und emotionellen Entwicklung sehr zugute kam, war die Tatsache, daß unsere Umgebung warm, sicher und familienorientiert war. Wachstum und Leistungen wurden stets gefördert – auf allen Gebieten, sei es auf dem intellektuellen, künstlerischen, athletischen oder auf dem geistlichen Gebiet. Doch typisch war, daß sexuelles Bewußtsein und Verständnis nur sehr begrenzt vermittelt wurden. Unsere Familien waren nicht die einzigen, die sich in punkto Sexualität so verhielten. Ihre Haltung war typisch für die Zeit. Sexuelle Gefühle und sexuelles Verhalten wurden nicht offen und frei diskutiert. Es gab jedoch eine direkte und positive Unterweisung über das Wachstum als Mann und Frau. Man äußerte sich positiv über die Entwicklung des Mädchens zur Frau; der Kauf des ersten BHs war ein besonderes Ereignis; auf die Menstruation war man gut vorbereitet, und sie wurde als ein Zeichen gewertet, daß man allmählich eine Frau wurde. Rasieren, das Entwickeln der Muskeln und der Stimmwechsel waren alles willkommene Zeichen, daß man zum Mann heranwuchs.

Der Konflikt besteht darin, daß eine spezifische Unterweisung über die sexuelle Beziehung zwischen Mann und Frau entweder ganz fehlte oder nur sehr begrenzt war. Es fehlte die Lehre über den sexuellen Aspekt in der Ehe. Dazu wurden Bücher gelesen und christliche Sendungen gehört, die aufforderten, sich selbst rein zu halten. Und strenge Regeln über das Ausgehen von Mann und Frau wurden aufgestellt. Mit jemandem des anderen Geschlechts Händchen zu halten wurde als ernste Sache angesehen – und küssen durfte man nur die Person, die man sicher heiraten würde. Man dachte sogar, daß jemand, der schwach wurde und seinen Partner bei einem Rendezvous küßte, dadurch schon die Heirat mit jener Person besiegelte.

Das Fehlen einer positiven sexuellen Unterweisung und diese strengen Verhaltensregeln führten uns beide zu dem Glauben, daß der Liebesakt von unserer Kirche als etwas Negatives angesehen wurde, auch wenn wir selbst es nicht so empfanden. Warum wir diesen negativen Stempel nicht trugen, wissen wir nicht. Wahrscheinlich hat der natürliche Einfluß unserer ländlichen Großfamilien dazu geführt, daß wir als Kinder sehr frei waren. Wir hatten große Familientreffen, mit Cousins und Cousinen, die ungefähr im gleichen Alter waren. Wir hatten die Freiheit zu spielen und zu entdecken. So spielten wir z. B. Spiele wie nackt in den Heuhaufen springen oder bildeten in den Kornfeldern einen FKK-Strand. Wir kamen eher naiv in die Pubertät, aber mit guten Gefühlen, was uns selbst und unsere Sexualität anbelangt. Doch dann führten die Schwierigkeiten der Pubertät – das starke sexuelle Gefühl gepaart mit den strengen Verhaltensregeln – zu Selbstzweifeln in Hinsicht auf unsere Sexualität. In diesen Jahren erlebten wir eine Einschränkung der Freiheit.

Gut für uns beide war, daß wir unsere Erfahrung des Erweiterns und Ausstreckens gleichzeitig machten. Wir lernten uns in unserem ersten Jahr an einem überwiegend mennonitisch besuchten College kennen. Von ähnlichem Hintergrund kamen wir zusammen und bewegten uns von der Strenge und Steifheit unserer Geschichte weg. Zusammen erlebten wir eine Vielfalt von Erlebnissen, auch im Glauben, die uns zu dem machten, was wir heute sind.

Der bereicherndste emotionelle Beitrag und die sexuelle Erziehung fanden in der Zeit statt, als wir ein baptistisches College besuchten. Wir nahmen an einer Ehevorbereitung teil. Dort erhielten wir unser Wissen über Sexualität zusammen mit positiven Gefühlen über die Erfahrung des Liebesaktes, der uns in der Ehe erwartete. Wir erfuhren von den Menschen, die wir als tiefe Gläubige und Mentoren respektierten, ganz deutlich, daß die sexuellen Triebe, die wir so stark empfanden, von Gott gegeben, normal und natürlich waren. Während Entscheidungen bezüglich des Umgangs mit diesem inneren Drang vor der Ehe zu treffen waren, wurden dic Gefühle, die wir dabei empfanden, doch als gut angesehen.

Weshalb der sexuelle Teil unserer Ehe so positiv begann, wissen wir nicht. Vielleicht war die Entschlossenheit, daß Sex in der Ehe gut sein konnte, unsere Art, gegen unsere Vergangenheit zu rebellieren. Was auch immer der Grund war, die sexuelle Dimension ist zum größten Teil zufriedenstellend gewesen. Dies trifft zu, wenn auch die Ebene unseres Wissens sich mit der Zeit und den Erfahrungen verändert hat. Das will nicht heißen, daß wir nicht auch Schwierigkeiten gehabt haben, die typisch sind für alle, die eine Vertiefung in ihrer Beziehung wünschen –

Zeiten der unterschiedlichen Interessen, eine schwierige Anpassung nach einem Baby, Konzentration auf Leistung, anstatt auf das Vergnügen etc., aber in alldem haben wir unsere sexuelle Beziehung genossen und sie als für uns richtig erfahren.

Als Ergebnis unserer positiven sexuellen Erfahrungen und der Konflikte, die unserer Meinung nach daraus in unserem Christsein entstanden, versuchten wir in unserem ersten Ehejahr herauszufinden, was die Bibel über Sexualität sagt. Wir kamen in jener Zeit zu der Überzeugung, daß die Bibel sexfreudig ist. Wir hatten die Botschaften über die »Du-darfst-nicht« des sexuellen Verhaltens außerhalb der Ehe gehört, und da uns eine positive Information als Balance über Sexualität in der Ehe fehlte, hatten wir automatisch daraus geschlossen, daß die Botschaften der Kirche alle zusammen negativ waren. Unsere Schlußfolgerung aus dieser Studie war wahrscheinlich der Anfang unserer Betonung, eine positive Lehre über Sexualität in die christlichen Gemeinschaften zu bringen.

Nachdem das Thema für uns persönlich feststand, unternahmen wir wenig, bis wir unsere Ausbildung beendet hatten. Joyce erhielt ihr Diplom und unterrichtete Krankenpflege an einem College, und ich beendete mein Seminar und mit dem Doktorgrad und fing in einer Privatpraxis als klinischer Psychologe an. Unsere ganze Energie im Beruf konzentrierten wir auf Bereiche wie die Ausbildung von Laienseelsorgern und den Umgang mit Trauer, Tod und Sterben.

Eines Tages wurden wir auf einem Frauenseminar gebeten, über die sexuelle Anpassung in der Ehe zu lehren. In einem anfänglichen Überblick entdeckten wir viel von der Verwirrung über sexuelle Gefühle und von den christlichen Vorstellungen, die wir auch gehabt hatten. Für viele unter den Teilnehmern hatte diese Verwirrung zu einem unerfüllten Sexualleben geführt. Wir nahmen diesen Lehrauftrag an, erwarteten aber nicht, daß er eine Veränderung in dem sexuellen Verhalten bewirken würde. Wir dachten, daß eine solche Veränderung nur durch Therapie und Seelsorge auf einer weitaus persönlicheren Basis kommen müßte, und sahen dieses Seminar als einen Weg an, den Frauen zu helfen, ihre Nöte zu definieren und die gewünschte professionelle Hilfe zu finden. Zu unserer Überraschung berichteten manche der Frauen über starke sexuelle Veränderungen in ihren Ehen. Andere Berichte zeigten, daß ein Seminar zu diesem Thema Veränderungen hervorbringen konnte.

Der Zeitpunkt war richtig: Es sprach sich herum, was wir anzubieten hatten, und die Gemeinden waren bereit, es zu hören. Folglich haben wir an diesem Seminar weitergearbeitet und bieten es für Ehepaare an. Manche Ehepaare empfangen Hilfe für spezifische Probleme, andere beleben den verlorengegangenen Funken erneut, und wieder andere stellen ihre genaue Not fest, der weiteren Behandlung bedürftig. Diejenigen, die weitere Hilfe brauchen, können zu uns in Beratung kommen oder einem Seelsorgerteam überwiesen werden, das ihrem Wohnort näher ist.

Schon zu Beginn dieser Seminare wurde uns klar, daß wir uns besser ausrüsten mußten. Wir besuchten deshalb beide weitere Kurse an dem Masters und Johnson Institut sowie bei anderen Fachleuten. Diese Vorbereitung, unsere persönliche Erfahrung und unser professioneller Hintergrund, zusammen mit der Tatsache, daß wir als Team arbeiten, sind das Kapital, das wir den Ehepaaren zur Lehre und Seelsorge mitbringen. Die Tatsache, daß ein Mann und eine Frau gemeinsam die Seminare leiten, und das Vorhandensein von sowohl medizinischen als auch sozialen Bereichen sind die Bestandteile, die dazu geführt haben, daß die Ehepaare die Seminare als sehr hilfreich ansehen.

Auch wenn unsere Wurzeln immer noch tief in unserem mennonitischen Erbe verankert sind, haben wir uns doch nach einer breiteren Gemeindeerfahrung ausgestreckt – zuerst innerhalb einer Baptisten-Gemeinde, dann in einer großen presbyterianischen Gemeinde und nun als Mitglieder einer anderen wachsenden Gemeinde. Unsere persönliche Lebenserfahrung und die Vielfalt unserer Ausbildungs- und professionellen Erfahrung haben dazu beigetragen, unsere aktuelle Sichtweise zu erweitern.

Wir vertrauen, daß da, wo wir uns befinden, und das, was wir anzubieten haben, Sie an dem Punkt Ihres Interesses und Ihrer Not erreicht.

1

Ist dieses Buch für mich?

»Mein Mann und ich sind jetzt 15 Jahre verheiratet. Wir haben zwei kleine Kinder unter zehn Jahren. Es gab aber sehr wenig Intimität in unserer Ehe, weder emotional noch körperlich. Ich habe die Initiative ergriffen, und mein Mann hat es zu vermeiden versucht. Wir haben eine christliche Eheseelsorge aufgesucht, so daß mein Mann jetzt zu einer Therapie geht, dennoch habe ich meine ganzen Gefühle für ihn verloren. Da wir beide eigentlich vom christlichen Glauben her leben – wie soll ich in dieser Situation vorgehen?«

Wenn Sie dieses Buch aufschlagen, um über Sexualität aus christlicher Perspektive zu lesen, fragen Sie womöglich: »Was bringt mir dieses Buch?« Es gibt ja bereits etliche Bücher für Ehepaare, die das gemeinsame Leben verbessern helfen. Das eine betont Unterordnung, ein anderes spricht von Dienstbereitschaft oder von Kommunikation; manche Titel drängen nach einer geistlichen Annäherung, andere wieder geben mehr psychologische Antworten. Doch trotz all dieser oft durchaus hilfreichen Erklärungsversuche ist unsere Thematik hier immer wieder neu aktuell. »Meine Liebe schenk ich Dir« ist für alle Ehepaare geschrieben, die mehr über die von Gott geschenkte Sexualität lernen wollen, um ihre eigene sexuelle Erfahrung zu erweitern – unabhängig, ob Sie gerade frisch verheiratet oder schon einige Jahre ein Paar sind.

Frisch verheiratete Paare

Für diejenigen, die mehr Kenntnis und größere Erfüllung suchen. Über den Schwung ihrer Liebe, die ein junger Mann und eine junge Frau in den Monaten vor ihrer Heirat erleben, über ihr sexuelles Wissen oder ihre Erfahrung dabei, darüber sprechen beide gewöhnlich nicht. Statt dessen hoffen sie, daß die Begeisterung, die Freude, den Genuß, den sie miteinander erleben, sich auf den sexuellen Umgang nach der Heirat überträgt. Aber so oft wir nach Vorträgen auf unseren Eheseminaren mit Verlobten und Jungvermählten über diesen Zusammenhang sprechen, kommt heraus, daß viele Fragen zur Sexualität unbeantwortet bleiben und sie niemanden haben, den sie als Ansprechpartner wählen könnten. Ich erinnere mich an eine Frau, die nach einer Versammlung auf uns zukam. Verlegen erklärte sie mir, daß sie nach jeder sexuellen Begegnung diesen »Schmutz« wegputzen würden und befürchteten, mit ihnen sei etwas nicht in Ordnung. Oder ich denke an eine schon ältere, frisch verheiratete Lehrerin, die überrascht war, zu entdecken, daß das Erlebnis für sie als Frau gesteigert wurde, wenn sie während des Sexualaktes aktiv beteiligt war. Bis zu jenem Punkt war sie stets vollkommen passiv gewesen.

Es ist wohl so, daß, so oft wir etwas Neues beginnen, wir Zeit zur Anpassung brauchen. Wir müssen uns erst an die neuen Erfahrungen gewöhnen. Dies bedeutet für unser sexuelles Erleben zugleich ein Dilemma. Bei unseren ersten Erfahrungen ist unser Wissen meistens ziemlich unvollständig. Wir haben noch niemanden bei diesem Verhalten beobachtet. Durch Lektüre von Büchern oder durch Schwierigkeiten und Fehler mit unserem Partner müssen wir erst lernen, was hinter unseren neuen sexuellen Erfahrungen steht. Es ist für den einen oder anderen erstaunlich viel Verständnis notwendig, ob es die eigene Person oder die des Partners betrifft, um richtig frei zu sein, die sexuelle Begegnung mit dem eigenen Partner immer gelöster zu genießen.

Für diejenigen, denen Sexualität Streßgefühle bereitet. Das frisch verheiratete Ehepaar erlebt oft viel Aufregung, wenn es den ersten sexuellen Kontakten entgegengeht. Für den einen nimmt diese Art Streß auch nach den ersten Intimitäten nicht unbedingt ab. Er kann sich noch steigern, wenn man sich erst einmal Gedanken über die eigenen Erlebnisse und vor allem die Andersartigkeit des Partners macht.

Eine junge Frau wurde beispielsweise in einer Familie groß, die bezüglich Sexualität nicht offen war. Sie hatte gelernt, daß jegliche sexuelle Reaktion sündig sei. Sie ließ in ihren Gedanken nicht zu, einen eigenen Willen diesbezüglich zu entwickeln, bevor sie verheiratet war. Sie mußte dann, wie so viele andere auch, erkennen, daß die Angst und die Spannung bezüglich der sexuellen Erfahrung nicht am Traualtar verschwanden. Beides wurde in der Ehebeziehung nun überhaupt erst so richtig wirksam, als sie und ihr Mann ihr gemeinsames Leben begannen. Sie war besorgt, wie sie als sexuelle Persönlichkeit funktionieren würde, über die verschiedenen sexuellen Aktivitäten und auch darüber, ob sie ihrem Partner gefallen würde. Wenn Sie feststellen, daß die Anspannung oder Sorge um Ihre sexuelle Erfahrung größer ist, als sie Ihrem Empfinden nach sein sollte, können Sie hier wertvolle Informationen finden.

Für diejenigen, die sexuelle Blockaden in die Ehe mitbringen. Manche frisch verheirateten Paare haben besondere Blockaden oder Gewohnheiten mit in die Ehe gebracht, die ihre Befriedigung behindern. Diese können die sexuellen Begegnungen oder Interessen so sehr beeinflussen, daß das Eheleben als solches gefährdet ist. Ein Mann, selten am Liebesakt interessiert, war aber dem Eheideal selbst hoch verpflichtet, besonders da er ein vollzeitlicher Diener Gottes werden wollte. Voller Liebe zu seiner Frau genoß er jeden Teil ihres gemeinsamen Lebens, außer dem sexuellen. Er suchte Hilfe, weil er glaubte, dies würde seine Ehe auf Dauer zerstören – eine Sorge, mit der er ja nicht einmal unrecht hatte. Das Gespräch erbrachte dann viele Prägungen aus seiner Vergangenheit, die in ihm diese Haltung bewirkt hatten. Es gibt nicht wenige Ehepaare, die in christlicher Umgebung aufwuchsen und ein christliches Leben führen wollen, die etliches über die Heiligkeit der Ehe, aber auch die Schönheit der sexuellen Erfahrung gehört haben. Jedoch seinen eigenen Körper zu genießen – vom biblischen und christlichen Standpunkt aus bleibt dies oft eine heikle Frage.

Die Nicht-so-frisch-Verheirateten

Für diejenigen, die eine Vertiefung ihrer Beziehung suchen. Paare mit glücklichem Sexualleben suchen nicht weniger nach Wegen, um noch mehr Freude und Vergnügen in ihre sexuelle Begegnung hineinzubringen. Ich möchte einen ungewöhnlichen Vergleich wählen – mit guten Köchen. Sie haben genügend Rezepte und Kochideen, um sie über viele Jahre intensiv zu nutzen. Und doch suchen sie ständig nach neuen Möglichkeiten, Soßen und Desserts zu machen, um den Feinschmeckern weiter zu gefallen.

Für diejenigen mit einer »Berg-und-Tal«-Beziehung. Viele Paare erleben leider nicht viel Begeisterung in ihrer sexuellen Beziehung. Obwohl vom »technischen« Standpunkt alles gut ist, sind ihre Begegnungen gleichförmig. Für solch ein Paar kann der im folgenden aufbereitete Lesestoff einen neuen Funken entfachen – mit Vorschlägen, wie man ein experimentelles, kreatives Sexualleben in der Ehe entwickelt, so daß ein Paar nicht nach womöglich nur äußeren Stimulanzien suchen muß.

Für diejenigen, die bei »technischen« Problemen nach Hilfe suchen. Es gibt Fälle, in denen trotz einer stabilen Grundlage in der Beziehung ein ernsthaftes »technisches« Problem in der sexuellen Dimension des Ehelebens besteht. Es gibt viele solcher in der Regel biologisch-psychologischen Erscheinungen. Vielleicht ejakuliert der Mann zu schnell, oder er zeigt kein Interesse, oder er kann nur schwerlich erigieren. Die Frau hat vielleicht Schmerzen, mangelndes Interesse oder Probleme, erregt zu werden oder einen Orgasmus zu erleben. All das stört die sexuelle Erfahrung und hat gewöhnlich zur Folge, daß man sich mit der Zeit voneinander zurückzuzieht.

Für diejenigen, die einen »letzten« Versuch unternehmen möchten. Ein Paar sagte uns einmal, daß ihre Teilnahme an einem unserer Seminare ihr letzter Versuch gewesen sei, ihr sexuelles Verhältnis zu ändern. Seit zwölf Jahren verheiratet, hatten Sie ihrem eigenen Bericht zufolge eine gute Ehe, außer daß die Frau nie eine sexuelle Identität verspürt hatte. Was sie betraf, war sie sich nie irgendwelcher sexueller Gefühle in ihrem Körper bewußt geworden. Beide hofften auf neue Informationen während des Seminars, um die Erfüllung zu finden, die sie so sehr ersehnten. Später erfuhren wir, daß dem Paar dieser nötige Durchbruch zu sich selbst gelungen war.

Zusammenfassung

Wir möchten Ihnen Informationen geben und die Kommunikation und das Sich-Mitteilen fördern. Daraus soll sich ein Prozeß des gegenseitigen Entdeckens und der Offenheit ergeben. Ja, fassen Sie es als Entdeckungsreise auf – wir sind uns sicher, es ist nie zu spät, und es wird immer noch etwas geben, das geeignet ist, Menschen neu zu motivieren. Angesichts der Fülle schon zur Verfügung stehender Erkenntnisse waren uns drei Themenkreise besonders wichtig. Sie ziehen sich als roter Faden durch alle Kapitel hindurch:

1. Individuelle Verantwortung – eine neue Einstellung. Wir möchten eine neue Einstellung der Verantwortung des einzelnen Partners fördern. Aus unserer Sicht ist eine der größten Schwierigkeiten vieler Ehepaare: Jeder fühlt sich für die sexuelle Befriedigung und Erfüllung des anderen verantwortlich. Soweit, so gut, entspricht dies ja auch der Liebe und Fürsorge füreinander. Und wenn es Probleme gibt, so meinen viele, es sei ihre Verantwortung, dieses Problem zu lösen, oder es sei der eigene Fehler, der den anderen etwa »versagen« ließe. Zum Beispiel ein Mann möchte, aber kann nicht im gewünschten Maße erigieren, und seine Frau glaubt, es sei nun an ihr, ihm dennoch sexuelles Glück zu geben. Wenn die Frau nicht befriedigt ist, so mag der Mann es als seinen »Fehler« empfinden, daß sie nicht volle Zufriedenheit erlebt. Die Betonung in diesem Buch wird darauf liegen, daß jeder Mensch zuerst einmal Verantwortung für die eigene sexuelle Zufriedenheit übernimmt, anstatt diese vom

Partner zu erwarten. Meistens ist es so, daß man für seinen Partner sein Bestes tut, um ihm zu gefallen und ihn auf die angenehmste Art zu stimulieren. Aber wir sind nicht verantwortlich für die emotionellen Barrieren des anderen, noch können wir seine Gedanken lesen.

2. Biblisches, psychologisches und biologisches Wissen verbinden. Unsere Absicht war, Zutreffendes aus traditioneller Theologie, aus Psychologie – insofern es auch allgemein anerkannt ist – und aus neuesten physiologischen Entdeckungen zu kombinieren. Wir sind dabei der Ansicht, daß die biblischen Wahrheiten die psychologischen Erkenntnisse abdecken und daß dieses psychologische Wissen vielmehr Nachtrag und Bestätigung der Schriftlehre ist. Wie jeder weiß, sind viele revolutionäre Theorien in der jüngeren Theologie und in der populären Psychologie aufgetreten. Aber wenn wir die Basis der Lehren der Bibel mit den allgemeingültigen Grundsätzen menschlichen Verhaltens verbinden, so widersprechen sich diese nicht. Wir untersuchen und beschreiben die physiologische Seite der Sexualität, weil wir als Gottes Kinder alles, was Gott uns gegeben bzw. geschaffen hat, auch verstehen und genießen dürfen.

3. Viele individuelle Unterschiede, aber bislang nur wenige Antworten. Die Sichtung des Materials zur Sexualität ergab sowohl im christlichen als auch im säkularen Bereich, daß es auf die verschiedenen sexuellen Problematiken fast ausschließlich schablonenartige und relativ vereinfachende Antworten gibt. Wenn der Leser nur gerade auf diese eine Weise streicheln würde, so wäre alles in Ordnung. Nun, es liegt ein Körnchen Wahrheit darin: Schließlich funktionieren alle Körper gleich. Aber die fehlende Information bei solchem Material ist, daß trotz der biologischen Ähnlichkeit immer wieder eine einzigartige Psyche gegenübersteht.

Viele Bücher zur Sexualität betonen, daß die Frau, wenn sie nur auf gewisse Arten sexuell erregt wird, darauf reagieren und alles ganz wunderbar sein wird. Aber: Jede Frau unterscheidet sich von anderen Frauen, und jeder Mann von anderen Männern. Auch berücksichtigt diese Sichtweise zu wenig, daß die Gefühle eines Menschen von Tag zu Tag und sogar von

Augenblick zu Augenblick anders sein können. Was in einem Moment zufriedenstellend ist und Spaß bereitet, mag später nicht mehr so sein. Aus diesem Grund klappt es nicht, wenn man nur bestimmte Schritte auflistet, als ob sie bei jedem anwendbar wären. Solch eine vereinfachte Auffassung läßt viele Menschen sich als Versager fühlen, weil sie die sexuelle Befriedigung und die versprochenen Freuden, wenn man nur den »einfachen Ratschlägen« folgt, nicht erleben. Nicht weniger stereotyp verläuft die Hilfe christlicher Literatur: Manche betonen, daß die Frau die Beziehung »schafft«, indem sie den Mann aufbauen und loben muß, und dafür zu sorgen hat, daß er sich als Mann fühlt. Wenn sie die richtigen Dinge sagt und tut, wird die Beziehung gut sein, und der Mann wird ihren Bedürfnissen entgegenkommen. Im Grunde besagt dieser Ansatz, daß die Frau für die Beziehung wichtiger ist als der Mann, weil sie die Fähigkeit hat, ihn aufzubauen oder niederzumachen. Das jedoch ist nichts weiter als eine manipulative Beziehung, wenn die Frau ihren Mann aufbaut, damit ihre eigenen Bedürfnisse gestillt werden. Zudem bezieht solche Art von Stereotyp zu wenig langfristige Verletzungen, physische Schmerzen, Zorn und das Fehlen sexueller Begierde und Erregung mit ein.

Beliebt ist es auch, dem Leser nur möglichst alle physiologischen Details des Sexualaktes zu vermitteln, als könne ihm das allein schon auch Sinn geben. Man kann mit nur einer Sichtweise keine ganze Liebe haben; wir sind als Menschen einfach komplexer. In »Meine Liebe schenk ich Dir« kann von der Vorgehensweise her natürlich auch immer nur ein Aspekt gleichzeitig behandelt werden. Wir versuchen allerdings, ein gesamtheitliches Bild unseres sexuellen Selbst darzustellen, anstatt uns auf den einen oder anderen Aspekt zu konzentrieren. Wir hoffen, daß Sie Zufriedenheit und Befriedigung als sexuelle Wesen haben werden. Auch ist es uns ein Gebetsanliegen, daß Sie die Ergebnisse Ihrer Lektüre mit den Ihnen wichtigen Menschen teilen können.

2

Warum die ganze Verwirrung?

Die sexuelle Seite ist ein elementarer und doch zugleich komplexer Aspekt unseres Seins. Unsere Sexualität läuft einerseits immer gleich ab, und doch ist sie von veränderlichem Wesen, von Mensch zu Mensch völlig unterschiedlich, ein wenig wie ein Geheimnis und gar nicht völlig erfaßbar und übersteigt damit ein vollständiges Erkennen. Wir alle sind auf solch unterschiedlichen Wegen und durch verschiedene Erfahrungen zu unserem Verständnis von Sexualität gekommen. Die Botschaften, die wir empfangen haben, kamen aus unterschiedlichen Quellen: Familie, Schule, Kirche, Gesellschaft, Freunde, Hochschule, Ehepartner, Erfahrungen und Bücher. Wir sammeln Teilinformationen auf unserem Weg und sind oft unsicher, wie sie zu dem bereits Bekannten passen. Das Thema Sexualität vermittelt fast jedem ein Gefühl des Unwohlseins. Allein weil auch viele dieser Botschaften gar nicht direkt ausgesprochen werden, sondern uns nur in angedeuteter Form erreichen. Dies heißt nicht, daß unsere Gesellschaft zu dem Thema schweigt. Im Gegenteil, wir werden in der Werbung mit Sex bombardiert, Sexualhilfe wird uns nicht nur in Frauenzeitschriften angeboten, »Sexualerziehung« in Schulen, sexuelle Führung im neuesten Ehehandbuch, und beim Friseur werden Sexwitze erzählt. Weshalb also die immer wiederkehrende Verunsicherung und das anhaltende Fehlen hilfreicher, echter Information? Mehrere Gründe lassen sich dafür anführen. Es gibt keine organisierte, systematische Weise, wie man über Sexualität lehrt – sei es in Familien, Schulen oder Kirchen. Wenn wir einem Kind etwa das Lesen beibringen, fangen wir mit dem Abc an, gehen zu kurzen, einsilbigen Worten und dann zu kleinen Sätzen über. Wir fügen graduell etwas hinzu, bis ein Schüler auch lange Wörter in komplizierten Sätzen lesen, verstehen und sich exakt ausdrücken kann. Im Gegensatz dazu erhalten wir die Informationen über Sexualität nur schubweise. Vor allem die Altersstufen der Kinder und Jugendlichen erhalten sehr oft mit der gleichen unverminderten Wucht bestimmte Informationen über Teilbereiche von Sex, ohne irgendeine Hinführung oder altersgemäße Aufbereitung und Anleitung, geschweige denn Berücksichtigung der Gesamtzusammenhänge.

Für ein ausgewogenes Intimleben ist es gut, wenn Sie einmal all die sexuellen Informationen und Haltungen durchsortieren, die Sie über die Jahre hinweg angesammelt haben. Bestimmen Sie die Richtigkeit dieser Informationen und machen Sie sich Ihre Haltungen und Ziele im Hinblick auf die eigene Sexualität klar.

Was Sie von daheim mitbringen

Kommen Sie womöglich aus einem Zuhause, in dem Sexualität absolut nicht erwähnt wurde? Soweit Sie sich erinnern können, wurden sogar Worte mit sexuellem Klang vermieden, schlecht angesehen, stirnrunzelnd aufgenommen oder sanktioniert. Dadurch wurde eine natürliche Neugierde entwickelt, weil dieses Thema so sehr gemieden wurde. Jedes Mal, wenn Sie in einem Wörterbuch auf ein sexuelles Wort stießen, war es für Sie von besonderem Interesse. Oder wenn Sie einen Artikel in einer Zeitschrift sahen oder Gesprächsfetzen über das Thema mithörten, erregte es Sie. Und schon fühlten Sie sich für diese Reaktion schuldig, da Sie ja zumindest indirekt etwas Schlechtes und Unmoralisches taten. Andererseits kann dieses völlige Fehlen von Informationen zur Sexualität wie emotionelle »Überbehütung« gewirkt haben. Wir empfinden den sexuellen Teil unseres Lebens oder des eines anderen Menschen als unnatürlich und unangenehm. Auch dadurch war der eigene Lernprozeß gehindert, wie er ganz natürlich auftritt, wenn dieser Lebensbereich offen dargestellt worden wäre. Als Sie älter wurden, mag jede neue Entdeckung Angst, vielleicht sogar Reaktionen von Vermeidung ausgelöst haben, aufgrund dieser Konditionierung, die man zu Hause erfuhr. Zwar haben Sie mit der Zeit gelernt, Ihr sexuelles Ich als natürliches, von Gott geschaffenes Geschenk zu akzeptieren, doch geschah dies nur im Verstand, und Sie haben bis heute emotionelle Barrieren gegenüber Realität und Macht jeglicher Sexualität. Durch diese Art Reserviertheit fällt es Ihnen noch jetzt schwer, sexuell zu »sein« und zu empfinden.

Oder Ihnen war im Gegensatz dazu ein Heim gegönnt, in dem ein positiver Eindruck über Sexualität herrschte. Doch gleichzeitig fanden Sie es verwirrend, einmal weil das, was Sie hörten, nicht mit dem übereinstimmte, was Sie sahen. Die Eltern sprachen zwar davon, Sexualität sei ein schöner Teil des Ehelebens, doch zwischen den Zeilen vermittelten sie gleichzeitig, daß es in Wirklichkeit für sie gar nicht so natürlich und angenehm war. Zum anderen kann es sein, daß die bejahende Botschaft bezüglich Ihres eigenen Körpers durch eine sicher auch berechtigte Sorge der Eltern beeinträchtigt wurde, »Man solle sich seine Sexualität für seinen Ehepartner aufsparen«. Der Anspruch an »Reinheit« hat dadurch jegliche Form der Sexualität als unrein erscheinen lassen.

Schließlich und drittens kommen Sie möglicherweise aus einer Umgebung, in der eine gute, klare Sexualkunde vermittelt wurde, diese aber durch ältere Geschwister, Cousins und Verwandte negativ überschattet wurde. Auch diese doppelte Botschaft belastete oft nur mehr oder weniger unbewußt Ihre weitere Entfaltung. Es kann jedoch auch sein, daß Ihre Umgebung total negativ war. Zuhause wurden sexuelle Botschaften laut und deutlich – nichts wurde verborgen – geäußert, aber sie waren alle negativ. Der jungen Frau wurde vermittelt, sexuelle Erfahrung sei für die Frau immer negativ und daß man sie möglichst vermeiden sollte, selbst innerhalb der Ehe. Oder daß es keinen Genuß in der Ehe gibt, daß die natürlichen sexuellen Gefühle des eigenen Körpers verabscheuenswürdig seien und daß es das Beste sei, alles, was mit diesem Lebensbereich zusammenhängt, zu meiden.

Eine Frau berichtete uns, daß sie erst zwei Wochen vor ihrer Hochzeit Unterweisung bezüglich des Intimakts zwischen Mann und Frau erhielt. Ihre Mutter nahm sie beiseite und vermittelte ihr liebend und sorgevoll drei Weisheiten: Erstens würde die Hochzeitsreise schrecklich werden; zweitens sollte sie damit rechnen, sich sehr müde zu fühlen; drittens die Aussage, »Laß dich nicht von ihm benutzen«.

Haben Sie aber als Mann in einer sexualfeindlichen Umgebung kritische Botschaften erhalten, ging es meistens um die Komponente des sexuell aggressiven Mannes. Man sprach davon mit Abscheu und Verachtung und wollte von Ihnen, daß Sie sich doch bestimmt nicht so verhalten würden und es nicht so tun sollten. Sie erhielten die Botschaft, daß betont sexuelles Verhalten den Frauen gegenüber Mißbrauch ist und von einem Gentleman nicht erwartet wird. Vielleicht aber hatten Sie auch das Glück, mit hilfreichen Informationen und guten Vorbildern aufzuwachsen. Dann werden Ihnen die mancherlei Bestätigungen dieses Buches um so mehr Freude machen.

Die Mutter als Vorbild

Die moderne Forschung hat bestätigt, was schon seit Generationen gepredigt wurde: das, was wir tun, spricht lauter als das, was wir sagen. Die Mutter in einer Familie ist eindeutig ein Vorbild sowohl für die Söhne als auch für die Töchter. Das, was sie über ihren Körper, körperliches Vergnügen oder liebevolle Gesten ihres Manns vermittelt, zeigt ihren Kindern, wie sie sich selbst als sexuelles Wesen empfindet. Ihre Antworten zum Thema Sexualität werden die Sichtweise des Kindes formen. Wenn es bei Ihnen in solchen Momenten eine peinliche Stille, zögernde Versuche und schließlich gar seltsame Antworten gibt, ist die

Botschaft klar: »Wir sprechen nicht darüber. Es ist uns unangenehm, wenn du uns fragst. Du solltest dich dafür sowieso nicht interessieren.« Erhalten Kinder dagegen einfache, offene Antworten, ohne Schuld oder Verurteilung, lernen sie die Natürlichkeit dieses Lebensbereichs kennen. Und es ist eine der einfachsten Zeiten, ihnen die nötigen Normen mitzuteilen, die die sexuelle Aktivität umgeben. In dieser Zeit können wir anfangen, die Samen der Verantwortung auszusäen, die Hand in Hand mit dem Genuß des sexuellen Vergnügens gehen.

Eine weitere wichtige Prägung durch die Mutter geschieht in dem, was sie über Frauen und Sexualität vermittelt. Ihre Tochter wird sehr wohl heraushören, ob der Intimakt Spaß macht und befriedigt oder ob er eine Bürde ist, die man ertragen muß. Ist er eine männliche Verschwörung, die es zu meiden gilt, eine Pflicht, die man gnädigerweise akzeptiert, ein Gebiet, auf dem eine Frau sehr achtsam sein muß, da der Mann sie automatisch benutzen möchte? Oder ist der Akt eine Quelle großer Befriedigung und drückt sich darin die Liebe aus, die sie ihrem Mann gegenüber empfindet? Gewöhnlich werden diese Haltungen ohne direkte Kommunikation vermittelt. Ein Sohn lernt nicht weniger über das Wesen der Frau und die Sexualität durch das, was er bei seiner Mutter beobachtet. Wenn er in ihr dieselbe Begeisterung spürt, die er in seinem Vater sieht, wird er nicht mit dem Bild aufwachsen, daß Sexualität ein Schlachtfeld darstellt. Statt dessen wird er lernen, daß die sexuelle Begegnung für beide Seiten eine Quelle der Freude ist.

Jeder von uns hatte eine Mutter oder eine erwachsene Frau als Vorbild. Denken Sie über sie einige Minuten nach: Was hat sie Ihnen direkt oder unterschwellig über Frausein und Sexualität vermittelt? Dies hat sich in Ihrem frühen Leben eingegraben, und es ist nicht verwunderlich, wenn Sie immer noch nicht mit diesen frühen Einstellungen in Einklang leben, selbst dann, wenn Sie sie in Ihrem Verstand schon längst nicht mehr zulassen.

Der Vater als Vorbild

Das meiste, was wir von unserem Vater über den sexuellen Aspekt des Lebens lernen, basiert darauf, wie wir ihn im Umgang mit unserer Mutter sehen. Berührt er sie nur, wenn sie ins Schlafzimmer gehen und die Tür verschließen, so werden Sie dieses Modell wahrscheinlich übernehmen. Wir verstehen es zu jenem Zeitpunkt nicht, doch haben wir möglicherweise in dem Alter schon gelernt, daß der Mann nur an genitalem Geschlechtsverkehr interessiert sei. Wenn der Vater andererseits Wärme und Interesse am ganzen Wesen seiner Frau zeigt, lernen wir, daß ein Mann eine Frau als Person wertschätzt, nicht nur als Quelle sexueller Befriedigung. Des Vaters Offenheit im Ausdruck seiner Gefühle – insbesondere seine sanften Gefühle an Wärme, Sorge, Zärtlichkeit, Traurigkeit und Verletzlichkeit – werden wahrscheinlich das Beispiel geben, »wie Männer sind«. In dem Maße, wie er fähig ist, alle Gefühle mitzuteilen, kann er auch mit ganzer Intensität auf seine Frau reagieren und zu einem erfüllten Sexualleben beitragen. In Familien, in denen der Vater mit dem Ausdruck seiner Gefühle Schwierigkeiten hat, haben die Kinder nicht selten die selben Probleme.

Wie oft haben Sie als Sohn die Freiheit Ihres Vater erlebt, Sie oder andere Familienmitglieder zu berühren und zu streicheln? Oder war er bereit, seine Fehler zuzugeben? Welche Art von Fürsorge und Respekt zeigte er Ihrer Mutter gegenüber? War er zögernd und unsicher in der Beziehung zu ihr oder vertrauensvoll und liebevoll? Konnten Sie spüren, daß er sie als Person liebte, nicht nur als Objekt seiner sexuellen Begierde? All diese Themen sind die Fäden, aus denen Ihre sexuelle Haltung gewoben wurde. Nicht geringer der Eindruck des Vaters auf die Tochter: Er beeinflußt, wie sie sich als Frau empfindet. Der Einfluß, der mit der Geburt anfängt, erreicht einen kritischen Punkt in den frühen Teenagerjahren, wenn das Mädchen in die Pubertät kommt. Es ist die Zeit, in der sie eine sexuelle Person wird. Wenn der Vater sie in diesem Prozeß ehrlich unterstützen und bestätigen kann, ohne verführerisch zu sein oder niederschmetternde Botschaften zu vermitteln, so wird er ihr helfen, gute Gefühle als Frau in ihrer Sexualität zu entwickeln. Ob Mann oder Frau, unser Vater beeinflußt in vielfältiger Weise, wie wir uns selbst und unsere Partner sehen.

Der Anteil der Gesellschaft

Wenn Sie aus einer Gegend stammen, in der sich alle Familien ziemlich ähnlich waren, haben Sie und Ihre Altersgenossen die selbe Art von sexueller Botschaft erhalten. Was Sie mit den anderen zusammen über Sexualität entdeckt haben, geschah außerhalb der Begrenzungen Ihres Zuhauses. Falls Ihre Familie weniger offen war als andere im Ort, so haben Sie wahrscheinlich viel Ihres Wissens über Sexualität von anderen Jugendlichen um sich herum erhalten. War Ihre Familie offener als andere, wäre es nicht überraschend, wenn Sie eine Art von Überlegenheit empfanden, aber auch von Isolierung, weil Sie ja anders waren.

Viele Faktoren haben dazu beigetragen, Ihre heutige Haltung und Ihr Verständnis zu formen. Hat es eine große Kontroverse in Ihrem Ort über Sexualerziehung gegeben? Wurde eine Freundin oder Verwandte außerhalb der Ehe schwanger, und Sie erlebten Diskussionen darüber? Geschah etwas Schreckliches wie eine Entführung, Mißhandlung oder Vergewaltigung? Und um so heimlicher und weniger offen das angesprochen und um so mehr Aufregung und Getuschel dadurch verursacht wurde, um so mehr Einfluß kann dadurch geschehen sein.

Ihre ersten Rendezvouserfahrungen als Teenager, Ihre Lesegewohnheiten, Gespräche und sozialen Sitten am damaligen Ort haben noch mehr zur ohnehin schon großen Datenbank an Information und Desinformation hinzugefügt. Wenn Sie dann auch noch in Aktivitäten hineingerutscht sind, die außerhalb der geltenden Norm durch die Kirche, die Gesellschaft um Sie herum oder die Bibel waren, so haben die daraus folgenden Schuldgefühle Ihre natürliche Entwicklung möglicherweise gestört. Je nach Umgebung konnten solche unerlaubten Aktivitäten von »gemischtem Baden« übers Händehalten bis zum vorehelichen Geschlechtsverkehr reichen.

Die Kirche als Einflußbereich

Wenn Sie innerhalb einer Gemeinde aufgewachsen sind, hatte diese natürlich auch einen Einfluß auf Ihre sexuelle Einstellung. Die Haltung dort ist doch meistens dazu irgendwie zögerlich oder sogar negativ. Wie ein Pastor bei einer Konferenz christlicher Arbeiter einmal sagte: ». . . ist die Kirche oft mit Sexualität so umgegangen, daß sie einen Pastor hatte, der einen alljährlichen Besuch in der Jugendgruppe abstattete, mit der Herausforderung an die Jugendlichen, ›sich selbst rein zu halten‹.« Zwar ist das eine wichtige Botschaft, doch in dieser Kurzform ist sie unvollständig. Bis vor nicht allzu langer Zeit hat die Kirche darin völlig versagt, Themen zu vermitteln, die die Sexualität betreffen. Dies mag auf den viktorianischen Einfluß zurückgeführt werden. Weil Sexualität intensive Gefühle hervorruft und viele von uns Unannehmlichkeiten mit diesem Thema erlebt haben, gab es die Strömung, Sexualität nur als eine private Dimension unseres Lebens zu betrachten. Und die indirekte, unausgesprochene Botschaft lautete dabei regelmäßig, daß es etwas grundlegend Sündiges bezüglich unserer sexuellen Natur gebe und daß das ein Teil der »Lust des Fleisches« sei. Viel von diesem Negativismus ist unter anderem aus der unzureichenden Erkenntnis der biblischen Vorgaben erwachsen. Die Bibel weist deutlich auf den Mißbrauch unseres Körpers durch sexuelles Verhalten vor allem außerhalb der Ehe und mit anderen Partnern hin. Aber noch weniger war man imstande, die gleichzeitig ausgesprochen gute Botschaft der Bibel über den leiblichen Umgang in der Ehe herüberzubringen. Deshalb haben wir zuweilen vieles über die sexuellen Regeln gehört, aber nur wenig, das geeignet war, in uns eine brauchbare Einstellung aufzubauen. Zwar werden manche Kirchen heute immer offener bezüglich Fragen der Sexualität, weil man erkennen muß, welche schweren Probleme manche Mitglieder plagen. Zu viele sind der Auswirkung einer steigenden Scheidungsrate und den ständigen sexuellen Vorführungen in den Medien ausgesetzt. Doch ist die Frage nicht neu, wie weit die Kirchen noch einen richtungsweisenden und heilenden Einfluß auszuüben in der Lage sind.

Ob Sie in einer Umgebung aufwuchsen, in der man mit diesen Themen auf eine starre, harte Weise umging oder auf eine mehr moderne, verständnisvolle Weise, so hat auch die Kirche beeinflußt, wer Sie heute sind. Manche der Botschaften, die Sie gehört haben, mögen nicht mit Ihren eigenen Erfahrungen und Ihrem Wissen zusammenpassen, aber irgend etwas davon kann noch immer in Ihnen vorhanden sein.

Frühe sexuelle Erfahrungen

Unser sexuelles Verständnis als Erwachsene wurde nicht nur von daheim und vom sozialen Umfeld geformt, sondern auch von unseren ersten, oft frühen sexuellen Erfahrungen. Wenn Sie als Kind eine traumatische Erfahrung (z. B. eine Mißhandlung) gemacht haben, durch ein Familienmitglied früh in sexuelle Aktivitäten eingeführt wurden oder mit einer Person gleichen Geschlechts sexuelle Spiele gemacht haben, haben diese Erfahrungen sicher dazu beigetragen, was Sie heute sind. Damit wurden nicht nur Ihr sexuelles Wissen, sondern auch Ihre Reaktionen beeinflußt. Fanden diese Aktivitäten statt, bevor Sie Christ wurden, war die Erfahrung für Sie vielleicht nicht ganz zu verarbeiten, rief aber keine weiteren Schuldgefühle hervor. Stammen Sie dagegen aus einem Zuhause, in dem es deutliche Verhaltensgebote gab, so mag dieses frühe Erlebnis starke Schuldgefühle hervorgerufen haben. Diese Schuld wird Ihre weiteren Erlebnisse im sexuellen Bereich bestimmt haben. Jemand, der mit großem Schuldgefühl in sexuelle Erfahrungen hineingeht, entwickelt oft negative sexuelle Gewohnheiten, die jahrelang an ihm haften bleiben. Deshalb kann diese Schuld Ihren gegenwärtigen Zustand sehr beeinflussen, selbst wenn der Auslöser schon Jahre zurückliegt. Dieser Einfluß zeigt sich gerade bei positiven Gefühlen des sexuellen Genusses, wenn damit automatisch die alten negativen Schuldgefühle hochkommen und einen dadurch ständig in einen inneren Konflikt bringen.

Geht es Ihnen so, daß Sie sich in manchen Situationen schuldig fühlen, obwohl es nichts gibt, dessen Sie sich schuldig zu fühlen hätten? Man bezeichnet dieses Gefühl als »inauthentische Schuld«. Sie haben ein Reaktionsmuster der Schuld verinnerlicht, so oft Sie sexuelle Gefühle empfinden. In diesem Buch geht es darum, die von Gott geschenkte Natürlichkeit der sexuellen Gefühle, Gefühle des Vergnügens, und der körperlichen Reaktionen anzunehmen.

Frühe eheliche Erfahrungen

Ihre ersten ehelichen Erfahrungen beeinflussen ebenfalls Ihre heutige sexuelle Einstellung. Mit Ihrem jetzigen Partner entwikkelten sich Gewohnheitsmuster, die aus der Anhäufung gemeinsamer Erfahrungen heraus entstanden. Waren diese Erlebnisse schön und lohnenswert, wird Ihr aktuelles sexuelles Selbstbild wahrscheinlich ein gesundes sein. Wenn sich diese Erfahrungen jedoch als negativ erwiesen, kann es sein, daß Sie sich unzulänglich, inkompetent und unerfüllt fühlen. Der Mensch, der wir heute sind, ist das Ergebnis der Informationen und Erfahrungen, die wir bis zu diesem Zeitpunkt gemacht haben. Offensichtlich waren davon einige stärker prägend als andere. Die Flitterwochen sollten eine schöne Zeit sein, in der zwei junge Liebende all die Freuden und Erfüllungen des sexuellen Lebens gemeinsam entdecken. Leider ist es nicht immer so. Viele Ehepaare, die eine Sexualtherapie besuchen, haben sich nie von den schlimmen Enttäuschungen der ersten gemeinsamen Erfahrungen erholt. Der großen Hoffnung und Vorfreude auf das langersehnte Ereignis folgte eine noch größere Frustration, als die ersten sexuellen Erlebnisse nicht so zufriedenstellend wie erwartet waren. Falls Sie noch immer unter diesen ersten enttäuschenden Eheerfahrungen leiden, sollten Sie nach dem Lesen dieses Buches soweit sein, diese Erinnerungen durchzugehen und den negativen Weg zu überwinden, der Sie beeinflußt hat.

Die Auswirkungen von Kindern in Ihrem Haushalt

Radikale Veränderungen treten ein, sobald Sie Kinder bekommen. Ihr sexueller Horizont ist von diesen Veränderungen nicht ausgenommen. Sie müssen Ihrem Kind viel Aufmerksamkeit widmen; Sie haben zusätzliche Ermüdungsfaktoren und schwerere finanzielle Verpflichtungen. Dies alles fordert seinen Preis. Es ist für Frauen nicht ungewöhnlich, daß sie nach ihrer ersten Geburt den Liebesakt anders erleben. Nicht nur daß die Vagina durch die Geburt weiter geworden ist, sondern sie hat auch eine neue Funktion (Geburt), die Veränderungen mit sich bringen kann. Manche Ehepaare haben den Eindruck, daß sie sich nie von den Auswirkungen weiterer Kinder erholen werden, bis das letzte Kind das Zuhause verlassen hat. Wenn dies Ihre Situation ist, so können diese Kapitel Ihnen Hilfe und Ermutigung bringen. In Ihrem Leben wurden Sie – als Kind und als Erwachsener – durch viele unterschiedliche Erfahrungen beeinflußt, und manches hat bleibende Auswirkungen auf Ihr heutiges Sexualleben. Wenn Sie sich in neuer Weise Ihrer Vergangenheit und ihres Einflusses auf Ihre Gegenwart bewußt sind, ermutigen wir Sie, daran zu arbeiten. Sie können das tun, indem Sie mit Ihrem Ehepartner sprechen oder zum Beispiel einmal eine sexuelle Autobiographie zu schreiben versuchen.

3

Sexualität – ein Geschenk Gottes

Das Verhältnis von Sexualität und Schöpfung

Der Umgang mit der Sexualität hat natürlich eine Tradition, die wohl fast so alt ist wie sie selbst. Die Theologie als diejenige, die lange Zeit den alleinigen Anspruch zur Welterklärung und damit auch zum Umgang mit dem Thema Sexualität wahrnahm, ist nie ganz den Geruch der Falschaussage losgeworden. Wenn auch die Sexualität von der Schöpfungsgeschichte her eine – wie auch immer definierte – Rolle einnimmt, dann müßte sie doch dem Guten an der Sexualität mindestens genauso Rechnung tragen, wie man die Kraft und Gewalt der Sexualität seit jeher zu normieren und sanktionieren versuchte. So hat sich interessanterweise an diesem Thema auch schon immer eine ganz zentrale Frage des philosophischen Bemühens festgemacht: Sexualität führte regelmäßig zu Ansichten der Dualität – Leib und Seele sind getrennte Bereiche oder Welten – und zu Ansichten der Ganzheit – etwa als Erlösbarkeit der Seele mit einem neuen Leib, wie bei Christus. Dabei ging es gerade in den Jahrhunderten vor uns oftmals bei weitem nicht offen zum Thema, sondern die zu allen Zeiten brennende Frage nach der Triebkraft des Menschen wurde in ganz anderen Fragestellungen versteckt. Und gerade heute, wo unsere Kenntnisse über Sinn und Zweck der Sexualität von allen Seiten recht offenliegen, sei es seitens der Biologie, der Theologie oder der Bibel, wird noch immer herumgedruckst, wenn es darum geht, richtige und brauchbare Antworten zu geben. Für dieses Buch steht fest, daß wir mit Sicherheit den Leib nicht als den schlechten, sündigen und die Seele als den ewig guten, moralisch erlösbaren Teil des Menschen betrachten oder so davon reden wollen.

Wir meinen, daß gerade Christen diejenigen sein dürfen – oder es werden sollten –, die einen schönen Umgang mit ihrem Körper erleben. Denen Sexualität Freude macht, ohne daß man gleich wieder in irgendeiner Weise schräg zu sein hat. Denen Sexualität ganz besonders vertraut ist, weil sie sowieso schon zum Schöpfervater einen guten Bezug haben. Wenn sich in der Sexualität so vieles von diesen möglichen Bereichen des geistlichen, körperlichen und emotionalen Seins kreuzt, dann muß diese Kombination sehr viel beinhalten. Die Tiefe erlebter Sexualität geht offenbar einher mit dem Gelingen der eigenen Lebensführung. Davon wiederum ist kein Teilbereich ausgenommen, sei es die eheliche Beziehung, der Beruf, der Umgang mit sich selbst, Bewältigung von Problemen aller Art, die Aufgaben und Ziele im Leben. Man möchte es vorsichtig so formulieren: das Maß erfüllten Sexuallebens kann einhergehen mit einer harmonischen Lebenserfüllung überhaupt. Doch es muß nicht und wird auch nicht immer zwangsläufig so sein. Oder um mit einem zur Sexualität komplementären Oberbegriff zu reden, über allem darf Liebe stehen. Und der Christ verknüpft seine Erfahrung von Liebe mit Gott. Und Liebe vermag alles, wie es der Korintherbrief beschreibt.

Die Frage nach der Sexualität wird zentral zu beantworten sein durch die Frage nach der Liebe, die in unserem Leben herrscht. Nur Liebe wird einen Partner nach zehn oder zwanzig Jahren bewegen, eine Mauer in seinem Vorgarten erweichen zu lassen, nicht eine bestimmte Technik sexueller Anmache oder der neueste Psycho-Hit. Aber wo sich Liebe als Sexualität ausdrückt und Sexualität Liebe ansporont, wird etwas von dem Traum real, der selbst für den modernen, »aufgeklärten«

Menschen für allzu viele Traum, Sehnsucht oder gar Sucht bleibt.

Sexualität war schon immer eine Frage des Menschseins. Viele der hier verwendeten Grundlinien entstammen der Genesis: »Und Gott schuf den Menschen nach seinem Bild, nach dem Bild Gottes schuf er ihn; als Mann und Frau schuf er sie« (1. Mose 1,27). Die Sexualität ist ein Teil von Gottes Schöpfungsplan, das gilt es einmal ganz unbefangen und unverbildet zu sehen. Unsere Männlichkeit und Weiblichkeit ist nicht etwas, das erst später hinzugefügt wurde oder gar einen Teil unserer sündigen Natur darstellt. Die Sexualität ist Teil der ursprünglichen perfekten Schöpfung des Menschen. Sie ist in uns. Schon daraus kann man schließen, daß die Sexualität nichts ist, dessen man sich schämen müßte, sondern etwas, an dem man sich erfreuen soll.

Unser Mann- und Frausein entspricht Gottes Ebenbild. Dem bereits zitierten Mose-Vers zufolge wurden wir nicht nur als Mann und Frau geschaffen. Normalerweise versucht man nun zu deuten, was es damit auf sich hat, daß Gott beide Rollen in sich zu vereinen mag, daß er vom Männlichen und Weiblichen in sich trage. Doch die Frage muß viel mehr an uns gerichtet werden. Haben wir die ganze Bedeutung verstanden, warum wir nicht nur als Adams, sondern als Adam und Eva geschaffen wurden? Und daß jede Frau und jeder Mann ganz für sich von Gottes Bild in sich tragen? Der Mann trägt Ebenbild Gottes in sich und die Frau ist voll Ebenbildlichkeit. Und beide dürfen sich einander begegnen, Ebenbild zu Ebenbild. Das Ausmaß davon läßt sich unter anderem so beschreiben: Wir tragen von Gottes Kern in uns. Wenn wir von Gott etwas zu verstehen anfangen, und das ist immer durch den Glauben an Christus machbar, kommt der Umgang mit sich selbst und mit dem anderen zunehmend in den richtigen Rang. Sexualität wird am schönsten, wo wir als Geschöpfe leben. Problematiken weichen nahezu zwangsläufig auf, wo wir unsere Zentrierung auf Gott finden.

»Und Gott sprach: Laßt uns Menschen machen in unserm Bild, uns ähnlich! Sie sollen herrschen über die Fische des Meeres und über die Vögel des Himmels und über das Vieh und über die ganze Erde und über alle kriechenden Tiere, die auf der Erde

kriechen! Und Gott schuf den Menschen nach seinem Bild, nach dem Bild Gottes schuf er ihn; als Mann und Frau schuf er sie. Und Gott segnete sie, und Gott sprach zu ihnen: Seid fruchtbar und vermehrt euch, und füllt die Erde, und macht sie euch untertan; und herrscht über die Fische des Meeres und über die Vögel im Himmels und über alle Tiere, die sich auf der Erde regen!« (1. Mose 1,26-28)

Mann und Frau wurden nach den Tieren gebildet und waren der einzige Teil der Schöpfung, der nach Gottes Bild geschaffen wurde. Das heißt ganz einfach, daß wir von den Tieren unterschieden sind; wir befinden uns in einer anderen Kategorie. Gottes Bild ist etwas, das wir in uns tragen, sie aber nicht. Dies ist auch eine wichtige Unterscheidung, denn die Interpretation dieses Abschnitts beeinflußt Ihre Sicht der Menschheit schlechthin. Ebenso beginnt hier jegliche Ansicht über die Ehe, egal ob Sie nun die Gleichheit, die Unterordnung oder etwas dazwischen betonen. Das erste Gebot, das der Menschheit gegeben wurde, lautete, sich zu vermehren. Vermehrung schließt auch die Sexualität ein, mit Sicherheit schließt sie dieser Wortlaut nicht aus! Es ist wichtig, diesen bekannten Bibelvers einfach zu nehmen, wie er dasteht, und aus dieser Stelle nicht gleichzeitig einen Beleg dafür zu machen, bei der Vermehrung ginge es nur um die Vermehrung, also sei die Sexualität nur und allein zu diesem Zweck da. Diese kirchliche Einäugigkeit sollte man sich sparen. Nicht zu vergessen die andere, zweite wichtige Regel zu Beginn der Menschheit: Wir sollen uns die Erde untertan machen. Oder das Neue Testament beschreibt die Christen als diejenigen, die mit Christus im Leben herrschen. Was heißt das für die Beziehung zueinander? Nun, es kann nicht darum gehen, über einander zu herrschen. Es kann aber heißen, sich die Sexualität untertan zu machen, als etwas zu unserem Nutzen. Neben der Vermehrung wird es dabei auch sehr viel um Freude und Genuß gehen. Die umgekehrte Weise ist, daß wir unter der Sexualität stehen, sie uns unfrei macht, belastet. In diesem Zusammenhang sind auch Gottes Gebote zu nennen, – durch sie wird unsere Analyse von Beziehungen wesentlich erweitert. Gebote gehen einher mit Freiheit, wenn das für unser heutiges

Denken oft meist auch falsch verstanden wird. Geboten zu folgen oder nicht kann ein erster Weg in der gelungenen Gestaltung von Beziehungen sein, nicht zuletzt in der Beziehung zu Gott.

Von Gott geschenkte Sexualität schließt den Geschlechtsverkehr ein. Der vollkommene, sündlose Status des Mannes und der Frau beinhaltet die sexuelle Vereinigung, und dies war auch ein perfekter und schöner Plan von Gottes Schöpfung – Teil unseres Seins, das ihn hier auf Erden widerspiegelt. Wir beide zum Beispiel wuchsen in unserer Jugend mit der Sicht auf, daß sich der erste Geschlechtsverkehr nach dem Fall des Menschen ereignete. Aus unserer Sicht wäre es unvorstellbar gewesen, daß Gott mit Adam und Eva zusammen sein konnte, wenn beide irgendwie sexuell aktiv gewesen wären. Doch ganz im Gegenteil zu meinen Vorstellungen steht die Stelle 1. Mose 2,24 noch vor dem Bericht des Sündenfalls, dort heißt es: »Darum wird ein Mann seinen Vater und seine Mutter verlassen und seiner Frau anhängen, und sie werden zu einem Fleisch werden.« Dieses »Ein-Fleisch-Werden« meint den Liebesakt, aber auch wieder unser Geschaffensein nach seinem perfekten Bild. »Und sie waren beide nackt, der Mensch und seine Frau, und sie schämten sich nicht« (Vers 25). Offensichtlich gab es eine vollkommen offene Beziehung zwischen Mann und Frau und eine völlig offene Beziehung zwischen Gott und dem Menschen. Diese ehrliche Gemeinschaft dauerte an, bis sie Gott ungehorsam wurden. Erst danach unterbrach die Sünde diese Gemeinschaft.

Unsere zweite Annahme ist, daß die Mann-Frau-Beziehung durch die Schrift hindurch gebraucht wird, um die Beziehung Gott-Mensch zu symbolisieren. Als die Sünde die Kommunikation zwischen Mensch und Gott unterbrach, störte sie interessanterweise auch die Kommunikation zwischen Mann und Frau. So etwa in 1. Mose 3,7-22, besonders Vers 7: »Da wurden ihrer beiden Augen aufgetan, und sie erkannten, daß sie nackt waren; und sie hefteten Feigenblätter zusammen und machten sich Schurze.« Die Menschen hatten nicht länger diese freie, offene, vollkommene Beziehung mit ihrem menschlichen Partner. Und als sich Adam und Eva vor Gott auch noch versteckten, erlebten sie nicht länger diese Offenheit Gott gegenüber. Sie spürten die gleiche Scham Gott gegenüber, die sie zueinander empfanden. Nun tritt Gott auf den Plan. Er kommt, um mit Adam und Eva in ihrem Ungehorsam zu handeln. Als erstes macht er ihnen dauerhafte Bedeckungen für ihre Geschlechtsorgane. Haben Sie je darüber nachgedacht, welch seltsamer Ablauf das ist? Warum kam Gott, nachdem diese beiden Menschen ihm ungehorsam gewesen waren, und machte ihnen Lendenschürzen? Weshalb waren diese beiden Ereignisse miteinander verbunden? Wir meinen, daß die Geschlechterrolle zugleich von dem Potential darstellt, mit Gott in Beziehung zu stehen. Weshalb sonst würde Gott kommen und seine Kreaturen bedecken, nachdem die Beziehung zerbrochen war? Es würde bedeuten, daß die totale Vereinigung von zwei Menschen im Liebesakt ein Symbol für die Art ist, wie intensiv wir Gemeinschaft mit Gott haben können. Die Vorstellung der sexuellen Vereinigung ist ein Beispiel dafür, wie Gott mit der Menschheit in Beziehung stehen wollte.

So bezieht sich das Alte Testament häufig auf Israel als »Gottes Braut«. In Jeremia 7,9 und 23,10 wird der Begriff Ehebruch verwendet, um Israels Sünde, daß es andere Götter anbetet, zu beschreiben. Hesekiel 16 spricht in großen Details davon, wie Gottes Gnade dem untreuen Jerusalem demonstriert wurde. Der Abschnitt spricht von Baden, Einölen, Einkleiden, Verwöhnen; und doch wird sie zur Ehebrecherin, die anstatt ihres Ehemannes Fremde nimmt (Vers 32). Das gesamte Buch Hosea ist ein Bericht von Gottes Beziehung zu Israel, seiner Braut. Als Gott seinen Bund mit seinem Volk schloß, legte er seine Bedingungen offen, die seine beständige Liebe und sein Erbarmen miteinschlossen. Gott wünschte sich wirklich eine Beziehung der Liebe mit seinem Volk. Dies wird auch in der sexuellen Beziehung symbolisiert, wenn Jesaja schreibt (62,5): »Denn wie der junge Mann die Jungfrau heiratet, so werden deine Söhne dich heiraten. Und wie der Bräutigam sich an der Braut freut, so wird dein Gott sich an dir freuen.«

Einen weiteren interessanten Aspekt stellt auch das hebräische Wort »erkennen« für den Sexualakt dar; es ist dasselbe hebräische Wort, das die Bibel benutzt, wenn sie davon spricht, wie der Mensch Gott »erkennen« kann. 1. Mose 4,1: »Und Adam erkannte Eva, und sie gebar einen Sohn.« Jeremia 16,21 spricht davon, daß man Gott »erkennt«. Die Symbolik der Sexualität im Neuen Testament dagegen beschreibt die Gemeinde (den Leib der Gläubigen) als Christi Braut, am ausführlichsten in Epheser 5: »Ordnet euch einander unter in der Furcht Christi, die Frauen den eigenen Männern als dem Herrn. Denn der Mann ist das Haupt der Frau, wie auch Christi das Haupt der Gemeinde ist, er als des Leibes Heiland. Wie die Gemeinde sich Christus unterordnet, so auch die Frauen den Männern in allem. Ihr Männer, liebt eure Frauen, so wie auch der Christus die Gemeinde geliebt und sich selbst für sie hingegeben hat ... Deswegen wird ein Mensch Vater und Mutter verlassen und die zwei werden ein Fleisch sein« (Vers 21-25 u. 31). Paulus vergleicht hier die Beziehung zwischen Mann und Frau mit der Beziehung zwischen Christus und der Gemeinde. Wer jedoch mit dieser Passage grundsätzliche Schwierigkeiten hat, der sei auf die Passage »Ihr Männer, liebt eure Frauen« hingewiesen. Damit ist hoffentlich jeglicher ungleichgewichtigen Interpretation des Bibeltextes vorgebeugt. Es mag verwegen und ungewöhnlich klingen, aber wir meinen, daß die menschliche sexuelle Beziehung durchaus als Modell dafür verstanden werden darf, wie wir am besten Gottes Verlangen nach einer intensiven Beziehung zu uns verstehen können. Die volle Bedeutung dieser Symbolik ist ein »Geheimnis«: »Dieses Geheimnis ist groß ...« (Epheser 5,32). Mit diesem Wort werden im Neuen Testament Vorgänge beschrieben, die sich dem Menschen oft erst durch ein Eingreifen Gottes in unsere Leben überhaupt öffnen und erschließen. Was uns vorher gänzlich unverständlich war, können wir durch Jesus Christus erkennen; man spricht auch davon, daß dem Menschen etwas offenbart wird. Hervorzuheben bleibt jedoch, daß wir die Bedeutung dieser Gesamtsymbolik nicht zum Zwecke des Liebesakts verstehen. Es ist nicht so, daß eine sexuelle Erfahrung uns größere Gedanken über die Beziehung zu Gott vermittelt. Wir sind uns dabei viel mehr intensiv unserer eigenen physischen und emotionellen Empfindungen bewußt.

Wir glauben, daß in dieser geheimisvollen Vereinigung zweier Körper Leib und Geist einer Verschmelzung am nächsten kommen. Die meiste Zeit lassen wir unseren Verstand uns beherrschen. Aber in dem Augenblick des Orgasmus sind wir von dieser Kontrolle befreit; dieser Höhepunkt wird als Totalität erlebt. Unser ganzes Wesen kommt da hinein.

4

Biblische Grundlinien

Altes Testament

Auch hierbei ist wieder die eigene Sichtweise der hebräischen Sprache bedeutsam, die den Menschen immer als etwas Ganzes versteht. Die Hebräer haben die Menschen weder in Leib und Seele unterteilt, wie es bei den griechischen Dualisten der Fall war, noch in Leib, Seele und Geist, wie es heute gebräuchlich ist. Statt dessen betrachteten die Hebräer den Menschen als eine Einheit. Das Physische, Emotionale und Geistliche waren unterschiedliche Dimensionen im Menschen, die doch eng verbunden und oft synonym oder austauschbar waren (wenn es der Seele gutging, fühlte sich auch der Leib wohl). Die prototypische Beschreibung der menschlichen Sexualerfahrung war die bereits genannte Stelle 1. Mose 2,24: »... und sie werden zu einem Fleisch werden.« Dieses Einswerden, wie es das Neue Testament wiederum nennt (vgl. Mt 19,5; Mk 10,7; Eph 5,28-31) bedeutet weit mehr als eine bloß körperliche Begegnung. Mann und Frau vereinen gemeinsam das Physische, das Emotionale und das Geistliche – also die ganze Person.

Für den Christen kann der Liebesakt nicht nur physisch sein. Es muß mehr sein als das, wenn etwas zwischen zwei Menschen geschehen soll. Natürlich wird es Zeiten mit rein sexuellen Abläufen geben, und man ist auch nicht zu jeder Zeit offen und transparent für das gesamte Beziehungsgeschehen. Zu einer erfüllten Beziehung gehört allerdings mehr als nur die Erfüllung physischer Bedürfnisse. Die Liebesfähigkeit des Menschen übersteigt bis heute jedes reduktionistische Bemühen, Hingabe, aber auch Geborgenheit bedürfen eines gewissen Anspruchs, mit dem wir auftreten. In seinem Buch *Sexuality, the Bible and Science* (Sexualität, die Bibel und die Wissenschaft) faßt Stephen Sapp dieses Konzept sehr deutlich zusammen:

Ein für allemal kann jegliche dualistische Sicht, die den Körper als böse und weniger wert als die Seele betrachtet, auf die Seite gelegt werden, und Christen können den Körper und somit die menschliche Sexualität bestätigen, weder nur als »natürliches« Phänomen noch als bedauerliche Notwendigkeit, sondern als von Gott gegebenes Geschenk, mit dem man verantwortlich umgehen und es auch genießen darf.

Eine weitere Perspektive ergibt sich: Betrachtet man die Berichte über die »großen« Männer und Frauen des Alten Testaments, sehen wir, daß manche große Glaubenshelden und gleichzeitig sehr leidenschaftliche Personen waren, beispielsweise Abraham, Jakob und David (vgl. 1. Mose 26,7+8; 30,6+7; Ester; Hebr 11,31). Diese Stellen weisen jedoch auch auf eines hin: Sooft betont werden muß, daß wir mit der sexuellen Natur von Gott angenommen sind, so sehr ergibt die Nichtannahme dieses Zusammenhangs (Sexualität als Teil der Schöpfung) demgegenüber einen Ungehorsam. Zwar wird Gott nie die Sexualität als solche verdammen, noch verdammt er uns dafür, daß wir intensive sexuelle Wesen sind. Er weiß ja zu gut, wie sehr das Sexuelle in uns ein mächtiges Element unseres Seins ist – ein heftiger Trieb. Auch wird unsere menschliche Sexualität nicht geringer, je »geistlicher« wir vielleicht werden. Doch müssen wir für einen verantwortungsvollen Gebrauch sorgen. Schlechte Sexualität resultiert aus dem Mißbrauch, nicht aus ihrer bloßen Existenz. Ist es doch nicht zuletzt bis heute von verblüffender Einfachheit, wie etwa zwei der zehn Gebote völlig ausreichend waren, das Wesen der Ehe zu beschreiben: »Und du sollst nicht ehebrechen ... Und du sollst die Frau deines Nächsten nicht begehren« (5. Mose 5, 18 u. 21). Gar kein

Thema, daß die Ehe zu halten war (indem sie nicht gebrochen werden durfte) und daß das Begehren dem eigenen Partner galt (nicht einer anderen Frau). Ehe und ihre Aspekte Liebe und Sexualität wurden offenbar als etwas Gutes vorausgesetzt, es war gerade einmal nötig, den Mißbrauch dieser Schöpfungsordnung zu erwähnen. Wer aber diese Gebote hielt, bewegte sich nahezu automatisch im Rahmen des für seine Ehe und seinen Nächsten Guten. Das hebräische Denken hielt nicht einmal eine separate Thematisierung des Partners oder eine Frage nach der Sexualität für nötig. Wer sich vor Gott verantwortete (durch das Halten der Gebote), legte damit für seine Verantwortung für seine Beziehungen bereits den richtigen Grund. Man sollte nicht einfach hergehen und sagen, ja, im Alten Testament gab es noch keine Sexualität oder die Leute sprachen nicht darüber. Der Realitätsverlust trifft eher auf den modernen Menschen zu, der oft nur noch um das Reden von der Sexualität und seinen Wünschen greift, ohne endlich wesentlich zu werden.

Neues Testament

Es gibt einen Unterschied zwischen dem Alten und dem Neuen Testament: Das Neue lehrt, daß die Barrieren zwischen Männern und Frauen durch Christus niedergerissen sind. Frauen und Männer sind nicht länger unterschiedlichen Standards unterworfen. Das stellte eine radikale Abwendung von der Kultur dar, die die neutestamentliche Gemeinde umgab. Die Hauptansicht jener Tage war, daß die Frauen den Männern deutlich untergeordnet waren. Das Grundkonzept des Neuen Testaments lehrt, daß Männer und Frauen gleich sind – nicht identisch, nicht notwendigerweise in den gleichen Rollen, aber gleich, was ihren Wert, ihre Fähigkeit und ihre Stellung vor Gott betrifft (vgl. Kol 3,10; Eph 5,21). Dieses Gleichheitskonzept ist wichtig, weil sich in Kirche und Gesellschaft der Mythos festgefressen hat, daß ein Mann mehr sexuelle Rechte besitzt als die Frau. Belege wie Galater 3,28 stehen dem jedoch entgegen: »Da ist nicht Jude noch Grieche, da ist nicht Sklave noch Freier, da ist nicht Mann noch Frau; denn ihr seid alle einer in Christus Jesus.«. Oder man nehme Epheser 2,13-22, dort heißt es, daß Jesus die von Menschen aufgestellten menschlichen Schranken niederreißt. Wir sind also ebenso in bezug auf unsere sexuelle Erfahrung als Männer und Frauen vor Gott gleich.

»Der Mann leiste der Frau die eheliche Pflicht, ebenso aber auch die Frau dem Mann« (1. Kor 7,2). Allgemein gilt die Erwartung, daß wir uns in der Ehe dem anderen hingeben. Und dieser Aufruf geht wieder zuerst an den Mann, der in seiner Vorbildrolle offensichtlich viel stärker gefordert ist. Zur Gegenseitigkeit gesellt sich die Christusähnlichkeit, die der Mann in der Familie vorleben soll. Dabei erstreckt sich das Gebot der gegenseitigen Unterordnung (Eph 5) auf die sexuellen Rechte und hat auf viele Ehepaare einen bedeutenden positiven Einfluß ausgeübt. Sobald eine Frau den Umstand akzeptiert, daß sie ein Recht darauf hat, ihre eigenen Bedürfnisse gestillt zu bekommen, kann sie anfangen, die Initiative zu ergreifen und auszudrücken, was ihr Befriedigung bringt.

Das Neue Testament führt das Prinzip der Liebe zwischen Mann und Frau als eine Pflicht ehelicher Beziehung ein. Liebe ist damit auch das neue führende Prinzip für das Sexualverhalten in der Ehe. Dies soll nicht heißen, daß es in den alttestamentlichen Ehebeziehungen nie Teil der Ehe war. Sicher hatten Isaak und Rebekka und viele andere liebevolle Beziehungen. Da machte man sich eher Sorgen, wenn eine Frau ungeliebt war: »Und als der Herr sah, daß Lea ungeliebt war, da öffnete er ihren Mutterleib; Rahel aber war unfruchtbar« (1. Mose 29,31). Jedoch war Liebe weder geboten noch wurde Liebe erwartet, weil die Ehe vielmehr wie ein Vertragsabschluß gewertet wurde. Im Neuen Testament jedoch soll die Mann-Frau-Beziehung die Art von Liebe veranschaulichen, mit der Christus seine Gemeinde liebt. »Ihr Männer liebt eure Frauen, wie auch der Christus die Gemeinde geliebt und sich selbst für sie hingegeben hat ... so sind auch die Männer schuldig, ihre Frauen zu lieben wie ihre eigenen Leiber. Wer seine Frau liebt, liebt sich selbst.« (Eph 5, 25+28). Dies war für die Menschen der Antike neu; Liebe in der Ehe war nicht Teil ihrer Kultur. Wenn man so will, ist das ein spezifisch christliches Konzept, eine weitere von Gottes guten Gaben an sein Volk, zusammen mit der Sexualität. Liebe – und das ist hier wichtig – muß das leitende Prinzip sein, um zu entscheiden, welche sexuellen Verhaltensweisen für Mann und Frau richtig oder falsch sind. Wir sehen die Liebe als unser Kriterium an, weil das Neue Testament uns keine Lehre darüber gibt, wie wir uns am besten aneinander sexuell erfreuen. Da gibt es kein »Du sollst« und »Du sollst nicht«. Es gibt zwar genug Einschränkungen, mit wem wir uns sexuell nicht einlassen dürfen, doch gibt es keine sichtbaren Begrenzungen dafür, wie wir uns innerhalb der Ehe aneinander erfreuen sollen. Wir werden jedoch immer wieder darauf zurückkommen, wie die Liebe ein Paar in seiner sexuellen Beziehung beeinflußt.

Schließlich ist es ja auch Allgemeingut, Liebe und Sexualität zu verbinden. Doch so wie beide Begriffe alles und nichts heißen können, ist es ein unserer Meinung nach erstaunlich einfach zu handhabender Maßstab, Sexualität mit der Frage nach der Schöpfung zu verbinden – und damit als Frage nach dem herrschenden Menschenbild zu verstehen. Und es ist ausgesprochen effizient, Sexualität als eine Frage des Verhaltens, sprich der Liebe aufzuwerfen, und damit als eine Frage nach der Qualität und Verortung unserer Beziehungen überhaupt.

Legitime Freuden sind die schönsten

Als abschließende christliche Aussage möchten wir folgendes erörtern: Sexueller Genuß innerhalb der Ehe wird von der Bibel her unterstützt und erwartet. Während die eine Betonung darauf liegt, fruchtbar zu sein und die Erde zu füllen, ist die andere, daß die sexuelle Erfahrung Freude macht. Darin spiegeln wir auch Gottes Bild in uns wider und unterscheiden uns von den Tieren. Die Schrift unterweist sogar die Gläubigen, ihren Partnern immer zur Verfügung zu stehen (1 Kor 7,3-5), nicht nur zum Zeitpunkt der Empfängnisbereitschaft der Frau. Die Bibel geht von einer gesunden Leidenschaft aus. Nehmen wir das Hohelied Salomos; es enthält einige der schönsten erotischen Verse, die je geschrieben wurden: »...auf meinem Lager zur Nachtzeit suchte ich ihn, den meine Seele liebt« (Hld 3,1). »Mein Geliebter ist weiß und rot ... seine Augen wie Tauben an Wasserbächen ... seine Lippen Lilien, triefend von flüssiger Myrrhe ... seine Schenkel sind Säulen aus Alabaster ... und alles an ihm ist begehrenswert ...« (5,10-16). »Wie schön sind deine Schritte in den Sandalen ... Die Biegungen deiner Hüften sind wie Halsgeschmeide ... Dein Leib ist ein Weizenhaufen, umzäunt mit Lilien. Deine beiden Brüste sind wie zwei Kitze, Zwillinge der Gazelle ... Dies ist dein Wuchs: Er gleicht der Palme ... Ersteigen will ich die Palme, will nach ihren Rispen greifen. Deine Brüste sollen mir wie Trauben des Weinstocks sein ... Komm mein Geliebter, laß uns aufs Feld hinausgehen! Wir wollen unter Hennasträuchern die Nacht verbringen« (7,1-12).

Offensichtlich fordern diese Abschnitte uns nicht gerade auf, unsere leidenschaftlichen Gefühle zurückzuhalten. Und doch gehen viele Menschen in die sexuelle Erfahrung mit dem Gefühl hinein: »Ich kann mich nicht völlig hingeben«; »Es ist nicht richtig, daß ich so stark empfinde«; »Ich könnte Gott nie wieder begegnen«; »Brave Mädchen benehmen sich nicht so«. Doch so wie wir Gottes Botschaft verstehen, ist es seine Absicht, daß wir unsere sexuelle Erfahrung genießen und unseren Gefühlen freien Lauf lassen. Das Hohelied Salomos ist beladen mit erotischen Botschaften zweier Liebender, die ihre Körper voll genießen. Nichts scheint eingeschränkt zu sein.

Sprüche 5, 18+19 sind genauso interessant: »Deine Quelle sei gesegnet, erfreue dich an der Frau deiner Jugend. Die liebliche Hirschkuh und anmutige Gemse – ihre Brüste sollen dich berauschen jederzeit, in ihrer Liebe sollst du taumeln immerdar!« Die Lehre lautet, daß sexuelle Befriedigung zulässig ist und wir ermutigt werden, uns daran zu erfreuen. Wenn wir aus »religiösen Gründen« unsere sexuelle Erfahrung zurückhalten, ist dies ein Vorwand. Vom biblischen Standpunkt aus gibt es keinen Grund, es zu tun. Folglich können wir nicht genug betonen, wie wichtig es für Paare ist, die in puncto Sexualität sehr positive Botschaft der Bibel zu verstehen. In dem Maße, wie die Kirche gegen Sexualität und deren Genuß eingestellt war, war sie nicht auf der Linie dessen, was nach unserem Verständnis die Bibel über Sexualität innerhalb der Ehe sagt. Jedoch ist der moderne Aufgriff kirchlicher Liberalität ohne den biblischen Gesamtkonsens ebenso wenig brauchbar.

5

Unseren Körper annehmen

»Er zeigt sich mir nie. Er geht schnell unter die Dusche, nachdem er seine Kleider ausgezogen hat.« Dies war Marias Hinweis darauf, wie Gary seinem Körper gegenüber eingestellt war. Er war in einem Zuhause aufgewachsen, in dem es sehr wenig Offenheit gegeben hatte. Nun, nach 15jähriger Ehe und zwei Kindern, war es ihm immer noch nicht recht, sich seiner Frau nackt zu zeigen. Er war zu dick, sein Glied war kurz, und es war ihm einfach peinlich. Zwar wußte er, daß sie sich an seinem Körper freute, aber er konnte es nicht. Das beeinträchtigte natürlich seine Freiheit und Sicherheit Maria gegenüber und belastete ihre Beziehung.

Das Gefühl, das wir für uns selbst haben, ist direkt verantwortlich dafür, wie wir uns einem anderen Menschen gegenüber verhalten, besonders im Sexuellen. Man hat festgestellt, daß Frauen, die noch keinen Orgasmus hatten, die sich unwürdig fühlten und denen es schwerfiel, sich anzunehmen, nicht zu helfen war, einen Orgasmus zu bekommen, bevor sie nicht diese Gefühle des niedrigen Selbstwerts geregelt hatten. Das Gebot, seinen Nächsten *wie sich selbst* zu lieben, bedeutet, daß unsere Selbsteinschätzung unsere Fähigkeit beeinflußt, einen anderen zu lieben. Sein Gebot geht davon aus, daß wir uns selbst lieben – und in dem Maß, wie wir uns selbst lieben, sind wir fähig, unseren Nächsten zu lieben. Es wird uns schwerfallen, zu geben und uns um einen anderen zu sorgen, wenn wir uns nicht selber als wertvollen Menschen empfinden, der etwas zu geben hat.

Das Bild von unserem Körper ist Teil unseres Selbstbilds, das mit unserer Einstellung zu unserem Körper, vor allem zu unserer äußeren Erscheinung, zu tun hat. In unserer Kultur neigen viele dazu, mit ihrem Körper nicht zufrieden zu sein. Wir kämpfen um eine perfekte Figur oder unser Äußeres. Frauen sind besorgt, weil ihre Brust zu groß, zu klein, zu schwabbelig oder sonst etwas ist. Ein Mann kann mit der Größe seines Glieds unzufrieden sein und befürchten, daß ein kleines Glied ein Zeichen dafür ist, daß er weniger Mann oder weniger fähig ist, eine Frau sexuell zu befriedigen. Bezüglich der Größe des Glieds gibt es viele Mythen, die entlarvt werden müssen. Einer besteht darin, daß die Pflicht des Mannes sei, die Frau zu befriedigen. Der zweite ist, ihre Befriedigung hänge von der Größe des Glieds ab. In Wahrheit ist es doch ganz einfach so, daß die Vagina sich verändert, um sich anzupassen. Deshalb hat die Größe des Glieds wenig mit unserer sexuellen Erregung oder unserem Genuß zu tun. Wir werden uns mit den biologischen Details jedoch noch auseinandersetzen. Ein anderer Grund ist auch unser Gewicht. Wir versuchen entweder zu- oder abzunehmen oder versuchen zumindest wohlproportioniert zu erscheinen. Aber nicht nur die Unzufriedenheit mit unserem Körper, auch die Befriedigung, besonders schön geschaffen zu sein, kann nicht weniger Abhängigkeit bedeuten. Denn was geschieht mit diesem Selbstgefühl, wenn Krankheit, Behinderung oder Alter diesen wunderschönen Körper verändern?

Ob wir uns wegen unserer äußeren Erscheinung abwerten oder uns wertvoll fühlen, diese Art von Sorge stört unsere Stellung als Schöpfung Gottes. Wir müssen und dürfen jedoch wissen, wer wir sind. Was sind das für Qualitäten, die Sie als Menschen einzigartig und besonders machen? Wie ist Ihr wahrer Wert als Mensch? Dies sind Schlüsselfragen. Zurück zum nur Physischen: Wie entwickeln wir unser Körperbild? Es gibt drei Faktoren, die uns beeinflussen. Es gibt sensorische Erfahrungen, die wir als Kinder machten, dann das Feedback wichtiger

Menschen, als wir aufwuchsen, und schließlich die Vorbilder, mit denen wir uns vergleichen.

Die Entwicklung unseres Körperbilds begann mit unseren sensorischen Erfahrungen als Kinder. Das umfaßte die inneren Gefühle ebenso wie die Informationen der Welt um uns herum. Vielleicht mußten Sie Schmerzen oder gar Hunger leiden. Sie haben kein positives Gefühl zu Ihrem Körper entwickelt, weil er Ihnen viel Schmerz oder Unannehmlichkeiten verursachte. Der erste äußere Stimulus, der uns beeinflußte, war die *Art* von Berührung, die wir empfanden – den taktilen Einfluß. War die Berührung sanft, warm, tröstend und liebevoll? Haben wir als Babys und heranwachsende Kinder Fürsorge erhalten? Also ein gutes Gefühl bezüglich Berührung erhalten? Die zweite sensorische Information, die beeinflußt, wie wir unseren Körper werten, hat etwas mit dem kinästhetischen Sinn zu tun – der Art von Bewegung, die wir erlebten. Dazu gehört die Art, wie wir auf den Arm genommen wurden, wie man mit uns spielte, ob man mit uns so richtig tobte und ob die ersten Versorger (in der Regel die Eltern) im Umgang mit uns sicher oder unsicher waren.

Ein anderer wichtiger Einfluß auf unser körperliches Selbstbild hatte die verbale Reaktion, die wir auf unser Äußeres von für unser Leben wichtigen Menschen erhielten. Manchmal wurden wir als Kinder gehänselt und uns wurde dadurch unser Aussehen unangenehm bewußt. Sommersprossen können ein solch geringgeschätztes Merkmal sein. »Dickerchen« oder »Bohnenstange« sind Spitznamen, die jemandem für den Rest seines Lebens ein schlechtes Gefühl über sich selbst vermitteln können. Selbst nachdem die »Dickerchen« ihr überschüssiges Gewicht verloren haben, sehen sie sich oft noch als dick an.

Negativ-Etiketten können den Kindern auch von ihren Eltern unabsichtlich angeheftet werden. Oft trauen wir kleinen Kindern nicht zu, daß sie verstehen, was Erwachsene sagen. Wir haben schon Eltern offen sagen hören, daß ihre Tochter »einfach nicht das Äußere habe und sie daher verstärkt an der Entwicklung ihrer Persönlichkeit arbeiten müßte«. Erwachsene in der Welt des Kindes können durch ihre Reaktionen ein Kind festlegen –

öfter negativ als positiv. Es ist enttäuschend und zugleich erstaunlich, festzustellen, wie leichtfertig Lehrer ein Kind festlegen. Die Tochter von engen Freunden unserer Familie, ein sehr begabtes Kind und eine ausgezeichnete Schülerin, wurde vor der gesamten Klasse als »langsam« bezeichnet, als sie noch in der ersten Klasse war. Sie war perfektionistisch und hatte viel kreative Vorstellungskraft. Dies hatte zur Folge, daß sie ihre Arbeit nicht so schnell beendete, wie ihre Lehrerin es von ihr erwartete. Fünf Jahre später ist sie immer noch extrem sensibel gegenüber jeglicher Bemerkung, daß sie eine Aufgabe langsam erfülle. Neulich, als sie ins Bett gebracht wurde, sagte sie: »Weißt du, Mama, immer wenn jemand mir sagt, ich solle mich beeilen oder etwas, das bedeuten könnte, ich sei zu langsam, dann sehe ich das Bild dessen vor mir, was mir in der ersten Klasse passierte. Es ist so deutlich, als wäre es gerade eben erst geschehen. Vor der ganzen Klasse sagte die Lehrerin: ›Ich weiß, was mit dir los ist. Du träumst in den Tag hinein, deshalb bist du so langsam.‹« Dieses Beispiel hat nichts mit dem Aussehen zu tun, aber sein Einfluß auf das Selbstwertgefühl ist natürlich derselbe. Unsere eigene Tochter durfte eine positivere Prägung erfahren. Von Kindheit an erhielt sie viele Reaktionen auf ihre physische Attraktivität. Sie wußte so auch, daß sie eine Steißgeburt gewesen war. Eines Tages, als sie ungefähr sieben war, fuhren wir gerade im Auto und sie sagte: »Mama, ich habe herausgefunden, weshalb ich schöner als die meisten Menschen bin. Es ist, weil mein Gesicht zuletzt herauskam. Nun können meine Füße vielleicht nicht so gut wie andere aussehen, weil sie zuerst herauskamen und sie den ganzen Druck auf sich hatten, aber mein Gesicht sieht besser aus als andere Gesichter.« Sie hatte ihre eigene Erklärung dafür gefunden, warum sie andere regelmäßig zu bewundernswerten Aussagen über ihre Person veranlaßte.

Ein dritter Haupteinflußbereich auf unser Selbstbild ist der ständige Vergleich mit anderen. Die Vorbilder um uns herum sind oft nicht unbedenklich. In unserer westlichen Welt der TV-Spots, Illustrierten und Werbetafel-Ideale messen wir uns leider mit eher unrealistischen und banalen Idealen. Was erfährt man denn über diese Stars als Menschen? Und wie sehr hängt Ihre Sympathie vom Äußeren eines anderen Menschen ab? Unser Wertsystem wählt nicht selten schöne Menschen als Freunde aus. Aber auch das, was wir als attraktiv betrachten, ist oft gar nicht mal echt, sondern ein künstlich zugelegtes Äußeres. Die Kulturen sind sehr unterschiedlich in dem, was sie als attraktiv definieren. Die meisten Kulturen besitzen männliche und weibliche Körperideale. Kennen Sie Ihr Ideal? Was hat die Entwicklung dieses Ideals beeinflußt? Wen haben Sie als Vorbilder gewählt? Wie sehen Sie sich im Vergleich dazu? Probleme mit dem Aussehen treten auf, wenn zwischen Realität und Ideal eine zu große Differenz liegt. Wenn wir viel anders auszusehen wünschen, als wir es in Wirklichkeit tun, läßt das auf Schwierigkeiten bei der Selbstannahme schließen. Diese unaufgearbeitete Selbstannahme kann uns sehr wohl in unserer Sexualität behindern. Wie können wir dieses Problem überwinden? Wie können wir unser Ideal dem Selbstbild näherbringen? Der erste Schritt zu einem besseren Selbstbild gilt natürlich der eigenen Sichtweise. Stimmt Ihr Bild über sich selbst mehr oder weniger mit dem überein, wie andere Sie sehen? Fordern Sie Ihren Ehepartner und andere Ihnen Nahestehende zu offenen Antworten heraus. Vielleicht hängt an Ihnen immer noch das Etikett, das man Ihnen als Kind angeheftet hat.

Dieses Thema trat auch bei einem der witzigsten Ereignisse, die wir als Paar während unserer Freundschaftszeit erlebten, auf. Ich hatte Joyce als eines der schönsten Mädchen ausgewählt und wollte mit ihr ausgehen. Sie hatte ein schlechtes Bild von ihrem Äußeren. Sie sah sich als mager, mit langer Nase und geschwollenen Schlitzaugen. Sie hatte deswegen die fixe Idee, sie müßte aus einer teilweise orientalischen oder indischen Familie adoptiert worden sein. Nachdem wir uns einige Monate lang regelmäßig getroffen hatten, hatten wir einen Streit wegen meiner Reaktion auf ihr Schönheitsempfinden. Ich sagte, ich könnte nicht glauben, daß sie sich wirklich nicht für schön hielt. Ich dachte, Joyce angelte nur nach Komplimenten. Der Abend endete damit, daß ich Joyce sagte, sie solle in ihr Zimmer gehen und in den Spiegel schauen – weil alle, die ich kenne, wenn sie allein vor dem Spiegel sind, von sich denken, daß sie doch eigentlich gut aussehen. Zu diesem Zeitpunkt wußten wir jedoch noch nicht, welche Bandbreite von Ansichten die Menschen von sich selbst haben.

Wir haben für Sie folgende Aufgabe, wie wir sie verheirateten Paaren in Seminaren empfehlen. Diese Übung gibt Ihnen so etwas wie einen Schlüssel zu Ihrer eigenen Selbsteinschätzung und wird Ihrem Partner zugleich viel Spaß bereiten.

Übung

Festsetzung des Bilds, das man von seinem Äußeren hat

Partner A: Stellen Sie sich nackt vor einen Spiegel. Beschreiben Sie Ihrer Frau oder Ihrem Mann so ehrlich wie möglich Ihren Körper. Teilen Sie ihm zuerst mit, wie Sie sich selbst sehen und empfinden. Sprechen Sie dann über Einzelheiten Ihres Körpers. Reden Sie darüber, wie sich Ihr Körper für Sie anfühlt und wie er aussieht, was Sie gerne anders hätten und was Sie als besonders gut empfinden.

Partner B: Hören Sie nur zu und beobachten Sie. Achten Sie auf die Worte und Gefühle Ihres Partners, während er spricht. Unterbrechen Sie ihn nicht! Wenn ihr Partner fertig ist, teilen Sie ihm Ihre Empfindungen und Beobachtungen mit.

Partner A: Erklären oder verbessern Sie, was Ihr Partner von Ihnen verstanden hat.

Partner B: Ermutigen Sie Ihre Frau beziehungsweise Ihren Mann, wo immer Sie nur können.

Partner A: Wenn Sie sich sicher sind, vom anderen richtig verstanden worden zu sein, tauschen Sie die Rollen.

Genauso wichtig für die Selbstannahme ist eine Klärung der sensorischen Dimension. Wenn Ihnen Berührung durch den Ehepartner guttut, holen Sie nach, was sie brauchen. In einem zweiten Schritt suchen wir nach praktischen Hilfen, wie wir mit einfachen Mitteln große Wirkung zugunsten eines gewinnenderen Auftretens erreichen können. Es gibt Mittel und Wege für Frauen, um Züge zu verbergen, die sie nicht mögen, und jene zu betonen, die gefällig sind. Männer können sich einen Schnurrbart oder Bart wachsen lassen oder ihn abrasieren, um ihr Äußeres zu verändern. Schiefe oder schlechte Zähne korrigieren zu lassen ist für manche Menschen wichtig, während andere solche Mängel als Teil ihrer selbst annehmen, als etwas, das sie nicht ändern möchten. Zusätzliche Wege, um seinen Körper zu verändern, können eine Gewichtszu- bzw. -abnahme umfassen, ein Trainingsprogramm, Haltungskorrektur oder anderes. Plastische Chirurgie ist eine Wahl bei ernsthafter Unzufriedenheit mit seinem Körper oder einer traumatischen Entstellung. Es bedeutet normalerweise einen erheblichen finanziellen Aufwand und eine dauerhafte Veränderung, die nicht automatisch die Lösung Ihrer Unzufriedenheit ist.

Der dritte und letzte Vorschlag, um aus Ihnen etwas zu machen, läßt Sie nach neuen Vorbildern Ausschau halten. Nehmen Sie erreichbare Vorbilder, von denen es nur Gutes zu berichten gibt und von denen Sie glauben, daß sie Ihre Kinder erziehen könnten. Eine gesunde Perspektive ist, den Wert der eigenen Person zu kennen. Christi Botschaft ist laut und klar – der Mensch sieht auf das Äußere. Gott aber sieht das Herz an. Wir können keinen Teil unbeachtet lassen, weder den Teil, auf den der Mensch achtet – auf das Äußere –, noch den Teil, auf den Gott achtet – das Herz. Wir dürfen und sollen wissen, wer wir in Christus sind.

6

Unseren Körper entdecken

»Und Gott schuf den Menschen nach seinem Bild, nach dem Bild Gottes schuf er ihn; als Mann und Frau schuf er sie« (1. Mose 1,27). Unser Körper – und dazu gehört auch unsere sexuelle Anatomie – ist wie bereits gesagt Gottes Werk. »Und Gott sah alles, was er gemacht hatte, und siehe, es war sehr gut« (1. Mose 1,31). Somit ist unsere Sexualität gut und nicht etwas als Ergebnis der Sünde Hinzugefügtes. Sie war von Beginn der Schöpfung an da und sollte entdeckt und gelebt werden.

Es ist für Kinder natürlich, ihre Geschlechtsorgane zu entdekken. Selbst in der Kindheit, während des ersten Lebensjahres, findet ein Mädchen ihre Klitoris und berührt sie, weil diese sich gut anfühlt, genauso der Junge seinen Penis. Gefühle wie diese sind natürlich und normal und stehen nicht im Zusammenhang mit einer möglichen Prägung durch die Gesellschaft, wie gern angenommen wird. Unsere sexuellen Gefühle sind Geschenke Gottes an uns, so wie es der Intellekt oder andere Fähigkeiten auch sind. Daraus folgt, daß wir, wie mit jedem anderen Geschenk Gottes, mit ihnen vertraut werden und uns weiter entwickeln dürfen. Ein Kind wird auf natürliche Weise mit seiner sexuellen Anatomie und den dazugehörigen Gefühlen vertraut werden, wenn man ihm die Freiheit dazu zugesteht. Leider ist dies allzuoft nicht der Fall. Die meisten von uns wurden in der Überzeugung großgezogen, daß die sexuelle

Selbsterkundung schlecht oder sündig sei. Obwohl wir ja von der Bibel her gar keinen Grund dazu hätten, vermitteln wir unseren Kindern nach wie vor dieses Negativimage allen Sexuellens. Auch die ständige Warnung, sich sexuellen Umgangs vor der Ehe zu enthalten, ist an sich noch nicht hilfreich. Die meisten Kinder zwischen drei und sechs Jahren fangen in Form von »Doktor spielen« mit Kindern desselben und des anderen Geschlechts damit an. Als unsere Tochter vier Jahre alt war, kam Joyce zu ihr ins Zimmer, nachdem sie ein Bad genommen hatte. Sie fand Julene auf dem Boden sitzend mit weit gespreizten Beinen und wie sie ihre Geschlechtsorgane betrachtete. Als sie Joyce eintreten hörte, blieb sie in dieser Position und fragte: »Mama, was ist das für ein Loch in meinem Po?« Joyce' erste Reaktion war, schockiert zu sein, aber Julenes Natürlichkeit brachte sie zum Nachdenken. Sie erinnerte sich daran, daß Julene einen Tag zuvor lange Zeit vor dem Spiegel im Bad verbracht hatte, um ihren Hals anzuschauen, und versuchte, ihn zu untersuchen, und das Zäpfchen hinten in ihrem Hals beobachtete. Die Absicht des Kindes war in beiden Fällen die gleiche, nämlich seinen Körper zu verstehen. Als Kind dachte es nicht, daß es in Ordnung sei, sich den Hals anzuschauen, dagegen aber »sündig« sei, sich seine Genitalien anzusehen. Joyce hielt ihre negative Reaktion zurück, die ja nur wieder ihrer eigenen negativen Erfahrung entsprungen wäre. Anstatt Julene ein schlechtes Gefühl bezüglich ihrer Selbstentdeckung zu vermitteln, holte Joyce einen Handspiegel, damit Julene ihre eigenen Genitalien besser sehen konnte. Sie setzte sich zu Julene, deutete auf die verschiedenen Teile, die Schamlippen und die Klitoris. Julenes Neugier war fürs erste befriedigt, und wir fanden sie nie mehr bei solchen Entdeckungen, bis sie die Veränderungen der Pubertät erlebte und uns fragte, was mit ihrem Körper geschehe.

Manch eine Frau wird sich noch nie mit einem Spiegel hingesetzt haben, um ihre Geschlechtsorgane zu betrachten, oder sie hatte es einfach nicht nötig. Für einen Mann ist das wiederum eher unwahrscheinlich, da seine sexuelle Anatomie so eindeutig äußerlich ist. Als Frau genügt es einem eher mal, die Genitalien als Bereich des Arztes – wenn überhaupt – zu sehen oder als den Ihres Mannes, aber Sie haben noch nie daran gedacht, mit ihnen vertraut zu werden. Joseph und Lois Bird schreiben: »Viele befragte Frauen zeigten eine größere Vertrautheit mit der Europakarte als mit ihrer eigenen sexuellen Anatomie. Dies ist verständlich. Sie wurden nie dafür bestraft, daß sie Geographie lernten.«

Wir ermutigen Sie, sich ungezwungen zu fühlen, die sexuelle Anatomie zu entdecken. Sie haben vielleicht nicht die spontanen Gefühle, die ein junges Mädchen haben würde, aber Sie können es als etwas betrachten, das Sie in Ihrer Entwicklung und in Ihrem Verständnis von sich selbst versäumt haben. Es ist etwas, das Sie brauchen, um sexuell frei zu sein. Je mehr Sie mit Ihrer sexuellen Anatomie und Ihren Gefühlen – und denen Ihres Partners – vertraut werden, desto weniger Unwissenheit wird den Sexualakt unbewußt stören. Und damit wächst wieder das Vertrauen zueinander.

Übung

Für die Frau: den eigenen Körper erkunden

Werden Sie damit vertraut, was für Sie »normal« ist. Was Sie jetzt am besten mit Hilfe eines Handspiegels sehen, gleicht Abbildung 1. Zu den äußeren weiblichen Genitalien gehören die Labia majora (die großen Schamlippen), die Labia minora (die kleinen Schamlippen) und die Klitoris. Bevor man die großen Schamlippen öffnet, ist der Schamhügel zu sehen, jener weiche Teil oberhalb der Klitoris, der mit Schamhaaren bedeckt ist, ebenso die äußeren Schamlippen, die teilweise auch von Schamhaaren bedeckt sind. Wenn Sie noch kein Kind geboren haben, so treffen sich Ihre äußeren Schamlippen geschlossen im Zentrum und bilden einen Ring, um so die inneren Lippen, die Öffnung der Harnröhre und die Vagina zu schützen. Bei Frauen mit Kindern stellt man häufig fest, daß das Trauma der Geburt dieses gute Zusammenpassen der äußeren Lippen in der Mittellinie unterbrochen hat.

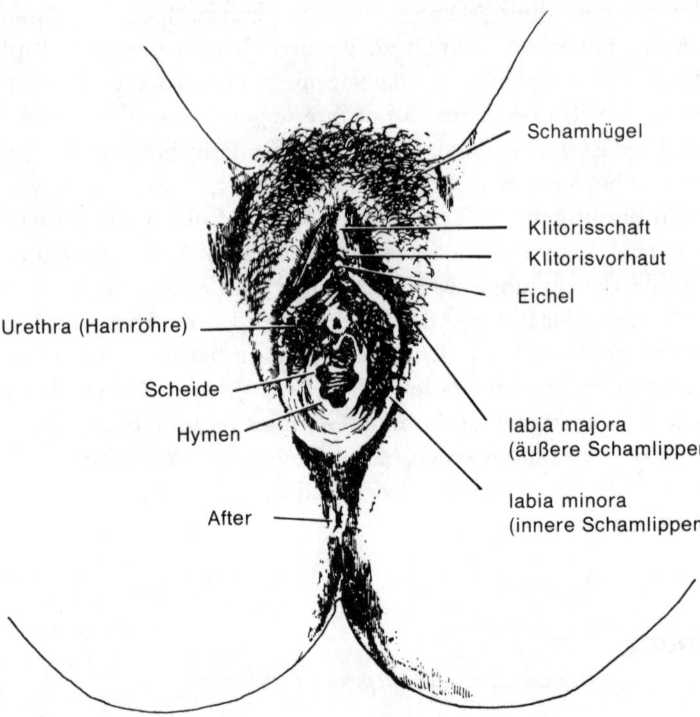

Abb. 1
Vorderansicht der inneren weiblichen Fortpflanzungsorgane

Seien Sie einfach weiter neugierig. Mit dem Kosmetikspiegel in der einen Hand, halten Sie mit der anderen Ihre äußeren Schamlippen auseinander, damit Sie weiter forschen können. Erfühlen Sie den Kitzler (oder Klitoris genannt) zwischen den kleinen Schamlippen; er ist nicht immer so einfach zu identifizieren. Er hat sogar einen kleinen Schaft, der sich unter der Haut befindet, sein Kopf ist der einzige Teil, der sichtbar ist. Bei einigen Frauen hat der Kitzler die Tendenz, sich unter der Haut zu verbergen, und die Haut erscheint ihnen wie der Punkt, an dem die inneren Schamlippen sich zusammenschließen. Wenn Sie die Klitoris visuell nicht identifizieren können, finden Sie sie immer durch Berührung. Die Spitze des Kitzlers ist für Berührungen besonders empfindlich. Es kann unter Umständen sogar ein wenig schmerzhaft sein, ihn zu berühren. Viele Frauen berichten, daß sich die angenehmste Stelle, um Stimulation zu erhalten, nicht direkt auf der Klitoris, sondern um sie herum befindet. Berühren Sie jetzt verschiedene weitere Punkte um die Klitoris herum, um herauszufinden, wo Sie die besten Gefühle empfinden. Es wäre hilfreich, dies auch Ihrem Partner für den Liebesakt zu vermitteln. Wir werden detaillierter darauf eingehen, wenn wir uns mit dem Liebesakt selbst beschäftigen. Intensive Erregung und Schmerz liegen in unserem Körper eng beieinander. Solche Bereiche wie die mit Nervenenden beladene Klitoris sind für die Erregung am empfänglichsten und aus demselben Grunde auch am empfänglichsten für Schmerz. Es ist schwierig für Ihren Mann, zu unterscheiden, welche Art von Berührung sich für Sie gut anfühlt. Er weiß es nicht instinktiv. Sie können es Ihrem Mann aber zeigen und auch seine Hand führen, um den angenehmsten Druck und die wohltuendste Berührung zu demonstrieren (vergleichen Sie mit Übung 10 in Kapitel 13). So muß er nicht lange herumraten und Ihr Genuß wird vergrößert. Zuerst sollten Sie sich selbst näher studieren, bevor Sie versuchen, es Ihrem Partner zu zeigen. Ein anderer Mensch verursacht eine gewisse Spannung oder Erregung, die das anfängliche Lernen behindern. Bevor wir mit der Selbstentdeckung fortfahren, möchten wir etwas mehr über die Klitoris sagen. Die physiologischen Informationen sind besonders dann für Sie wichtig, wenn Sie denken, daß Männer von Natur aus sexueller als Frauen seien und daß Gott die Männer so geschaffen hat, daß sie tiefere sexuelle Gefühle empfinden würden. Vielleicht haben Sie das unbewußte Gefühl, daß eine Frau der passive Empfänger der sexuellen Wünsche eines Mannes sein sollte. Frauen sind mit einer Vagina geschaffen, die als Gefäß für die Samenflüssigkeit dient, mag Ihr Argument sein; sollte dies nicht die Frau zu einem passiven Empfänger der sexuellen

Begierde des Mannes, anstatt zu einem aktiven Teilnehmer und Geber machen? Das Vorhandensein einer Klitoris widerspricht dieser Einstellung. Die Klitoris ist das einzige Organ der menschlichen Anatomie, das ausschließlich für Empfang und Weitergabe sexueller Stimuli bestimmt ist. Physiologisch ist das ihre einzige Funktion. Es ist die Frau, nicht der Mann, die mit einer Klitoris geschaffen wurde. Das Glied ist zwar das entsprechende männliche Organ: Es besteht aus ähnlichem erektilen Gewebe – Hautgewebe mit Hohlräumen, die sich mit Blut füllen und anschwellen, wenn sie stimuliert sind – was das Organ breiter und steifer macht. Jedoch hat das Glied noch andere Funktionen. Die Tatsache, daß die Klitoris der Frau einzigartig ist in ihrer Funktion, sexuelle Stimuli zu empfangen und weiterzugeben, ist eine Bestätigung, daß Gott die Frau als intensiv sexuelles Wesen gedacht hat, nicht nur als »Vagina«, als Rezipient des männlichen sexuellen Ausdrucks.

Dies ist ein wichtiger Gedanke, über den man nachdenken sollte. Die Art, wie Paare sich lieben, wird beeinflußt von der Art, wie die Frau sich als sexuelles Wesen versteht und wie der Mann sich ihr gegenüber verhält. Wir spüren, daß die christliche Gemeinschaft die weltliche Mentalität »passive Frau« und »aktiver Mann« übernommen hat, was eben manchmal so übersetzt wird, daß die Frau im Sexualakt unterwürfig und passiv zu sein hat. Wenn Sie diese Ansicht noch irgendwie teilen, so studieren Sie doch noch einmal die Aussagen des Neuen Testaments über Sexualität in der Ehe (vgl. Kapitel 3).

Wenn wir uns also weiter mit unserer Anatomie beschäftigen, wäre als nächstes die Lage der Harnröhre. Sie gehört nicht zur sexuellen Anatomie, aber ihre unmittelbare Nähe macht es notwendig, sie zu lokalisieren. Sie wird oberhalb der Vagina zu finden sein, bei einigen Frauen ist sie in der Öffnung der Vagina. Sie sieht aus wie ein kleiner Pickel. Es ist die Öffnung des Harnleiters, der zur Blase und zu den Nieren führt. Das gesamte System ist steril, das heißt, daß es von Natur aus keine Bakterien enthält und keine Krankheiten überträgt. Als Öffnungen kommen dann natürlich die Vagina selbst und das After. Im Gegenteil zum Bereich des Harnleiters sind in der Vagina

Mikroorganismen vorhanden. Diese Mikroorganismen in der Vagina sind jedoch keine krankheitsproduzierenden Mikroorganismen (Bakterien). Ihre Funktion besteht im Gegenteil darin, Infektionen abzuwehren. Deshalb wird die Vagina als eine »Säuberungsanlage« angesehen, wenn keine Infektion vorhanden ist.

Manche neigen dazu, ihre Geschlechtsorgane als unrein anzusehen. Das wurde meist aus der frühkindlichen Botschaft »Faß das nicht an« und der Nähe zu den Ausscheidungsfunktionen abgeleitet. Es mag auch eine Reaktion auf die notwendigen sanitären Praktiken des Waschens nach der Toilette sein. Es ist wichtig für uns festzuhalten, daß das Waschen nach dem Stuhlgang nicht wegen der Ansteckungsgefahr unserer Hände durch die Genitalien, sondern wegen des Rektums (Mastdarm) ist. Das Rektum ist hochkontaminiert. Es ist voller potentiell krankheitsproduzierender Mikroorganismen. Wenn Sie sich nach dem Stuhlgang abwischen, ist es wichtig, von der Harnröhre zum Rektum zu wischen, um eine Kontamination der Vagina und des Harnsystems zu vermeiden. Wenn Sie als Frau häufig unter vaginalen oder Blaseninfektionen leiden, kann es vielleicht an krankheitserregenden Mikroorganismen aus dem Bereich des Rektums liegen. Es gibt noch weitere Fakten bezüglich der Vagina, die die sexuellen Gewohnheiten und Einstellungen beeinflussen können. In gesundem Zustand besitzt die Vagina ihr eigenes Säure-Base-Gleichgewicht. Dies ist ein weiterer Mechanismus, der zur Bekämpfung von Infektionen dient und den normalen Prozeß der Befruchtung fördert. Wegen dieser Funktionen des normalen Gleichgewichts in der Vagina ist auch eine sogenannte Vaginadusche nicht zu empfehlen, außer sie wird vom Arzt aus gesundheitlichen Gründen speziell angeordnet.

Übung

Pubococcygeus-Muskel-Kontraktion (Kegel-Muskel-Übung)

Die Vagina ist die wichtigste anatomische Struktur für den Sexualakt. Man spricht von ihr oft als einem »Anpassungsorgan«; das heißt, die Vagina ist ein muskulärer Kanal, der in seiner Größe sehr veränderbar ist. Sie kann sich verengen oder erweitern, um sich jeder Penisgröße während des Geschlechtsverkehrs anzupassen. Sie kann sich sogar extrem ausweiten, um ein Baby zu gebären. Es ist möglich, dies durch Übung zu fördern. Diese Übung wird auch die Sensibilität der Vagina gegenüber sexueller Erregung und ihre Reaktion darauf verstärken. Der Muskel, der geübt werden muß, ist der Musculus pubococcygeus. Es ist der gleiche Muskel, der den Harnfluß einleitet und anhält. Sie können diesen Muskel finden, indem sie auf der Toilette mit gespreizten Beinen sitzen. Fangen Sie an zu urinieren, und unterbrechen Sie dann ungefähr drei Sekunden lang, machen Sie dann weiter. Wiederholen Sie das mehrere Male, bevor Sie Ihre Blase ganz geleert haben. Wenn Sie damit keine Probleme haben, sollten Sie diesen Muskel ungefähr 25 Mal pro Tag zusammenziehen und entspannen, um ihn in gutem Zustand zu erhalten.

Fällt Ihnen diese Übung schwer, bedeutet es, daß der Muskel schlaff ist und er der Übung bedarf. Wir raten Ihnen, daß Sie zu Beginn 25 Mal am Tag üben und das Training bis auf 200 Mal steigern. Anfangs mag es viel Konzentration erfordern, um den Muskel anzuspannen und drei Sekunden anzuhalten, bevor Sie ihn wieder loslassen. Sobald der Muskel wieder straffer wird, können Sie diese Übung zu jeder Zeit durchführen, ohne daß es jemand merkt (solange Sie nicht lächeln!). Es ist auch gar kein Problem, das Zusammenziehen des Pubococcygeus-Muskels während einer anderen Aktivität zu üben, wie z. B. beim Warten im Supermarkt, an der Ampel, beim Bügeln, Geschirr waschen, Notizen machen oder bei einer Vorstandssitzung. Experimentieren Sie auch bei einem Geschlechtsverkehr mit dem Zusammenziehen und Entspannen des Pubococcygeus-Muskels. Dies ist besonders hilfreich, wenn Sie nach dem Eintritt in die Vagina keine Gefühle verspüren. Wir werden noch ausführlichere Anweisungen erörtern, wenn wir über die steigende Reaktion der Frau vor dem Orgasmus sprechen (vgl. Kapitel 20).

Ein weiteres Charakteristikum der Vagina ist, daß sie während der Erregung und auch zu anderen Zeiten feucht wird. Dieses

Feuchtwerden ist eine normale Reaktion, die bereits nach der Geburt eintritt. Es kann nach der Menopause nachlassen; in solchen Fällen sollten Frauen vor dem Geschlechtsakt von einem Gleitmittel auf Wasserbasis Gebrauch machen, damit es nicht schmerzhaft wird. Feuchtwerden ist eine unwillkürliche Reaktion unseres Körpers, also etwas, das wir nicht kontrollieren können. Diese Befeuchtung beschreibt man am besten als Schwitzbläschen, die in den Vaginawänden auftreten. Es kann in entspanntem Zustand auftreten, mit oder ohne sexuelle Stimulation. Die Untersuchung der bekannten amerikanischen Sexualforscher Masters und Johnson ergab z. B., daß eine normale Frau, während sie schläft, alle 80 bis 90 Minuten eine dieser sogenannten Lubrikationen hat.

Wieder zurück zur Eigenuntersuchung Ihres Körpers. Um die Vagina zu studieren, raten wir Ihnen ein Gleitmittel zu benutzen, wie Sie es in jeder Apotheke erhalten. Nachdem Sie Ihren Zeigefinger eingeschmiert haben, führen Sie ihn in Ihre Vagina bis zum zweiten Knöchel ein und führen ihn langsam an der Vaginawand rundherum. Denken Sie sich die Öffnung der Vagina als eine Uhr, wobei die Spitze der Vagina, das ist der Punkt, der am nächsten an der Klitoris ist, die 12-Uhr-Position darstellt. Fangen Sie an einem Punkt der Uhr an und üben Sie mit Ihrem Finger unterschiedlichen Druck auf die Vaginawand aus – achten Sie dabei auf Ihre Empfindungen. Stellen Sie unterschiedliche Gefühle an den verschiedenen Bereichen in der Vagina fest. Finden Sie etwa heraus, welche Bereiche auf Berührung besonders empfindlich reagieren und welche entweder schmerzhafte oder angenehme Gefühle fördern. Auf diesem Weg können Frauen, die immer Schmerzen beim Geschlechtsverkehr hatten, eine spezielle Reizung oder Entzündung der Vaginawand feststellen, die eine ärztliche Hilfe und Behandlung erforderlich macht, damit die sexuellen Empfinden wieder ungetrübt sein können. Einige Frauen fanden dadurch heraus, daß ein bestimmter Bereich ihrer Vagina besonders für sexuelle Stimulation empfänglich ist: Wird dann eine Position beim Geschlechtsakt gewählt, bei der das Glied in direkterem Kontakt mit dieser Stelle der Vagina ist, fördert diese Entdeckung die sexuellen Gefühle. So finden z. B. manche Frauen, daß die Stimulation bei der 4-Uhr- und 8-Uhr-Stelle die angenehmsten vaginalen Empfindungen hervorrufen. Die laterale Position ergibt eine intensivere Reibung des Glieds bei diesen beiden Bereichen der Vaginawand (siehe Seite 79).

Nun sind wir am Ende der weiblichen Selbstentdeckung angelangt. Wenn es Ihnen schwierig oder unangenehm war, ermutigen wir Sie, diese Übung in Zukunft zu wiederholen, bis Sie sich mit Ihren Genitalien wohl fühlen. Wenn Ihnen Ihre Geschlechtsorgane unangenehm oder häßlich vorkommen oder Ihnen die gesamte Übung als etwas erscheint, was Gott mißbilligt, raten wir dazu, das Hohelied Salomos einmal in einer modernen Version zu lesen, bevor Sie zu dieser Übung übergehen. In jedem Fall möchten wir Sie ermuntern, sich Zeit zu nehmen, Gott für jedes Detail Ihres Leibes zu danken, für das, was Sie über sich selbst gelernt haben, und für die guten Gefühle, die Ihnen Ihr Körper vermittelt.

Nun, da Sie mit Ihren äußeren Genitalien vertraut sind, lassen Sie uns einmal die inneren Sexualorgane anschauen. Betrachten Sie die Abbildung 2 der inneren weiblichen Fortpflanzungsorgane, die Ovarien (Eierstöcke), den Uterus, die Eileiter und die Vagina. Die Ovarien sehen wie große Mandeln aus und befinden sich zu beiden Seiten des Uterus, unter und hinter den Eileitern. Sie produzieren einige der Hormone, die den Menstruationszyklus beeinflussen. Hauptsächlich produzieren sie jedoch die Ova – die Eier – zur Fortpflanzung. Das Ei wird normalerweise 14 Tage vor dem Menstruationszyklus abgestoßen. Es wird durch die Eileiter zur Gebärmutter (Uterus) transportiert, wo es sich einnistet, wenn es befruchtet wird, andernfalls wird es im menstrualen Fluß abgegeben. Dieser Prozeß beginnt in der Pubertät und endet in der Menopause. Der Uterus, oder die Gebärmutter, ist ein Organ in Größe und Form einer Birne vergleichbar, das zwischen Blase und Rektum liegt *(Abbildung 3)*. In seiner normalen Position ist der Uterus zur vorderen Körperseite gebeugt. Wenn man Ihnen gesagt hat, sie hätten eine Gebärmuttersenkung, dann bezieht sich das darauf, daß der Uterus zurückgebogen ist oder nach hinten zum Rückenkno-

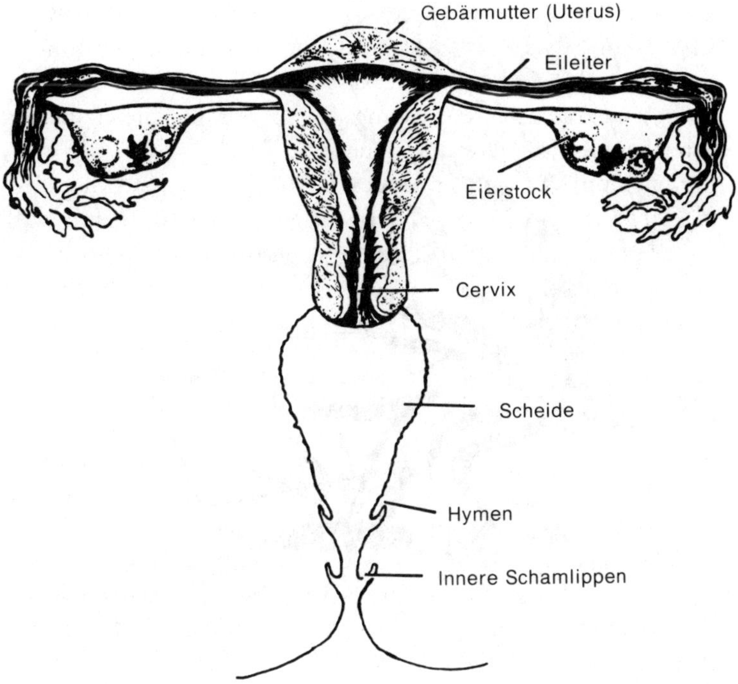

Abb. 2
Vorderansicht der inneren weiblichen Fortpflanzungsorgane

chen hin geneigt ist. Weniger häufig ist eine gesenkte Gebärmutter, die zu sehr nach vorne geneigt ist, einen Druck auf die Blase ausübt und so das Gefühl verursacht, ständig Wasser lassen zu müssen. Ein zurückgebogener Uterus kann leicht momentane, intensive Schmerzen bei tiefem Eindringen während des Geschlechtsakts verursachen. Eine Frau, die sich über Schmerzen beim Geschlechtsakt beschwert, fragen wir sofort, in welchem Moment genau sie Schmerzen hat. Eine Frau beschwerte sich, sie könne sich am Geschlechtsakt nicht freuen. Sie tat, was sie

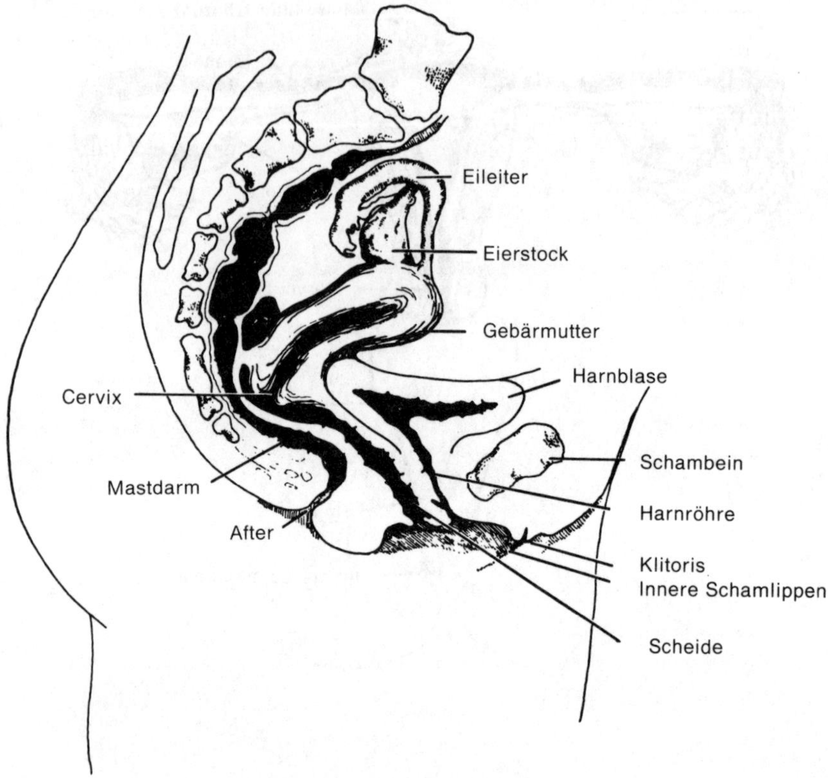

Abb. 3
Nicht erregte innere weibliche Geschlechtsorgane

konnte, um die Annäherungen ihres Mannes zu vermeiden. Obwohl sie sehr erregt werden konnte, wurde sie mit der Zeit immer weniger empfänglich. Wir fanden heraus, daß sie nach dem Eindringen völlig inaktiv wurde – weil »es weh tat«! Der Schmerz, den sie zu vermeiden suchte, trat auf, sobald ihr Mann hoch erregt war und tief eindrang. Sie bestätigte uns, daß ihr Arzt ihr gesagt hatte, sie habe einen gesenkten Uterus. Durch einige Veränderungen in der Position und durch Übungen lernte sie daraufhin, diesen zu vermeiden. Sie konnte so die sexuelle Erfahrung ohne Schmerz wieder genießen (für mehr Informationen über den Schmerz vgl. Kapitel 32). In Kapitel 8 werden wir noch näher auf die weiblichen Sexualorgane während des Sexualakts zu sprechen kommen.

Übung

Für den Mann: sich selbst kennen

Einem Mann wird es leichter fallen, seine Genitalien kennenzulernen. Irgendwie werden kleine Jungen automatisch mit ihren Genitalien vertraut. Es ist nicht ungewöhnlich, daß eine Mutter ihren zwei- oder dreijährigen Jungen entdeckt, wie er kichert, weil er herausgefunden hat, daß sich sein Glied gut anfühlt. Diese Art von Selbstentdeckung ist für die meisten Jungen im Laufe ihrer Entwicklung normal – egal ob die Umgebung zu Hause diesbezüglich offen oder verschlossen war. War es eher verschlossen, stellen Sie möglicherweise Schwierigkeiten in Ihrer Ehe fest, Ihre Körperreaktionen zu genießen, selbst wenn es ein erlaubter, erwarteter Teil Ihres Daseins als Ehemann ist. Das ändert sich auch nicht einfach mit der Hochzeit, gesunde Gefühle müssen reifen.

Egal, ob Ihre Selbstentdeckung als Kind positiv oder mit Ängsten verbunden war, Sie sind wahrscheinlich damit vertraut, wie es sich anfühlt, wenn Sie Ihr Glied und die Hodensäcke berühren oder stimulieren. Sie kennen vielleicht nicht alle anatomischen Details mit Namen. Sie benötigen einige aber, wenn Sie in Kapitel 8 lesen, wie Ihr Körper während einer sexuellen Beziehung reagiert. Das Skrotum (Hodensack) ist wie ein Sack, der zwei kleine Drüsen enthält, die man die Hoden nennt *(Abbildung 4).* Die Hoden, zwei kleine Bälle, die sie bewegen können, wenn Sie vorsichtig auf das Skrotum drücken, sind die primären Sexualorgane beim Mann. Sie haben ähnliche Funktionen wie die Eierstöcke der Frauen. Die Hoden produzieren die Samenzellen (Spermien), die sich mit der weiblichen

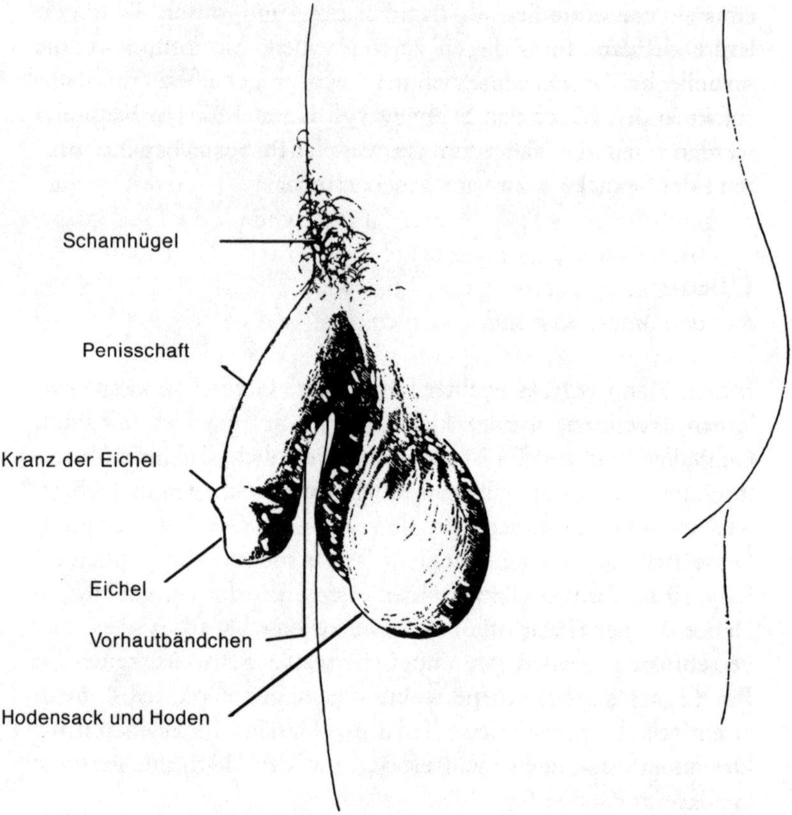

Abb. 4
Männliche äußere Geschlechtsorgane

Eizelle vereinigen, um so neues Leben zu schaffen und das Geschlecht zu bestimmen. Zusätzlich zur Spermienproduktion produzieren die Hoden auch einen großen Teil der Samenflüssigkeit, welche das Sperma durch eine Reihe von Leitungen hin zum Penis und durch diesen schließlich herausleitet. Die Samenflüssigkeit, die die Spermien enthält, bezeichnet man als Ejakulat. Die dritte Funktion der Hoden ist die Produktion des männlichen Geschlechtshormons Testosteron, welches jedoch direkt in den Blutkreislauf abgegeben wird. Testosteron ist das Hormon, das die Veränderungen in der Pubertät bewirkt und aus einem Jungen körperlich einen Mann macht. Diese Veränderungen beginnen ungefähr drei Jahre, nachdem die Produktion von Testosteron begonnen hat. Die Produktion von Testosteron wird schrittweise größer, bis sie im Alter von 20 ihren Höhepunkt erreicht hat. Es hält diese Spitze im Produktionsniveau bis zum Alter von 40 und wird dann immer geringer, bis es im Alter von 80 fast bei Null angelangt ist. Die Abnahme des Testosterons nach dem 40. Lebensjahr muß den sexuellen Genuß des Mannes oder seine sexuelle Funktion nicht beeinträchtigen (vgl. mit dem Abschnitt über das Älterwerden und die Impotenz in Kap. 30). Diese hormonale Funktion der Hoden sollte man kennen.

Es ist wichtig, daß Sie mit den ersten beiden Funktionen der Hoden – der Produktion und Sekretion von Sperma und Samenflüssigkeit – vertraut sind. Wenn diese die Hoden verlassen, fließen sie durch eine Reihe von Kanälen (Abbildung 5). Der Nebenhoden befindet sich zu Beginn dieses Röhrensystems. Der Nebenhoden ist ebenso im Skrotum zu finden, und verbindet dann zu den Samenröhren, welche die Samenflüssigkeit und Spermien in das Innere des Körpers leiten. Sie sind dort mit den Spritzdrüsen verbunden und passieren die Prostatadrüse, die die Form einer Walnuß hat. Die Prostatadrüse fügt dem Ejakulat zusätzliche Samenflüssigkeit zu. Die Röhren, die das Ejakulat von da an weitertransportieren, sind kurze Kanäle, die wiederum in die Harnröhre hineinführen. Die Harnröhre ist diejenige Röhre, welche den Urin von der Blase durch den Penis nach außen leitet.

Sie können sich nun sicher vorstellen, weshalb das Anschwellen der Prostata, das im Alter oft auftreten kann, Probleme bereitet. Dieses Anschwellen wird normalerweise entdeckt, wenn der Mann Schwierigkeiten beim Wasserlassen hat. Die Entfernung der Prostata muß aber nicht unbedingt die sexuelle

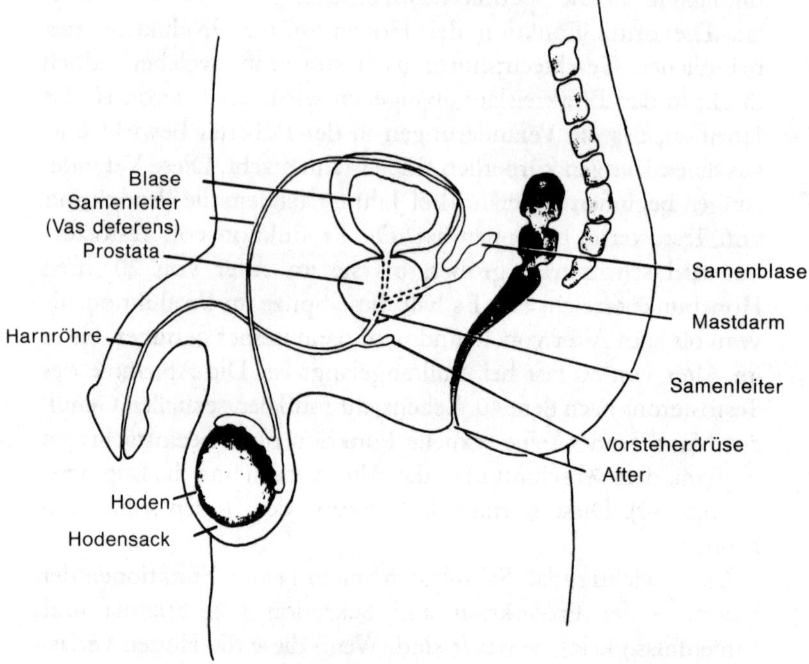

Abb. 5
Innere männliche Geschlechtsorgane (Seitenansicht)

Funktion beeinträchtigen, da die Samenflüssigkeit außer von der Prostata auch noch von anderen Teilen des Ejakulationssystems produziert wird. Das Ejakulationssystem verbindet sich mit dem Harnleiter, wie Sie in Abbildung 5 sehen, und führt in den Penis. Der Penis ist das Organ, durch das das Ejakulat in die weibliche Vagina kommt. Der Penis besteht aus dehnbarem Gewebe. Dieses Gewebe hat viele Hohlräume, sogenannte Schwellkörper. Diese füllen sich mit Blut, sobald der Penis erregt ist, und führen dazu, daß er größer, steif und aufgerichtet ist. So wird sein

Eindringen in die Vagina möglich. Der Penis besteht aus der Eichel, dem oberen Teil des Gliedes, das durch die Kranzfurche begrenzt wird, und aus dem Schaft. Wenn ein Mann nicht beschnitten wurde, ist die Eichel von einer losen Haut, der Vorhaut, umgeben. Diese kann zurückgeschoben werden. Es ist aus hygienischen Gründen wichtig, daß der unbeschnittene Mann die Vorhaut zurückschiebt und sich bei der täglichen Dusche an dieser Stelle sauber hält, um Infektionen vorzubeugen. Beim beschnittenen Mann wird die Eichel meist offen getragen. Der Schaft des Penis ist die gesamte zylindrische Struktur, die sehr angenehm auf ein Streicheln reagiert. Die lose Haut um den Schaft des Penis an der Rückseite des Glieds bildet etwas, das wie ein Saum aussieht. Für manche Männer ist es der Teil, der auf Streicheln am sensibelsten reagiert. Sie werden feststellen, ob es bei Ihnen auch so ist.

Fehlannahmen zur männlichen Sexualanatomie

Nicht wenige Fehlinformationen über den Mann und seine sexuelle Anatomie und Reaktion haben sich hartnäckig gehalten. Zum Beispiel in bezug auf die Größe des Glieds: Die Annahme, je größer der Penis, desto besser kann die Frau befriedigt werden, stimmt einfach nicht. Zum einen erhalten die Mehrzahl der Frauen ihre sexuelle Erregung nicht vom Penis, der sich in der Vagina befindet, gleichgültig wie groß er ist. Frauen sind extrem sensibel und empfänglich für sinnliches Streicheln am Körper und für die Erregung ihrer Brüste und der äußeren Genitalien. Zweitens haben Masters und Johnson herausgefunden, daß die Größe des unerregten Penis nicht proportional zu der des erregten ist. Ein kleiner, unerregter Penis kann nach sexueller Stimulation größer sein als ein größerer unerregter Penis. In ihrem aufgerichteten Zustand gibt es kaum Unterschiede in der Größe von einem Penis zum andern, selbst wenn sie sich in unerregtem Zustand erheblich in der Größe unterscheiden. Zudem ist der erste Kontakt des Penis mit der Vaginawand während des Geschlechtsverkehrs im Bereich der unteren 2–3 cm. Während der Erregung verändert sich die Vagina. Die inneren oder oberen 2/3 der Vagina weiten sich, und das untere Drittel verdickt sich und wird steifer aufgrund der Gefäßverengung (Blut füllt die Gefäße der Vagina, ähnlich wie bei der Erektion des Mannes). Dieses untere Drittel, welches 2–3 cm in die Vagina hineinreicht, wird hoch empfänglich für sexuelle Stimulation und ist der einzige Kontaktbereich der Vagina mit dem Penis. In unseren Seminaren sagen wir den Männern oft scherzend, daß sie mit 2–3 cm alles haben, um ihre Frau zu befriedigen. Hinzukommt, so wie die Größe des Penis nichts mit seiner Wirkung während des Geschlechtsaktes zu tun hat, haben auch Umfang und Dicke des Penis keine Bedeutung für den Geschlechtsakt. Der Pubococcygeus-Muskel der Frau kann sich so zusammenziehen, daß die Vagina komplett verschlossen ist. Deshalb kann auch ein relativ schmaler Penis das feste Gefühl und den Druck der Vagina spüren. Die muskuläre Natur der Vagina ist so geschaffen, daß sie sich ausdehnen kann, um ein Baby zu gebären. Aus diesem Grunde braucht man sich nicht sorgen, ob ein Penis in Länge oder Umfang zu groß ist.

Hatten Sie bisher wegen der Größe des Penis Bedenken, so vertrauen wir darauf, daß diese Einzelheiten Sie beruhigen und Ihnen auch bereits ein Stück weit Befangenheit nehmen. Für manchen wäre es gut, sich darüber mit seiner Frau auszutauschen. Welche Gefühle hatten Sie beide? Wie haben diese Ihr sexuelles Erleben oder Ihr Selbstgefühl beeinflußt? Bestätigen Sie einander, wenn Sie es ehrlich tun können. Wenn Sie als Frau z. B. zum ersten Male hören, daß Ihr Mann sich wegen seines Glieds unzulänglich gefühlt hat, für Sie es aber in der Regel wohl nie ein Problem darstellte, ermutigen Sie ihn, sich damit endlich einzubringen.

Unsere Entdeckungen mit dem anderen teilen

Viele Ehepaare haben bereits jahrelang sexuelle Erfahrungen miteinander, aber diese waren solche »Schnelldurchgänge«, die sich meist auch noch im Dunkeln im Bett, unter der Decke und wenn möglich noch angezogen im Pyjama abspielten. Oder auch wenn Ihre Erlebnisse nicht »zugedeckt« waren, haben Sie nur wenig Freiheit im Umgang mit Ihren Körpern. Sicher scheint, daß viele Paare mit den Geschlechtsorganen des anderen nicht recht vertraut sind. Viele haben das Gefühl, daß sie solch eine Vertrautheit nicht wünschen, daß es die Romantik wegnähme, wenn das »Geheimnis« erst einmal gelüftet ist. Geheimnistuerei oder Nichtvertrautsein fördert nicht unbedingt die sexuelle Erfahrung. Tatsächlich geht es den meisten Paaren, die in einer derart »verschlossenen« sexuellen Beziehung lebten, so, daß sie bald die romantische Freude aneinander verlieren und in den Trott eines Routinelebens fallen.

Wir haben festgestellt, daß der Prozeß des Vertrautwerdens mit den beiderlei Geschlechtsorganen eine gar nicht so einfache Aufgabe darstellt. Mit allmählichem Überwinden dieser Hürde kann die Kommunikation eine ganz neue Dimension der Freiheit und Freude miteinander eröffnen, die sie bisher nicht gekannt haben oder zumindest seit Jahren nicht mehr hatten. Wir möchten Sie nun zu einer Erfahrung bringen, die Sie mit dem Intimsten Ihres Ehepartners vertraut macht. Es ist eine Art Wiederholung unserer Selbstentdeckung, nur daß es im folgenden gemeinsam geschieht. Dies ist Ihnen wahrscheinlich zuerst nicht unbedingt nur angenehm. Sprechen Sie über alle Ihre Gefühle, bevor sie beginnen. Welche Ängste, Sorgen oder Verlegenheiten empfindet jeder von Ihnen? Was könnte die Erfahrung angenehmer machen, ohne die Offenheit wegzunehmen? Oft macht das Sich-Mitteilen über die eigene Reserviertheit und über unsere Schamgefühle den Anfang leichter.

Übung

Untersuchung der Genitalien

Schritt 1: Baden oder duschen Sie gemeinsam. Trocknen Sie sich gegenseitig ab, und genießen Sie die Entspannung des gegenseitigen Berührens in diesem Prozeß, der nicht zur Erregung dient.

Schritt 2: Zeigen Sie sich in einem intimen, gut beleuchteten Raum Ihrer Wohnung anhand der Grafik 5 die männlichen Genitalien, die einzelnen Teile von Penis und Hoden. Lassen Sie sie berühren und achten Sie besonders auf den Hinterrand der Eichel oder den Saum auf der Rückseite Ihres Penis. Nachdem Sie die unterschiedlichen Teile der Genitalien entdeckt haben, sprechen Sie darüber, welche Art der Berührung sich gut anfühlt. Halten Sie die Art Stimulation fest, die Ihr Partner Ihnen in der Vergangenheit gegeben hat bzw. die Stimulation und den Umgang mit Ihren Genitalien, die Ihnen unangenehm waren und die Sie jetzt wünschen.

Schritt 3: Die Frau nimmt eine bequeme Stellung ein, die Beine auseinander, mit Licht auf ihre Geschlechtsorgane, die entsprechende Grafik in Sichtweite und mit einem Handspiegel zwischen den Beinen, damit sie sich selbst sehen kann. Sehen Sie sich zusammen die äußere Schamlippe an. Weiten Sie sie dann und finden Sie die innere Schamlippe. Finden Sie die Klitoris und achten Sie darauf, wie die Schamlippe fast eine Hülle über der Klitoris formt. Versuchen Sie, den Schaft der Klitoris zu finden, der fast verborgen wie ein kleiner »Penis« hinter der Spitze der Klitoris liegt. Berühren Sie die Spitze der Klitoris und die Bereiche darum, und sprechen Sie mit Ihrem Partner darüber, welche Berührung sich wo gut anfühlt. Der andere nimmt nun an der Entdeckung teil und berührt Sie da, wo es angenehm ist. Finden Sie die Harnröhre, die Öffnung der Vagina etc. Sprechen Sie darüber, welche genitale Stimulation Ihnen Ihr Partner in der Vergangenheit gegeben hat, die Sie als positiv und welche Sie als negativ empfunden haben und wie die Stimulation gefördert werden kann.

Schritt 4: Gepflegte Fingernägel und saubere Hände vorausgesetzt, führt der Mann seine Finger sanft in die Vagina bis zum zweiten Knöchel. Dann drückt er ebenso sanft auf die Wände der Vagina. Wenn Sie sich ihre Öffnung als Uhr vorstellen, fangen Sie bei 12 Uhr an und bewegen Sie sich langsam um die Wand der Vagina herum und drücken Sie bei jeder Stunde. Versuchen Sie unterschiedliche Grade des Druckes und der Berührungsarten aus. Die Frau sagt, welche Gefühle sie feststellt. Achten Sie besonders auf Punkte, die Vergnügen oder Schmerz bereiten. Nach dieser Entdeckung zieht die Frau ihren Pubococcygeus-Muskel zusammen, während der Finger des Mannes in der Vagina ist.

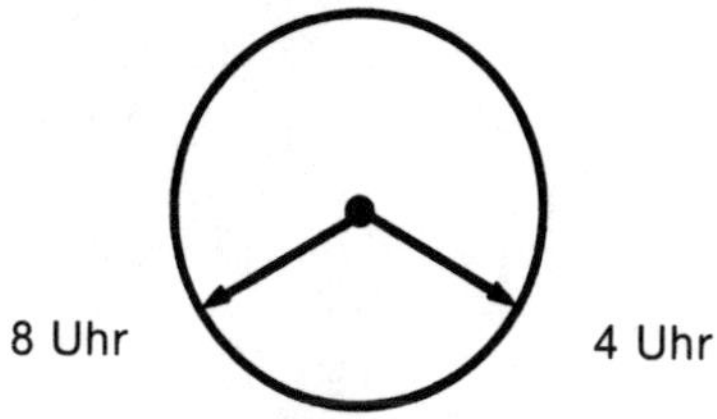

Öffnen der Vagina mit den Positionen 4 Uhr und 8 Uhr. Diese Bereiche sind häufig die sensibelsten Bereiche der Vagina.

Schritt 5: Sprechen Sie über diese Erfahrung: Was fühlte sich gut an? Was fiel Ihnen auf? Was war Ihnen nicht angenehm? Sie haben vielleicht das Bedürfnis, noch Zeit miteinander zu verbringen, indem Sie sich einfach halten und gegenseitig bestätigen.

Zwar handelt es sich hier mehr um eine anatomische Lernerfahrung, die Übung ist nicht zum Zwecke der Erregung gedacht. Wenn eine Erregung auftritt, ist das in Ordnung. Genießen Sie diese Gefühle, aber konzentrieren Sie sich nicht auf Ihre Erregung.

7

Wie der Körper funktioniert

Der Beginn der körperlichen Reife

Nachdem Sie entdeckt haben, wie Sie geschaffen sind, und Ihre Erkenntnisse einander mitgeteilt haben, lassen Sie uns nun anhand der Physiologie der menschlichen Sexualorgane betrachten, wie Sie im einzelnen funktionieren, angefangen mit einer Rekapitulation der Entwicklung beim Kind.

Obwohl schon alle sexuellen Organe bei der Geburt vorhanden sind, tritt vieles bezüglich der Entwicklung und der Funktion dieser Teile erst in der Pubertät auf. Ungefähr drei Jahre, bevor sichtbare Veränderungen auftreten, fangen die Sexualdrüsen an, kleine Mengen an Sexualhormonen abzugeben. Diese hormonelle Aktivität kann sich durch die größere Emotionalität der 7, 8, 9- oder 10jährigen zeigen, lange bevor jegliche sexuelle Entwicklung sichtbar wird. Beim jungen Mädchen vermehren sich die Hormone stufenweise (hauptsächlich Östrogen), fördern die Entwicklung der Brust, die Verbreiterung der Hüften, das Wachstum der Haare im genitalen Bereich und andere Veränderungen, die ein Zeichen der Weiblichkeit sind. In den kommenden Jahren nach der ersten Erscheinung dieser Entwicklungszeichen beginnt der sexuelle Zyklus des Mädchens mit ihrer ersten Menstruation. Von da an gibt es rhythmische monatliche Veränderungen in Höhe der hormonalen Produktion. Die Auswirkungen dieser Veränderungen auf den emotionalen Zustand einer Frau oder ihre sexuelle Reaktion unterscheiden sich sowohl von Frau zu Frau und auch selbst bei jeder einzelnen Frau von einem Mal zum anderen.

Manchmal überraschen uns die frühen Entwicklungsveränderungen bei unseren kleinen Mädchen oder versetzen uns sogar in Panik. Es ist nicht ungewöhnlich, daß die Mutter eines neunjährigen Mädchens sie zum Arzt bringt aus Sorge, daß sie unter einer Brustwarze ein Gewächs habe. Eine Brustwarze, die früh herauswächst, ist aber nur ein Zeichen dafür, daß Hormone abgegeben werden. Es ist tröstlich zu wissen, daß diese frühen Anzeichen nicht bedeuten, daß sie zu schnell eine voll entwickelte, physisch reife Frau sein wird. Die Entwicklung der Brüste geht bei den meisten Mädchen eher langsam vonstatten. Wenn die Warzen schon im Alter von neun herausgewachsen sind, kann es aber sein, daß sie noch gar nicht genug Brusthaut hat, um einen BH zu tragen, bevor sie zwölf oder älter ist.

Manche Mädchen werden sich ihrer beiden Brustwarzen, die durch ihr Kleid hindurch sichtbar sind, bewußt, andere scheinen nicht bemerkt zu haben, daß sich etwas verändert hat. Beide Reaktionen sind normal. Die Eltern können ihren Töchtern am besten dadurch helfen, indem sie ihr Kind mit seinen jeweiligen Gefühlen annehmen. Das bedeutet, Eltern sollten von ihrer Tochter weder verlangen, sich dessen bewußt zu werden und ihre Brust zu bedecken, noch sollten sie sie dafür rügen, daß sie sich dessen bewußt ist. Lassen Sie sie Westen, weite Blusen oder was immer ihr in dieser Zeit angenehm ist, tragen. Es ist hilfreich, seine Reaktion auf die erwachenden Gefühle des Mädchens zu erkennen zu geben, einmal verbal, aber genauso aktiv mitzuhelfen und ihr bequeme Kleider zu besorgen, und ihr mitzuteilen, daß ihr sich entwickelnder Körper schön sei. Ermutigen Sie sie, körperbetonte, gefällige Kleidung auszuprobieren. Oft ist es auch hilfreich, mit der Tochter darüber zu reden, wie andere sich in ihrem Entwicklungsstadium kleiden und was sie gegenüber deren Kleidungsstil empfindet. Ein Kind kann nämlich dermaßen auf sich selbst konzentriert sein, daß es meint, alleine in diesem Veränderungsprozeß zu stehen. Wenn sie sich umsieht und feststellt, daß Susi, Barbara und Jana auch kleine Rundungen unter ihren T-Shirts haben, wird sie entspannter. Es ist für Kinder in diesem Alter enorm wichtig zu spüren, daß sie zur Norm gehören und nicht außer der Reihe sind. Insgesamt muß man sehen, daß sich der zyklische hormonale Prozeß der Frau sich nun ungefähr 30 Jahre lang fortsetzt, bis die Funktion der Eierstöcke in der Menopause aufhört. Die sexuelle Funktion wird dadurch nicht beeinträchtigt, außer daß die vaginale Lubrikation geringer sein kann und die Wände der Vagina dünner werden können.

Wie verläuft die Hormonproduktion dagegen bei Jungen? Das für sie spezifizische Testosteron nimmt bei ihnen stufenweise zu, bis drei Jahre vor der Pubertät. Danach macht es einige große Sprünge und verursacht den Stimmwechsel, den Bartwuchs, das Breiterwerden der Schultern usw. Die Geschlechtsorgane entwickeln sich größer, die Behaarung in diesen Bereichen nimmt zu. Hinzu kommt der gelegentliche nächtliche Samenerguß, auch als »nasser Traum« bezeichnet. Dem Jungen darf jedoch klar gemacht werden, daß ihm dabei überhaupt nichts Abnormes geschieht. Die Testosteronproduktion erreicht bei Männern ihren Höhepunkt im Alter von 20 Jahren und fängt mit 40 wieder an zu sinken. Im Alter von 80 Jahren ist die Testosteronmenge gleich null. Viele Männer spüren vage diese Veränderungen und befürchten, daß ihre sexuellen Funktionen beeinträchtigt werden. Diese verringerte Testosteronbildung hat mehrere Auswirkungen auf die sexuelle Funktion. Es kann ein Nachlassen in der Häufigkeit des Wunsches nach sexuellem Erleben eintreten. Es kann länger dauern, bis eine Erektion eintritt bzw. diese dann nicht stark genug ist. Und es kann sein, daß das Bedürfnis zur Ejakulation mit jedem Sexualakt zurückgeht. Keine dieser Auswirkungen muß die sexuelle Erregung beeinflussen noch begründet das irgendwie die verminderte Reaktion, es sei denn, die Angst vor dem Alter spielt mit. Im Alter werden dann alle Körperprozesse langsamer. Ein 60jähriger Mann kann nicht mehr so schnell um den Block laufen wie ein 20jähriger. Auf dem Gebiet der Sexualität heißt »schneller nicht unbedingt besser«. Viele Frauen sind sogar von den

Veränderungen nach dem 40. Lebensjahr begeistert. Diese Jahre können die besten eines Ehepaares sein.

Sexualität und das Gehirn

Kommen wir nun zu einer weiteren Dimension des sexuellen Prozesses, die eine detaillierte »technische« Diskussion beinhalten könnte: der Wechselwirkung des Gehirns, der Nerven (des neuromuskulären Systems) und der Drüsen (endokrines System) und wie sie die sexuelle Reaktion beeinflussen. Das Wunder der Schöpfung Gottes wird zudem durch die komplizierte Interaktion dieser Systeme im menschlichen Körper deutlich bezeugt und unterscheidet sich somit sehr von den instinktiven Sexualtrieben der Tiere. Im Gegensatz zu Tieren weisen Menschen eine große Variationsbreite von Reaktionen auf den gleichen sexuellen Stimulus auf. Je nach emotioneller und möglicherweise physischer Verfassung unseres Körpers kann ein Kuß sexuell erregen oder nicht. Dies variiert je nach Situation und Umständen. Im Kontrast zu dieser menschlichen Variationsfähigkeit können Tiere sich nur zu gewissen Zeiten des weiblichen Zyklus paaren. Es gibt keine Selektivität, also keinen Unterschied im Trieb; außerdem gibt es keine beeinflussenden Faktoren. Ihr System ist im Gegensatz zu dem komplexen Zusammenwirken der menschlichen Körpersysteme relativ einfach.

Wir würden Ihnen gerne ein allgemeines Bild vermitteln, wie unser Körper in den sexuellen Prozeß verwickelt ist. So treten jeweils etliche Veränderungen auf, die eine nicht erregte Person auf den Sexualakt vorbereiten. Diese Veränderungen beschränken sich nicht nur auf die Geschlechtsorgane. Unser Nervensystem, unsere Hormone, Blutgefäße und muskuläre Reaktionen beeinflussen alle unser sexuelles Verhalten. Die einzelnen Veränderungen während des Sexualakts bei Mann und Frau werden wir im Kapitel darauf besprechen, und zwar in Form der vier Phasen der sexuellen Reaktion, wie sie von den bekannten Sexualkundlern Masters und Johnson beschrieben wurden.

Die körperinternen Wechselwirkungen werfen viele Fragen auf, manches ist bis heute unklar: Warum werden manche Männer und Frauen häufiger sexuell erregt als andere? Warum erleben manche von uns die sexuelle Reaktion intensiver als andere? Warum haben wir von Zeit zu Zeit unterschiedliche Reaktionen? Wir haben keine spezifischen Antworten auf diese Fragen. Wir wissen aber, daß die Hormone, die durch die endokrinen Drüsen ausgeschüttet werden, unseren Körper und unsere Emotionen auf vielfältige Weise beeinflussen. Die endokrinen Drüsen produzieren Hormone (einschließlich der Sexualhormone), die die Nerven stimulieren, um Botschaften zum Gehirn zu transportieren. Das Gehirn sendet über das Nervensystem Botschaften zurück zu unseren Muskeln und dem Gefäßsystem (Blutgefäße). Dieser Prozeß ruft die sexuelle Erregung und Reaktion hervor. Gleichzeitig stimuliert er die Drüsen, mehr Hormone herzustellen, welche wieder über das Nervensystem Botschaften zum Gehirn schicken, und so scheint sich dieser Zyklus selbst zu erhalten. Aufgrund der aufbauenden Natur unserer Körperwechselwirkung wird der Trieb um so stärker, desto mehr sexuelle Erregung der Körper erhält. Falls sich jedoch eines der Körpersysteme mit diesem natürlichen Aufbauzyklus überlagert oder ihn hemmt, werden die Erregung und Reaktion schwierig. In der Regel kann man sagen, daß es überwiegend emotionelle Barrieren sind, die sich diesem Reaktionszyklus in den Weg stellen.

Wegen der aufbauenden Natur des sexuellen Prozesses in unserem Körper ist der effektivste Weg, um die emotionalen Sperren oder Hemmungen abzubauen, derjenige, daß man sich intensiv mit der Natur des Sexualakts auseinandersetzt. In unserer Beratung von Ehepaaren mit sexuellen Problemen ermutigen wir sie oft zu einem zehn Tage oder zwei Wochen dauernden sexuellen Therapieprozeß. Während dieses Vorgangs sehen wir sie einmal täglich. Jeden Tag geben wir ihnen Aufgaben für die Berührung miteinander und für die Kommunikation, die sie vor unserem nächsten Treffen aufarbeiten sollen. Dies ermöglicht, daß der Zyklus wieder in Gang gebracht wird, sich aufbaut, und erlaubt uns, die Barrieren zu identifizieren, und zu helfen, sie niederzureißen, sobald sie auftauchen.

Wir müssen zwei Zweige für den Zyklus der Erregung während des sexuellen Prozesses unterscheiden, in bezug auf unser Nervensystem und die Auswirkungen. Das autonome oder vegetative Nervensystem gliedert sich in zwei Teile: das sympathische Nervensystem (SNS) und das parasympathische Nervensystem (PNS). Beide funktionieren ohne unseren Willen oder ohne daß wir uns dessen bewußt wären. Sie beeinflussen unsere Körperreaktionen in gegensätzlicher Weise. Doch zusammen können sie die Aktivität unserer Körperorgane entweder steigern oder verringern. Das PNS hat einen aufbauenden Effekt auf unseren Körper. Es ist in Aktion, wenn wir entspannt oder eher passiv sind. Das SNS ist unsere »Flucht« oder unser »Kampf«, das heißt unser Energiesystem. Es tritt in Aktion, wenn wir unruhig oder emotionell stark erregt sind.

Nach Helen Singer Kaplan wird die sexuelle Erregung oder Anregung durch das PNS kontrolliert. Wenn wir erregt sind, füllen sich in einer vegetativen Reaktion die Genitalien mit Blut und Flüssigkeit, welche die Erektion beim Mann und die Lubrikation und leichte Schwellung bei der Frau verursacht. Wir können nicht beschließen oder versuchen, erregt zu sein. Erregung ist eine Reaktion unseres Körpers, die nur auftreten kann, wenn wir entspannt sind und wir unserem Körper erlauben, angenehme sexuelle Stimulation zu erhalten. Die positive Erregung kurbelt unser PNS an und setzt unser kompliziertes Nervensystem und Gefäßsystem in Bewegung. Im Gegensatz dazu wirken Unruhe oder Anstrengung hemmend, weil es das SNS anregt, den Parasympathikus ausschaltet und so den natürlichen, aufbauenden Sexualzyklus blockiert, den wir vorher betrachtet haben. Sobald wir also zulassen, uns in sexuelle Freuden »hineinzutauchen« durch das, was wir hören oder sehen, wird unser PNS automatisch dafür sorgen, daß wir sexuell erregt werden. Diese unfreiwillige Erregung bewirkt, daß das Glied eines Mannes erigiert und die Vagina einer Frau anschwillt und feucht wird.

Falls ein Mann oder eine Frau versucht, erregt zu werden, oder sich selbst beobachtet, ob er/sie zur Erregung kommt, wird keine der oben erwähnten Reaktionen auftreten. Sobald wir uns nämlich darum bemühen, hat unser Gehirn oder Kopf die Kontrolle und beeinträchtigt die unbewußte Kontrolle des PNS. Wir haben es für manche Männer und Frauen, die Schwierigkeiten mit der Erregung haben, für hilfreich erachtet, ihnen zu sagen, daß sie ihren Körper reagieren lassen sollen, möglichst ohne daß ihr Gehirn sich einschaltet.

Einige Tage nach einem unserer Seminare erhielten wir einen Anruf von Sylvia, die in Seelsorge gewesen war. Sie wollte uns danken, daß wir ihr geholfen haben, sexuell zu reagieren. Als wir sie fragten, was so hilfreich gewesen wäre, sagte sie uns, daß sie während der ersten vier Jahre ihrer Ehe nie entspannt genug gewesen war, um einen Orgasmus zu haben. Nachdem sie uns über das Nervensystem hatte reden hören, ging sie in ihre nächste sexuelle Begegnung mit dem Gedanken hinein, daß sie ihren Körper reagieren lassen wollte. In dieser Erfahrung wurde ihre Erregung stark genug, um ihren ersten Orgasmus hervorzurufen. Wir erzählen Ihnen das nicht als schnelle Antwort für Frauen mit Orgasmusschwierigkeiten, sondern um zu veranschaulichen, wie wichtig es auch ist, unsere Körper nach den von Gott gegebenen Mustern als Reaktion auf eine physische Erregung gehen zu lassen.

So wie Helen Singer Kaplan die Erregung mit dem PNS in Verbindung setzt, glaubt sie, daß die muskuläre Kontraktion der orgastischen Reaktion bei Mann und Frau primär eine Funktion des SNS darstellen. Das SNS ist das vegetative Nervensystem, das dominiert, wenn wir aktiv sind, nicht wenn wir passiv sind. Deshalb kann eine orgastische Reaktion durch unser Verhalten aktiv gefördert oder gehindert werden. Unser kompliziertes Gehirnzentrum regt das sympathische Nervensystem an, um den orgastischen Reflex auszulösen. Was wir mit unserem Körper tun – nicht unsere Gedanken oder Anstrengungen des Gehirns – kann diese Reaktion herbeisteuern. So können Männer lernen, die Ejakulation zu kontrollieren, und Frauen, aktiv einen Orgasmus zu fördern, nicht durch Anstrengung oder dadurch daß man versucht, ihn herbeizuführen (Aktion des Gehirns), sondern indem man Verhaltensweisen annimmt (SNS-Aktion), die diesen normalen Körperreflex auslösen.

Zusammengefaßt heißt dies: Da die Erregung durch das passive, empfangende parasympathische Nervensystem bewirkt wird, können wir die Erregung fördern, indem wir lernen, uns auf sexuelles Vergnügen einzulassen und uns von den Sorgen und Forderungen abzulenken, die unsere normale Körperreaktion auf die sexuelle Erregung verhindern. Im Gegensatz zur Erregung kann die orgastische Reaktion der Frau, die Schwierigkeiten hat, loszulassen, aktiv gesucht werden oder von dem Mann verzögert werden, der zu früh ejakuliert. Dies ist möglich, weil diese Reaktionen, obwohl sie Reflexe sind, von Botschaften ausgelöst werden, die durch das sympathische Nervensystem kommen – dem intensiven, energetischen Zweig unseres vegetativen Nervensystems. Eine Analogie kann vielleicht helfen, diesen Prozeß zu verstehen. Bei einer ärztlichen Untersuchung schlägt der Arzt auf das Knie des Patienten, um seine Reflexe zu prüfen. Der Schlag aufs Knie ist eine absichtliche Handlung, die den Kniescheibensehnenreflex hervorruft. In gleicher Weise werden die Kontraktionen des Orgasmus als Reflexreaktion auftreten, sobald wir ein bestimmtes sexuelles Verhalten einüben (Atmung, Bewegung, Stimulation der Klitoris) und die natürliche Reaktion nicht zurückhalten. Man kann sein Knie an besagter Reaktion hindern, selbst wenn das Knie geschlagen wird. Genauso können wir einen Orgasmus verhindern, trotz vorhandener Erregung. Aber wir können weder den Kniereflex an sich noch einen Orgasmus selbst verursachen oder »wollen«.

8

Die vier Phasen der sexuellen Reaktion

Damit man den physischen Aspekt des Sexualakts besser verstehen kann, haben Masters und Johnson das sexuelle Reaktionsmuster in vier spezielle Phasen unterteilt: die Erregung, die Plateau-Phase, den Orgasmus und die Entspannung.

Vor der eigentlichen Erregung ist es normalerweise notwendig, daß ein gewisses Maß an sexuellem Verlangen vorliegt. Das Verlangen ist eine zutiefst emotionale Reaktion, mit der wir uns im nächsten Kapitel »Interesse wecken« noch eingehender beschäftigen werden. Vor der Lektüre dieses Kapitels wiederum ist es wichtig zu verstehen, daß diese vier Phasen hier zwangsläufig erst einmal mehr theoretisch beschrieben werden müssen. Diese mehr technisch-funktionale Darstellung ist nicht geeignet, der ganzen Wirklichkeit und Praxis des Liebeslebens immer völlig gerecht zu werden; dieses ist von Mensch zu Mensch oftmals noch komplexer. Es gibt kein Rezept dafür, wann wir von einer Phase zur folgenden übergehen sollten. Diese Unterteilung der sexuellen Reaktion in Phasen ist hauptsächlich dazu bestimmt, den Sexualzyklus auf eine verständliche Art und Weise zu beschreiben.

Die Erregung wird deutlich sichtbar mit der Erektion des Penis beim Mann und der Befeuchtung der Scheide bei der Frau.

Die Plateau-Phase, die im Idealfall die längste Phase des Liebesaktes ist, ist die Phase des Liebesspiels, in welcher sich die Erregung in Vorbereitung der sexuellen Freisetzung intensiviert. Der Orgasmus, die kürzeste, intensivste und innigste Phase, ist die Freisetzung. Schließlich bilden sich bei der Entspannung alle physischen Veränderungen des Körpers wieder in ihren unerregten Zustand zurück. Sehen Sie sich auf der Grafik den Zyklus der sexuellen Reaktion an. Die physischen Veränderungen, die auftreten, sind grundsätzlich bei jeder Frau und bei jedem Mann die gleichen. Doch gibt es im Erlebnis Unterschiede, die hauptsächlich die Zeitspanne, die Intensität und das Empfinden betreffen. Der Grad der Veränderungen kann wiederum leicht variieren zwischen jüngeren und älteren, zwischen sexuell aktiven und weniger aktiven Menschen, zwischen einer Frau, die noch nie schwanger war, und einer, die schon Kinder geboren hat.

Schema der sexuellen Reaktion*

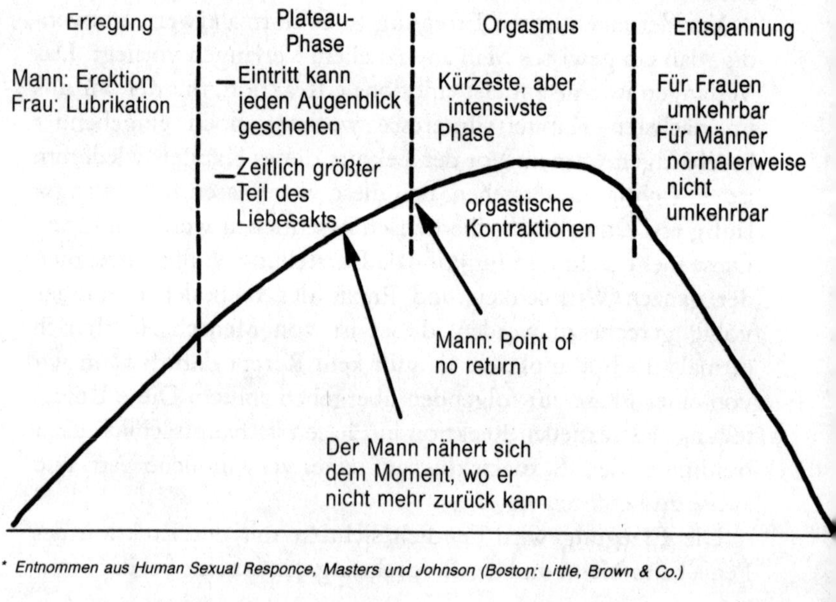

* *Entnommen aus Human Sexual Responce, Masters und Johnson (Boston: Little, Brown & Co.)*

Die Erregung

Sehen wir uns zuerst an, was bei der Frau während der Erregungsphase geschieht. Die Erregung kann entweder von einer physischen oder emotionalen Stimulation her resultieren. Diese führt zu äußeren und inneren Veränderungen. Achten wir zuerst auf die äußeren Geschlechtsorgane, so bemerken wir, daß die Klitoris wahrscheinlich das wichtigste Organ bei der Erregung ist. Wie schon gesagt, ist die Klitoris das einzige Organ in der menschlichen Anatomie, dessen ausschließlicher Zweck der des Empfangens und Weitergebens sexueller Stimulation ist. Mit der Erregung schwillt die Klitoris an und vergrößert sich, so wie es auch das männliche Glied tut. Die kleine Klitoris wird dabei zwei- bis dreimal so groß. Frauen berichten, daß das Streicheln im Bereich der Klitoris viel angenehmer ist, als wenn die Klitoris direkt berührt wird. Andere Veränderungen der äußeren Genitalien während dieser Erregungsphase sind ein Anschwellen der inneren und äußeren Schamlippen. Die Labia majora spreizen sich flach, als ob sie sich schon vorbereitend öffneten, um den Penis zu empfangen. Die Labia minora können sich so vergrößern, daß sie sich nach außen ausdehnen, um somit einen Trichter zu bilden. (siehe Abbildung 1). Die Brüste verändern sich ebenfalls und werden in der Regel runder und voller, und die Brustwarzen werden fester. Wenn eine Frau berichtet, sie erfahre keine sexuelle Erregung, dann ist das einer der Hinweise, die wir Ehepaaren zu beobachten raten. Wir stellen oft fest, daß die Frau physisch erregt wird (festere Brustwarzen und Befeuchtung der Vagina). Da sie sich jedoch gar nicht irgendwelcher dieser Gefühle emotionalen Erwachens bewußt ist, meint sie deshalb, ihr fehle die Erregung. In dem Maße, wie sie erkennt, daß sie ja in Wirklichkeit bereits physisch reagiert, zumindest in der Erregungsphase, kann man sie ermutigen, der emotionalen Dimension nachzugehen.

Betrachten wir die inneren Geschlechtsorgane. Als erstes noch einmal zur Vagina, die nach der Stimulation anfängt, feucht zu werden. Dies ist ein eindeutiges Zeichen, daß die Frau für das Eindringen des Penis bereit ist, auch wenn es noch nicht

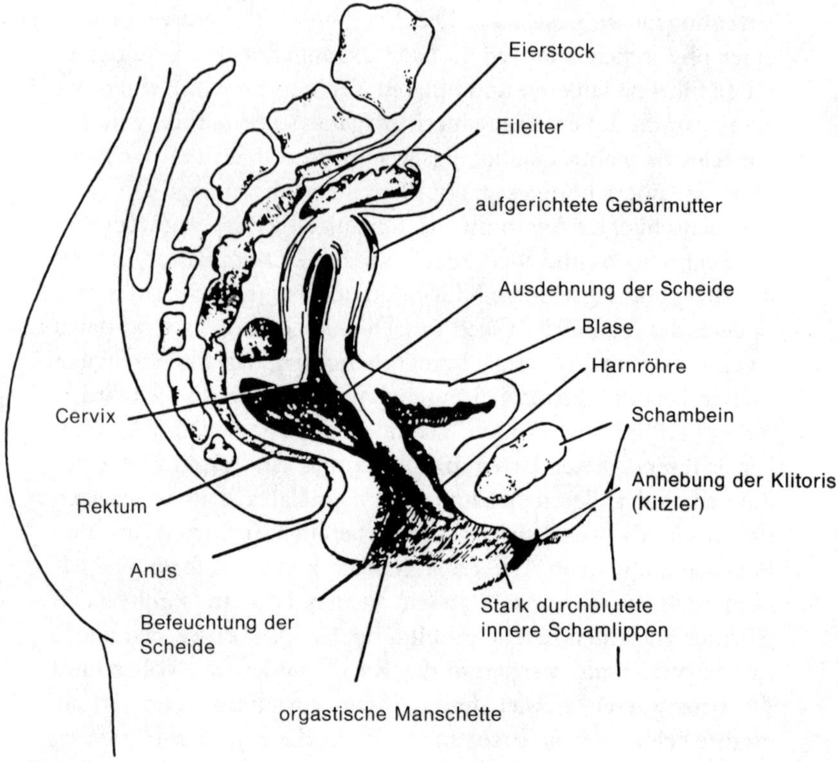

Abb. 6
Erregte innere weibliche Geschlechtsteile

erwünscht ist oder für später empfohlen wird. Die auftretende Befeuchtung kann man wie eine Art Schwitzen betrachten – kleine Perlen formen sich entlang der Vaginawand (vgl. Abbildung 6). Ihre Funktion besteht darin, die Reibung zu verringern und den Genuß des Penis in der Vagina zu fördern. Die Cervix, die sich hinten an der Vagina befindet, ist die Öffnung zum Uterus. Bei erhöhter Erregung erhebt sich der Uterus, und die

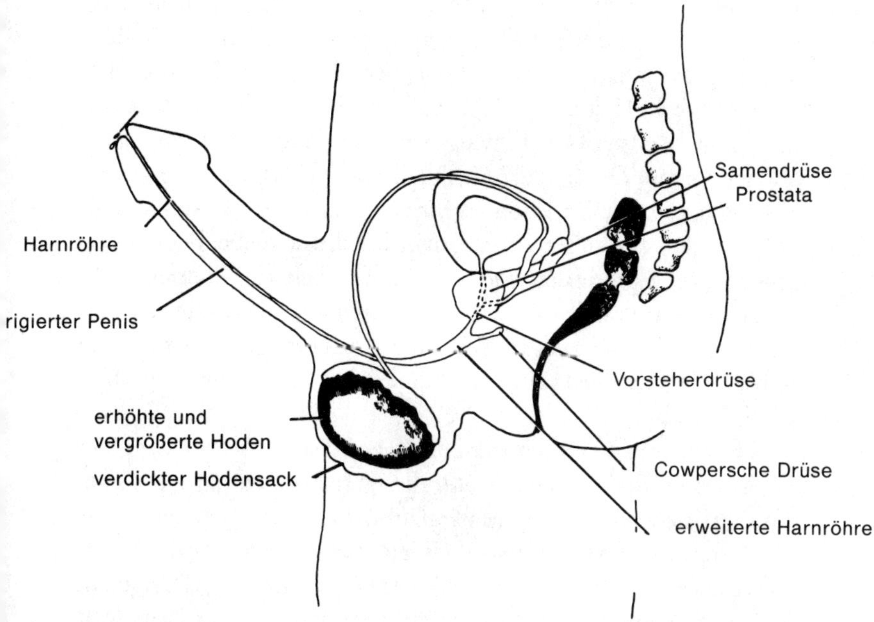

Abb. 7
Erregte innere männliche Geschlechtsteile

Cervix spannt sich an und wird von der Vagina weg nach oben gehoben, damit sie beim Eindringen dem Penis nicht im Wege ist. Sollte eine Frau einen gesenkten oder vorgebeugten Uterus haben, geschieht dieses Wegziehen der Cervix nicht, weil der Uterus sich nicht so erheben kann, wie er es sollte.

Der Penis, entsprechend der Klitoris, ist der Empfänger und Übermittler der sexuellen Gefühle. Die hauptsächliche männliche Reaktion während der Erregungsphase ist die Erektion des Penis (Abbildung 7). Um es einfach zu definieren: Der nicht stimulierte, noch hängende Penis wird aufrecht, wenn der Mann entweder physisch oder emotional stimuliert wird. Die Erektion tritt auf als Ergebnis des Bluts, das in den Penis fließt, und wird dort in den Venen gehalten durch Klappen, die es während der Erregung an dem Zurückfließen hindern. Die Erektion kann über längere Perioden ohne Ejakulation beibehalten werden, wenn die Stimulation sowohl in der Art als auch in der Intensität variiert wird. Halten Sie fest, daß die Intensität der Erektion über eine Zeitperiode hinweg variieren und sogar fast ganz abflauen kann. Doch man kann sie wieder erlangen. Die einzigen Faktoren, die eine Erektion verhindern, wäre die Angst, keine zu haben, oder ein äußeres Ereignis, das die sexuelle Begegnung unterbricht. Erektionen sind sehr empfindlich und können leicht unterbrochen werden, durch Störungen wie das Klingeln des Telefons, Klopfen an der Tür, eine Änderung des Lichts, und selbst eine scharfe kritische Bemerkung kann die Erektion verringern.

Eine weitere Veränderung beim Mann ist die Verdickung der Haut des Hodensacks, als wenn dieser sich scheinbar ein wenig zusammenziehen würde. Man glaubt, daß dies dazu dient, die Temperatur der Samenflüssigkeit leicht zu erhöhen, während sie zur Abgabe und Befruchtung des Eis vorbereitet wird. Ungefähr 60 % der Männer erleben auch ein Festwerden ihrer Brustwarzen. Jedoch ist diese gewöhnlich nicht so zu sehen wie bei der Frau. Eine andere Veränderung im Körper kann sowohl beim Mann als auch bei der Frau während der Erregungsphase auftreten. Masters und Johnson haben das als »sexuelles Erröten« bezeichnet. Es ist ein Erröten des oberen Körperdrittels – Brust, Hals, Gesicht und Stirn. Es tritt wahrscheinlicher in einem Raum auf, in dem die Temperatur leicht erhöht ist und in Situationen mit extremer Vorfreude. Man beobachtet es jedoch nicht bei allen Männern und Frauen. Es ist noch nicht völlig klar, weshalb dieses Erröten bei manchen Menschen auftritt. Es kann ein Ergebnis der unterschiedlichen Gesichtsfarbe sein. Wir möchten hinzufügen, daß es nicht von Bedeutung ist, ob jemand dieses Erröten erlebt oder nicht. Es ist nur ein zusätzliches Zeichen sexueller Erregung.

Plateau-Phase

In der Plateau-Phase finden im männlichen Glied wenig zusätzliche Reaktionen statt. Die Glans oder Eichel des Penis verdunkelt sich aufgrund größerer Straffheit und vergrößert sich dann noch etwas in Vorbereitung des Orgasmus. Während des Liebesspiels entweicht schon eine kleine Menge Prä-Ejakulationsflüssigkeit. Diese Flüssigkeit enthält bereits erste Spermien, welche die Frau befruchten können. Deshalb ist das Zurückziehen des Penis vor der Ejakulation keine sichere Methode zur Empfängnisverhütung. Die meisten Veränderungen beim Mann während der Plateau-Phase spielen sich innerlich ab. Die Haut des Hodensacks wird weiterhin dicker, und der rechte Hoden zieht sich näher an den Körper, um sich dann um etwa ein Viertel in der Mitte der Plateau-Phase zu drehen. Es ist auch eine geringe Vergrößerung der Hoden selbst festzustellen (Abbildung 7). Die Samenflüssigkeit beginnt sich in der Gegend um die Prostatadrüse zu sammeln. Nähert sich der Mann durch diese Plateau-Phase dem Orgasmus, erreicht er die Ejakulation und den Punkt, an dem er nicht mehr zurück kann (vgl. die Grafik am Kapitelanfang).

Während der Plateau-Phase genießt die Frau weiterhin die Erregung. Manche bevorzugen eine kurze Zeit des Vergnügens, während andere eine längere Periode des Liebesspiels vorziehen. Dies ist eines jener Bedürfnisse beim Verlangen, die von Mensch zu Mensch und bei derselben Person von Mal zu Mal unterschiedlich sind. Es ist wichtig, zu erkennen, daß viele Frauen ihre sexuelle Erregung in einer Weise erleben, die man am besten als »Wellen« beschreibt. Die Gefühlsintensität erreicht ihre Spitze, ebbt wieder ab, um dann erneut zuzunehmen. Wenn eine Frau sich mit diesen Wellen treiben läßt, wird sich die Spitze der Wellen intensivieren. Wenn sie jedoch das Absinken der Welle, also das Wellental, als Nachlassen und Abklingen der Erregung ansieht, kann das zur Anspannung der Frau führen und so ihre Reaktion in bezug auf diesen natürlichen wellenartigen Verlauf stoppen. Das, was sie befürchtet, tritt nämlich durch ihre Sorge auch ein und beendet leicht ihre Erregung. Das Anschwellen der

Brust und das sexuelle Erröten der Erregungsphase sind jedoch weiter vorhanden.

Die meisten der Veränderungen beginnen also in den inneren Genitalien, wobei manches zuerst äußerlich auftritt. Die inneren Schamlippen werden rot und vergrößern sich. Dies tritt ungefähr eine Minute vor dem Orgasmus auf. Ebenso vergrößert sich die Klitoris, ist eingetaucht in das angeschwollene umgebende Gewebe, und mit fortlaufender Erregung wird es schwieriger, sie zu lokalisieren. Auf direkte Berührung ist sie oft extrem sensibel. Innerlich richtet sich der Uterus vollständig auf, so daß er für einen Orgasmus bereit ist, die Cervix ist vor dem eindringenden Penis weggezogen (Abbildung 6).

Die wichtigsten der Veränderungen treten in der Scheide auf. Das äußere Drittel der Vagina füllt sich mit Blut und wird dicht angereichert. Es verengt sich und bildet so die »orgastische Manschette«. Es scheint, als ob die Vagina dazu bestimmt ist, aus verschiedenen Gründen sich vorne zusammenzuziehen und hinten aufzublähen. Diese Veränderung hält die Samenflüssigkeit mit dem Sperma innerhalb der Vagina. Es gibt eine kleine Basis am hinteren Teil der Vagina, wo die Samenflüssigkeit sich sammeln kann. Wenn die Öffnung des Uterus nach dem Sexualakt wieder an seinen ursprünglichen Platz zurückgeht, kann das Sperma durch die Cervix hoch in den Uterus gelangen. Das Zusammenziehen des äußeren Drittels der Vagina bewirkt eine externe lustvolle Stimulation für Penis und Vagina. Dieser äußere Teil der Vagina zieht sich zusammen und ergibt so einen haltenden Effekt; er hält den Penis fest in der Vagina. Da die orgastische Manschette nur das erste Drittel der Vagina umfaßt (oder ungefähr 1,54 bis 3 cm, maximal 5 cm), ist es wichtig zu wissen, daß die Länge des Penis wenig Bedeutung hat. Der wichtigste Teil der Vagina für den Kontakt mit dem Penis ist diese orgastische Manschette (Abbildung 6), welche in der Regel 3 cm lang ist und sich jedem Umfang anpassen kann.

Der Orgasmus

Dies ist die Phase, die in den letzten Jahren die meiste Aufmerksamkeit auf sich gezogen hat. Es ist die intensivste Phase der sexuellen Erfahrung und wird am innigsten und individuellsten empfunden, und doch dauert sie nur eine relativ kurze Zeitspanne. Der Orgasmus konzentriert sich auch nicht irgendwie auf die Beziehung. Von dieser Phase spricht und schreibt man als von dem letztendlichen und zentralen Teil der gesamten Sexualerfahrung. Und doch haben wir mit vielen Ehepaaren gesprochen, die zwar wenig Schwierigkeiten mit dem Orgasmus haben, aber sehr unzufrieden mit ihrer gesamten Sexualerfahrung sind. Deshalb ist es entscheidend, die Orgasmusphase mit der richtigen Perspektive zu sehen. Der Orgasmus ist ein wichtiger Schritt, wenn es zu einer intensiven sexuellen Erregung kommt. Er ist wichtig, aber nicht etwas, auf das man sich konzentrieren und deshalb alle anderen Phasen vernachlässigen sollte. Manche Frauen, vor allem eher passive oder zurückhaltende Typen, finden das Vergnügen und die Bestätigung wichtiger als den Orgasmus selbst. Der Orgasmus ist eine Reaktion oder ein Reflex. In Kapitel 7 verglichen wir ihn mit dem Kniescheibensehnenreflex. Der weibliche Orgasmus ist nicht etwas, das wir willentlich herbeiführen können, doch wenn wir die richtige Art von Erregung zulassen, können wir erwarten, daß ein Orgasmus darauf folgen wird.

Die weibliche orgastische Reaktion

Es geschehen einige Veränderungen im Körper einer Frau während ihrer orgastischen Phase. Die Klitoris, die inneren und äußeren Schamlippen sind im Grunde noch genauso, wie sie am Ende der Plateau-Phase waren. Die auf die Geschlechtsorgane gerichteten Gefühle des Orgasmus (vgl. auch Kap. 17) beruhen auf der starken Vaginalkontraktion in der orgastischen Manschette. Masters und Johnson haben drei bis fünf Kontraktionen für einen mittleren Orgasmus und acht bis zwölf für einen starken gemessen. Diese Kontraktionen treten in Intervallen von 8/10 pro Sekunde auf. Dies trifft für alle Frauen zu, und der Abstand ist auch bei den Kontraktionen des männlichen Glieds der gleiche. Während sich das äußere Drittel der Vagina zusammenzieht, weiten sich die inneren zwei Drittel noch mehr, um einen Ort für die Samenflüssigkeit zu schaffen.

Frauen haben zwei Zentren der orgastischen Reaktion. Der Orgasmus wird nicht nur in der Vagina erlebt, sondern auch im Uterus. Der Uterus hat Kontraktionen, wie sie den ersten Abschnitten der Wehen gleichen. Manche Frauen berichten, daß sie einen dumpfen Schmerz in ihrem unteren Bauchbereich empfinden. Dies mag aufgrund der Uteruskontraktionen eintreten. Sobald erst die Ängste der Frau beseitigt sind, weil sie weiß, daß dies eine normale Reaktion ist, lernt sie die Intensität dieser Kontraktionen zu genießen, anstatt sie als schmerzhaft zu erleben. Wir kannten eine Frau, die stark auf die ersten Phasen reagierte, aber als es auf die orgastische Phase zuging, zog sie sich vor weiterer Erregung zurück, um die unangenehmen Gefühle im unteren Bauchbereich zu vermeiden. Sie spürte diesen Schmerz während der ersten acht Jahre ihres Ehelebens – besonders dann, wenn sie äußerst extrem erregt war. Als sie lernte, sich zu entspannen und die Gefühle im Unterbauch anders wahrzunehmen, wechselten ihre Empfindungen von Schmerz zu intensivem Genuß. Dies bestätigt wieder diese enge Beziehung von Schmerz und Freude in unserem Körper. So wie ein sehr intensiv angenehmes Gefühl sich leicht in ein schmerzhaftes verwandeln kann, so kann ein schmerzhaftes sexuelles Gefühl zu intensiver Freude werden. Obwohl sich die Zentren der orgastischen Reaktion in der Vagina und im Uterus befinden, umfassen die Gefühle, die daraus entstehen, den gesamten Körper. Man könnte es mit einem Stein vergleichen, der ins Wasser fällt: die intensivste Reaktion ist dort im Zentrum, wohin der Stein fällt, aber sie zieht weite Kreise. Diese totale Körperreaktion erleben sowohl Mann als auch Frau. Vieles davon beginnt in der Plateau-Phase und erreicht seinen Höhepunkt im Orgasmus.

Lassen Sie uns diese Reaktionen auflisten. Der Herzschlag wird bis zu 180 Schläge pro Minute schnell. Der Blutdruck erhöht sich meßbar. Die Atmung intensiviert sich, wird tiefer, schneller und lautstarker (Hyperventilation). Es können auch eine Reihe von ungewollten Muskelbewegungen auftreten – ein Stoßen des Beckens, spasmische Kontraktionen des Gesichts, der Arme, Beine, Rücken und des unteren Bauchbereichs. Es gibt eine spezielle Reaktion, die man am Fuß beobachten kann, man nennt sie »karpopedale« Spasmen. Es ist ein Strecken des Fußes, wobei die Zehen sich nach unten drehen, weg vom Körper (Hyperextension). Diese vegetative Reaktion kann man nicht kontrollieren. Oft sind die Kontraktionen des Gesichts, insbesondere des Munds, für Frauen ein größeres Problem. Manche Frauen möchten, daß der Liebesakt nur im Dunkeln stattfindet, damit man diese »undamenhaften« Reaktionen nicht sieht. Im Gesicht können die sich zusammenziehenden Muskeln wie eine Grimasse oder wie Stirnrunzeln wirken. Der Mund mag sich unfreiwillig öffnen mit einem Seufzer mit unkontrollierten Lauten oder Worten. Ist es der Frau möglich, diese Reaktionen und Geräusche als natürlicher Teil der sexuellen Reaktion zu sehen, fällt es ihr leichter, frei auf ihren Mann zu reagieren. Viele Frauen sind überrascht, daß diese Reaktionen gewöhnlich die Erregung des Mannes noch erhöhen, anstatt ihn abzuschrecken.

Wir haben Ehepaaren geraten, diese Körperreaktionen zu simulieren. Dazu liegen sie auf dem Bett, Seite an Seite, mit oder ohne Kleider und atmen laut, stöhnen und seufzen, und machen spastische Bewegungen im Gesicht und am Körper. Dies wird dann zu einem Ereignis, das die Hemmung verringert und diese natürlichen Reaktionen bei weiteren sexuellen Begegnungen zuläßt.

Vaginaler und klitoraler Orgasmus

Über die unterschiedlichen Arten des weiblichen Orgasmus haben sich viele mehr oder meist weniger richtige Vorstellungen in der allgemeinen Kenntnis darüber entwickelt. Es ist wichtig, den Hintergrund dazu zu verstehen. Als Freud seine psychoanalytische Theorie entwickelte, definierte er in einigen seiner

Schriften die Frau, die einen Orgasmus nur durch externe beziehungsweise durch manuelle Stimulation hat, als unreife Frau – als kleines Mädchen. Er sagte, daß eine Frau erst zur richtigen Frau gereift ist, indem sie ihren Orgasmus auf die »normale« erwachsene Weise hätte, das heißt als Ergebnis der vaginalen Penetration im Geschlechtsakt. Diese Ideen gingen durch die ganze westliche Welt, und somit wurde ein Druck auf Frauen ausgeübt, daß sie ihren Orgasmus während des Sexualakts zu erleben hatten. Die Untersuchung von Masters und Johnson hat bewiesen, daß Freuds Theorien physiologisch nicht korrekt sind, und so auch die Gewichtigkeit des Freudschen Arguments von der psychologischen Warte aus verringert.

Masters und Johnson stellten fest, daß es nur einen Orgasmus gibt, den die Frau erleben kann. Alle Orgasmen, gleichgültig woher die Quelle der Stimulation kommt, sind bezüglich ihrer physischen Komponenten gleich. Das heißt, wenn eine Frau einen Orgasmus hat, ob er als Ergebnis ihrer Gedanken, Phantasien, von Selbst-, Brust- oder manueller Stimulation durch den Partner oder als Ergebnis des Geschlechtsakts auftritt – in ihrem Körper läuft genau der gleiche Vorgang ab, den wir beschrieben haben. Es bildet sich die orgastische Manschette, es kommt zu Kontraktionen des äußeren Drittels der Vagina und des Uterus. All diese Körperreaktionen treten auf, gleichgültig, woher die Stimulation kommt. Manche Frauen, die sowohl einen Orgasmus durch äußere als auch durch innere Stimulation erlebt haben, berichten, daß sie vom emotionalen Niveau her diesen anders erleben. Für sie ist der Orgasmus durch den Geschlechtsakt erfüllender als der, der durch äußere Erregung hervorgerufen wurde. Dies ist eine Sache des persönlichen Vorzugs einer Frau. Es ist nichts Falsches dabei, sich während des Geschlechtsaktes nach einem Orgasmus zu sehnen. Es ist aber auch nicht falsch, damit zufrieden zu sein, einen Orgasmus durch äußere Stimulation zu bekommen. Manche Frauen berichten sogar von einer intensiveren Reaktion, wenn das männliche Glied sich nicht in der Vagina befindet. Oft ist der Druck auf eine Frau, während des Geschlechtsakts ihren Orgasmus zu haben, ein ernsthafter Störfaktor für die völlige Befriedigung. Diese Erwartung mag vom Ehemann ausgehen, der sich weniger als Mann fühlt, weil er meint, er könne seiner Frau keinen Orgasmus während des Liebesakts geben. Es ist, als ob sein Wert von der Erreichung dieses Ziels abhinge. Diese Einstellung steht im Gegensatz zu unserem Vorschlag, daß jeder selbst dafür verantwortlich ist, seine eigenen sexuellen Begierden zu verfolgen, solange diese nicht auf Kosten des anderen geschehen.

Die orgastische Reaktion beim Mann

Während der Erregung und der Plateau-Phase ist also der Penis des Mannes steif und die Haut des Hodensacks dicker geworden, der rechte Hoden hob sich und rotiert nun zum Körper hin, und die Samenflüssigkeit sammelt sich. Wenn der Mann das Ende der Plateau-Phase erreicht und sich in die Orgasmusphase begibt, bemerkt er weitere Veränderungen, die man in zwei Abschnitte unterteilen kann. Er spürt, daß es sehr bald zur Ejakulation kommen wird. Die meisten Männer können sagen, daß es so weit ist, auch wenn sie normalerweise nicht wissen, was mit ihren Körpern geschieht. Sie nähern sich dem Punkt, an dem es kein Zurück mehr gibt.

Eine Reihe von Veränderungen tritt während des ersten Stadiums der Orgasmusphase auf. Die Kontraktionen in der Prostata treten in der Frequenz von 8/10 Sekunden in Intervallen auf. Der Austritt der Blase schließt sich, so daß keine Samenflüssigkeit in die Blase zurückgedrückt wird und auch während der Ejakulation kein Urin austreten kann. Die meisten Männer sind sich bewußt, daß sie unmittelbar vor der Ejakulation unmöglich urinieren können. Dies geschieht deshalb, weil die Öffnung der Blase in Vorbereitung der Ejakulation geschlossen wurde. Eine weitere Veränderung im Körper tritt ein. Der linke Hoden wird an den Körper herangezogen und dreht sich um ein Viertel. All diese Veränderungen geschehen in einigen Sekunden. Sie sind Warnzeichen für den Mann, daß er kurz vor der Ejakulation steht. Zusätzlich zu diesen sammelt sich die

Samenflüssigkeit in der Nähe der Penisbasis, bereit zur Expulsion während der Kontraktionen, die im nächsten Stadium auftreten. Sobald ein Mann den Punkt erreicht, von dem an es kein Zurück mehr gibt, ist die Ejakulation unvermeidbar. Es gibt nichts, was das aufhalten könnte. Er kann versuchen, abzubrechen, das Telefon kann klingeln, man kann ihm einen Eimer Wasser überkippen, aber er wird ejakulieren. Die Ejakulation besteht aus Kontraktionen am Samenleiter und Penis entlang, welche die Samenflüssigkeit zum Austritt aus dem Penis zwingen. Bei jüngeren Männern ist die Kraft intensiver und verursacht größere Spritzer. Mit dem Alter läßt die Kraft der Ejakulation nach. Die Männer erleben normalerweise fünf oder sechs solcher Kontraktionen, wobei die zweiten und dritten gewöhnlich intensiver sind. Die Samenflüssigkeit enthält zwischen 250 und 500 Millionen lebender Spermien, die bis zu zehn Stunden in der Vagina aktiv bleiben.

Unterschiede zwischen dem männlichen und dem weiblichen Orgasmus

Wenn ein Mann das erste Mal seit langem wieder eine Ejakulation hat, wird er sie mit größerer Intensität und Genuß erleben. Hatte er einige Stunden oder Minuten zuvor gerade eine Ejakulation, so mag sie weniger intensiv sein. Frauen erleben oft gerade das Gegenteil: je mehr orgastische Erlebnisse sie haben, desto größer ist der Genuß. Wir möchten die Tatsache betonen, daß, im Gegensatz zum Mann, bei dem es keinen Weg gibt, die Ejakulation zu unterbrechen, der Orgasmus einer Frau abgebrochen werden kann, auch wenn er schon begonnen hat. Für einen Mann ist das unmöglich. Andere Unterschiede zwischen dem männlichen und dem weiblichen Orgasmus betreffen die Gefühle beim Orgasmus und in welchem Bereich sie empfunden werden. Für den Mann ist der Höhepunkt sehr auf die Geschlechtsorgane zentriert. Obwohl der gesamte Körper reagiert, so ist es doch, als ob alle angenehmen Gefühle im genitalen Bereich zentriert seien. Für die Frau sind die Gefühle umfassender. Ihr Orgasmus beginnt in den Genitalien und bewegt sich dann wellenartig durch den gesamten Körper und wieder zurück zu den Genitalien. Dies umfaßt nicht nur eine physische Reaktion der vaginalen und uterinen Kontraktionen, sondern all diese warmen Gefühle, die den gesamten weiblichen Körper durchströmen.

Rückbildungsphase

Bei den Frauen variiert diese Phase deutlich, je nachdem ob sie einen Orgasmus hatte oder nicht. Wenn sie eine orgastische Freisetzung hatte – durch manuelle Stimulation oder durch den Geschlechtsakt -, kommt der Körper in eine eher schnelle Phase des Spannungsverlusts. Alles, was durch die Erregungs- und Plateau-Phase aufgetreten ist, geht nun in umgekehrter Richtung. Der gesamte Genitalbereich wird von Spannung und Anschwellung befreit. Das heißt, das Blut fließt aus diesem Bereich zurück. Die Frau kann das als kitzelndes Gefühl erleben. Die Vagina, die Cervix und der Uterus gehen wieder in ihre Ausgangsstellung zurück, und der ganze Körper der Frau ist entspannt. Falls die Frau keinen Orgasmus hatte, dauert die Rückbildungsphase länger – manchmal einige Stunden. Manche Ärzte haben berichtet, daß dies über zwei Stunden hinaus anhalten kann. Viele Frauen erleben eine bedeutsame Spannung während dieser Entspannungsphase. Eine Frau mag weinen, um sich so die physische und emotionale Freisetzung zu verschaffen, die ihr durch den fehlenden Orgasmus versagt wurde. Ihr Schreien mag dazu führen, daß sie sich von ihrem Mann beschämt abwendet. Dieses Abwenden ist genau das Gegenteil dessen, was sie und ihr Mann brauchen. Was sie brauchen, ist Wärme, Bestätigung und Zusicherung. Der menschliche Körper ist für den Orgasmus geschaffen. Wird eine Frau erregt, ohne einen Orgasmus zu haben, führt das zu einer Art Unwohlsein. Es wird also in jedem Fall besonderer Zuwendung zueinander bedürfen. Falls Sie als Frau ständig Erregung ohne Orgasmus erleben, ist es absolut notwendig, daß Sie dies Ihrem Mann mitteilen. Lassen Sie ihn wissen, was Sie in Ihrem Körper empfinden, so daß Sie beide sich aneinanderschmiegen können. Vielleicht werden Sie schon Erleichterung empfinden, weil man sich um Sie kümmert. Er weiß dann schon, was Sie brauchen.

Wie steht es mit dem mehrfachen Orgasmus? Der Körper einer Frau ist so geschaffen, daß sie zu jedem Zeitpunkt der Rückbildungsphase einen weiteren Orgasmus haben kann. Es kann fünf Sekunden, fünf Minuten oder 50 Minuten nach dem ersten Orgasmus sein. Es gibt keine Warte- oder Ruheperiode, bevor sie wieder fähig ist, einen weiteren Orgasmus zu erleben, wenn die Stimulation weitergeht oder erneuert wird. Ihr Körper muß nicht zuerst in den Normalzustand zurückgehen, bevor er wieder reagieren kann. Dies heißt nicht, daß es besser ist, mehrere Orgasmen zu haben, oder daß »sexuell normale« Frauen dies begehren. Die Sache ist einfach, daß die Frau physisch gesehen, wenn sie es wünscht und auch zuläßt, mehrere Orgasmen hintereinander haben kann.

Für den Mann

Nach dem Orgasmus kehrt ein Mann schnell wieder zum unerregten Zustand zurück. Seine Erektion geht vielleicht nicht völlig zurück, aber das männliche Glied ist eher nicht ganz aufgerichtet. Der Mann verspürt ein Nachlassen der angestauten Spannung und der Intensität der Gefühle. Manche Männer berichten, daß die Eichel des Penis nach der Ejakulation sehr sensibel gegenüber Berührungen wird und sie sich deswegen schnell von ihrer Partnerin lösen wollen. Oft sagt der Mann das seiner Frau nicht, weil es ihm peinlich oder unangenehm ist. Es ist wichtig zu wissen, daß eine beträchtliche Anzahl von Männern diesen Schmerz nach der Ejakulation verspürt. Wenn dem so ist, sollten Sie mit Ihrer Partnerin darüber reden, damit sie verständnisvoll und mitfühlend sein kann, anstatt Ihren Rückzug als Ablehnung zu empfinden. Es ist selten, daß ein Mann keinen Orgasmus erlebt. Jedoch gibt es einige Männer (vor allem ältere), die keinen Orgasmus brauchen und die sich auch ohne nicht frustriert fühlen.

Schaubild zur sexuellen Reaktion

Die folgende Grafik veranschaulicht die vier Phasen der sexuellen Reaktion. In diesem Kapitel haben wir beschrieben, was bei Männern und Frauen in jeder dieser vier Phasen geschieht. Auf

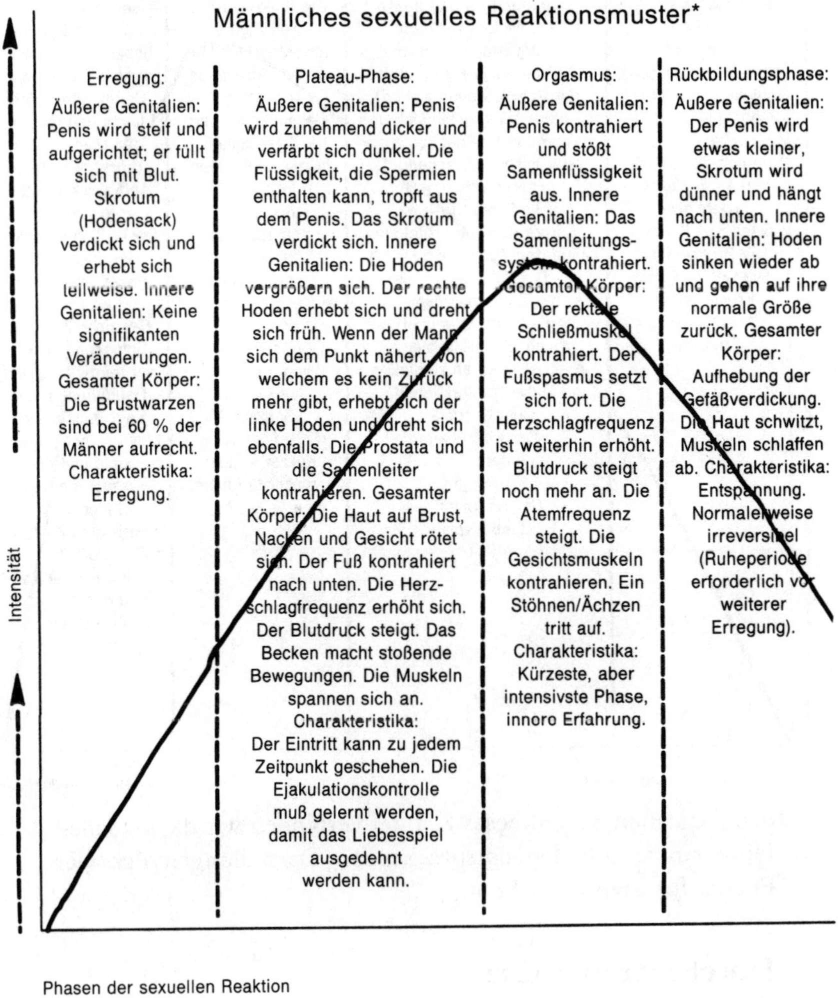

* Masters und Johnson *Human Sexual Response*

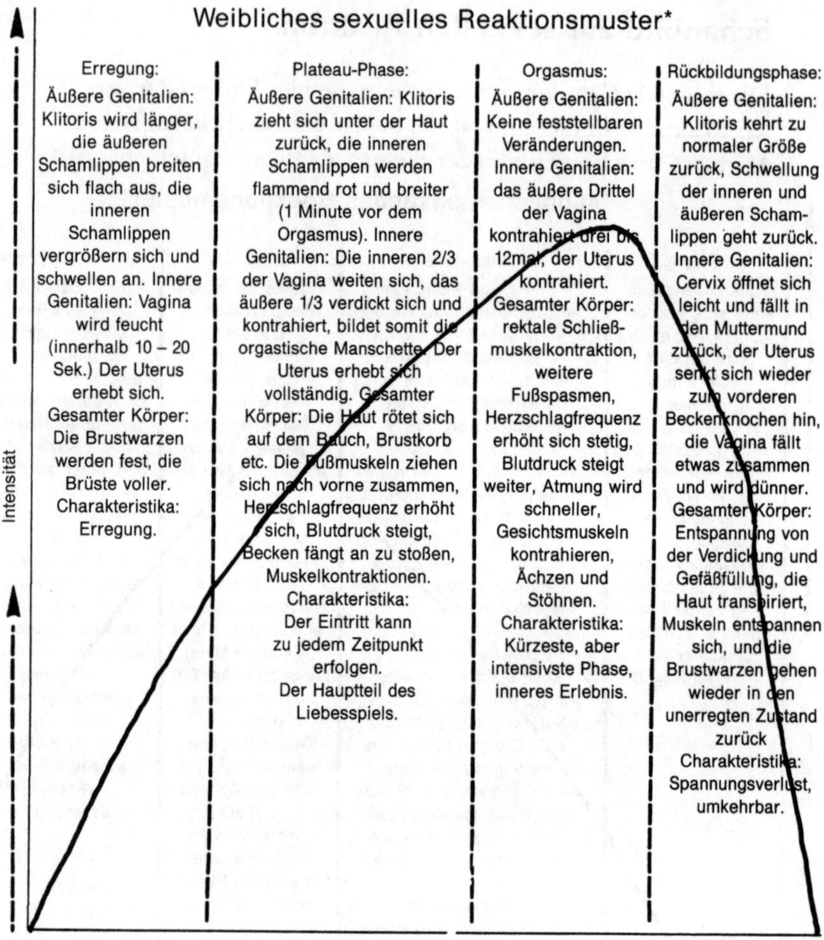

den folgenden Seiten dieses Kapitel verbinden wir die sexuellen Höhepunkte mit den entsprechenden Darstellungen der vier Phasen für Mann und Frau.

Durchschnittswerte

Diese Grafiken, die die physische Reaktion des Körpers auf positive sexuelle Erregung zusammenfassen, sind nicht stellvertretend für jede individuelle Reaktion. Besonders bezüglich der Intensität der männlichen Reaktion gibt es nicht viele Unterschiede, doch gibt es beträchtliche in der Dauer jeder Phase.

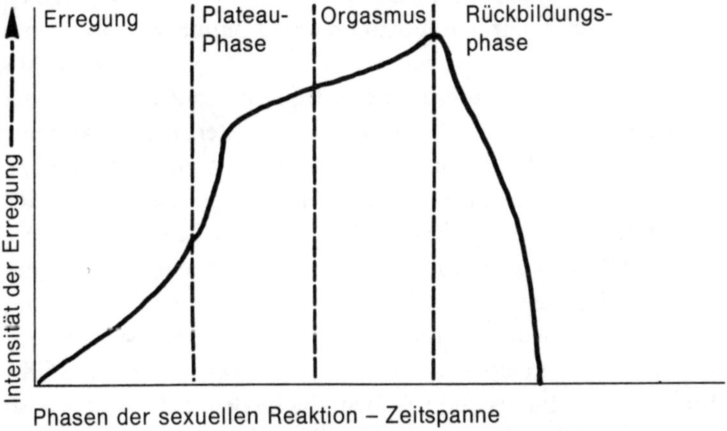

So könnte die Kurve breiter oder gedrängter sein, also in einem kurzen Erlebnis münden. Die Höhe der Intensität jeder Phase variiert normalerweise aber nicht. Bei der Frau ist es anders. Frauen sind sehr stark in der Dauer jeder Phase und vor allem in der Intensität der Reaktion verschieden. Mit Hilfe von drei vereinfachten Schemata haben Masters und Johnson alle möglichen Arten dargestellt, wie Frauen reagieren können.

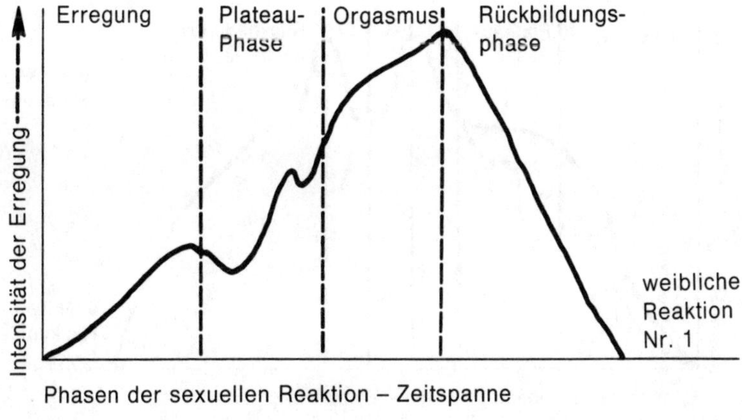

Sie kommen dem sehr nahe, was uns Frauen selbst grafisch über ihre Erlebnisse dargestellt haben.

Diese Abbildung betrifft eine Frau, die sehr schnell erregt ist. Sie erlebt ihre Erregung in Höhepunkten, begleitet von kurzen Tiefs, und mit starkem Fortschreiten kommt sie rasch zum Orgasmus. Weil das Aufbauen sehr schnell und ihr Orgasmus intensiv ist, kehrt sie auch schnell wieder in den Zustand vor der Erregung zurück. Eine Frau mit diesem intensiven Reaktionsschema kann sich mit einem Orgasmus sehr zufrieden fühlen. Einige Frauen haben vielleicht den Drang, das Liebesspiel fortzuführen mit wiederholter Erregung und Reaktion.

Die nächste Grafik beschreibt eine Frau, die ein ausgedehntes Liebesspiel genießt, bevor sie der intensiven Erregung nachgeht, die einen Orgasmus hervorbringt. Ein anderer Verlauf mag demselben allgemeinen Schema folgen, doch die Frau erfährt ihre steigende Intensität in Wellen, die fließende Tiefs haben, so wie die gestrichelte Linie aufzeigt. Mit steigender Spannung und sexuellem Drang, ob es nun stetig oder in Wellen geschieht, erlebt diese Frau einen Orgasmus mit sehr wenig Spannungsverlust, und sie kann schnell zu einem weiteren Orgasmus stimuliert werden. Dies kann zweimal geschehen, wie die Grafik zeigt, aber auch so oft, wie sie und ihr Partner dazu bereit sind. Die Orgasmen können in schnellen Folgen auftreten, oder es kann

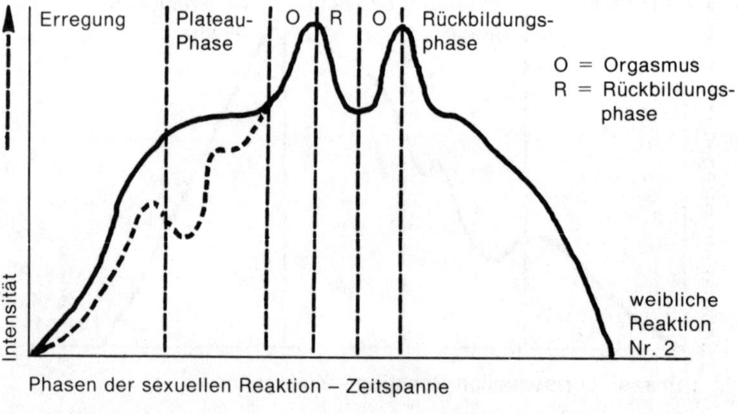

mehr Rückgang und Entspannung zwischen den beiden Orgasmen auftreten. Wenn sie sich befriedigt fühlt, kann sie ihren Körper der Entspannung überlassen und zum unerregten Zustand zurückkehren.

Die letzte Grafik stellt das entmutigende Dilemma vieler Frauen dar. Sie sind schnell und leicht erregt. Sie erreichen die Spitze der Plateau-Phase, fühlen sich intensiv erregt, erleben Wellen der Erregung, bleiben aber für eine sehr ausgedehnte Zeitspanne auf diesem Niveau. Es ist, als ob sie es nicht über den Berg schaffen könnten. Schließlich geben Sie auf und lassen los. Weil es keinen Orgasmus gegeben hat, dauert die Rückbildungsphase mehrere Stunden oder länger. Sie bleiben oft unerfüllt und sehnsüchtig zurück.

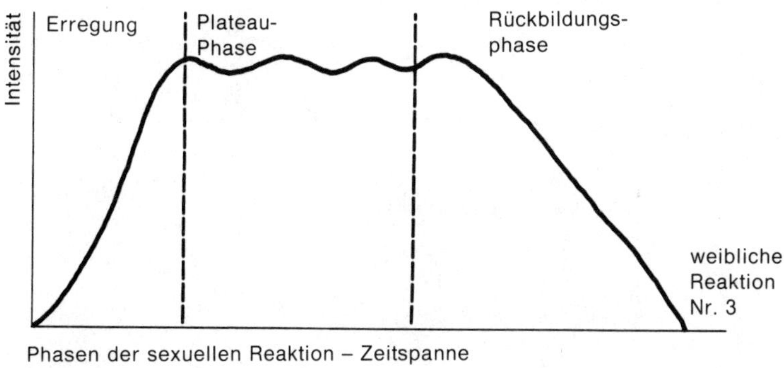

Übung

Zeichnen Sie beide je eine Grafik Ihrer eigenen sexuellen Reaktionskurve

Mit Hilfe der hier aufgeführten Diagramme, welche die primären Körperreaktionen während der ersten vier Phasen des sexuellen Erlebens in den genannten Variationen darstellen, bitten wir Sie, Ihr eigenes Reaktionsmuster darzustellen. Zu Ihrem Diagramm notieren Sie möglichst genau alle Ihnen bewußten körperlichen Reaktionen. Stellen Sie auch fest, insofern Schwierigkeiten wie mangelnde Erregung, Schwierigkeiten mit der Erektion, vorliegen, an welchem Punkt Ihre Reaktion oder Erregung aufhört. Was genau geschieht an diesem Punkt? Was zwischen Ihnen und Ihrem Partner? Und was müßte anders sein? Sie sollten sich abschließend gemeinsam darüber austauschen. Hören Sie dem anderen gut zu, bemühen Sie sich in seine Rolle und Erlebniswelt hinein. Teilen Sie einander offen Ihre Gefühle mit, ohne darin Vorwürfe zu verstecken.

9

Interesse wecken

Sie schieben Ihren Einkaufswagen durch den Supermarkt, da merken Sie, daß gerade Ihr Lieblingsliebeslied gespielt wird und es Ihnen heiß und kalt über den Rücken laufen läßt. Sie liegen auf dem warmen Sandstrand und spüren intensiv, wie die Wärme der Sonne Ihren ganzen Körper erfaßt. Sie fühlen sich durch und durch wohl. Beim Bezahlen sehen Sie geschwind das Bild Ihres Partners in Ihrer Brieftasche. Sofort steigt ein Gefühl in Ihnen hoch und Sie möchten bei ihm sein.

Verlangen wird hervorgerufen. Was löst Ihr sexuelles Verlangen aus? Die Quellen sexueller Erregung in Ihrer Welt sind sehr unterschiedlich. Manchmal reagieren Sie darauf, manchmal auch nicht. Vielleicht haben Sie noch gar nicht bemerkt, was Ihr sexuelles Interesse stimuliert. Viele Arten äußerer Stimuli kommen mit Ihrem Körper in Berührung. Für manche Menschen gehört dazu eine gewisse Art von Musik, ein Buch, einen Film, eine romantische Umgebung oder ein anderer Mensch – ob Freund oder Fremder. Die sinnliche Information kann auch von innen kommen. Es gibt vielleicht kein besonderes Ereignis, welches das sexuelle Verlangen stimuliert. Statt dessen mag Ihr sexuelles Erwachen beim Entspannen kommen. Oder Sie machen Gymnastik, baden oder duschen, liegen in der Sonne oder ölen Ihren Körper ein. Für manche ist es kein Problem, stimuliert zu werden. Das sexuelle Begehren wird bei ihnen sogar spontan durch die natürlichen sexuellen Triebe hervorgerufen. Oder es genügt das Zusammensein mit Ihrem Partner, um leicht sexuell erregt zu werden – besonders, wenn Sie die sexuelle Erfahrung schon erfüllend und angstfrei erleben. Wir stellen immer wieder fest, wie doch eine gemeinsame Aufgabe oder ein schönes Spiel uns in diese Richtung bewegt. In dem Maße wie wir emotional und geistig einswerden, folgt die physische Reaktion automatisch. Diese gemeinsamen Zeiten müssen jedoch ohne Streß oder durch keine hohe Erwartungen belastet sein. Deshalb raten wir allen Paaren, gemeinsame Zeiten zu planen, frei sein von Forderungen für den Sexualakt, von Verpflichtungen gegenüber den Kindern, Druck von der Arbeit, und Ablenkungen durch Äußeres. Kommen Sie zusammen ohne Einschränkungen und ohne vorgefertigte Vorstellungen, damit Sie etwas Spezielles und Einzigartiges für Ihre gemeinsame Zeit schaffen können. Sexuelle Energie zur Verfügung zu haben ist für das sexuelle Verlangen notwendig. Sexuelles Verlangen ist etwas anderes als Erregung. Erregung ist die Reaktion Ihres Körpers auf die Stimulation. Die vier Phasen der sexuellen Reaktion (siehe Kapitel 8) haben mit der sexuellen Erregung zu tun. Es ist eine Veränderung, die sich in Ihrem Körper vollzieht. Das sexuelle Verlangen dagegen ist der Ausdruck unseres Sexualtriebs oder unserer Libido. Manche von uns benutzen diese Energie zur kreativen Produktion, wie z. B. ein Geschäft gründen, musikalisch, um sonst etwas zu erreichen, oder sie konzentrieren die Energie auf Sportarten oder andere beanspruchende Aktivitäten. Wird ein großer Teil der Energie von dieser Kreativität in Anspruch genommen, hat der Betreffende weniger sexuellen Drang übrig. Deshalb wird er auch weniger Verlangen nach sexueller Aktivität verspüren. Dieser Mangel an Verlangen kann für Singles hilfreich sein, um zuviel sexuelle Aktivität zu vermeiden. Auf eine Ehe jedoch wirkt es sich zerstörend aus. Es entsteht Streß, sobald ein Partner seine Energie in nicht sexuelle Bestrebungen verausgabt und der andere sich mehr sexuelle Aktivität wünscht.

Zusätzlich zu diesem kreativen Schaffen kann diese Energie des Sexualtriebs auch noch verbraucht werden durch emotionellen Streß, wie Angst, Depression, Konflikte oder andere Störungen. Jemand, der unter solch einer Art von Streß leidet, hat wenig oder gar kein sexuelles Verlangen. Nicht zu vergessen ist, daß Ernährung, Sport, Schlaf und die hormonalen Zyklen ebenfalls die Energie, die einem Menschen für sexuelle Aktivität zur Verfügung steht, beeinträchtigen können. Das heißt, daß Sie dafür sorgen sollten, daß Ihr Körper die richtige Ernährung erhält, genug Übung hat und ausreichend ausgeruht ist, damit Ihr sexuelles Verlangen gefördert wird. Was ist nun, wenn Sie nie sexuelles Verlangen verspüren? In Kapitel 21 gehen wir auf diese Schwierigkeiten mit dem sexuellen Verlangen ein. Wenn Sie einen chronischen Mangel an Interesse haben – also mehr als nur eine temporäre Reaktion auf Ihr ausgefülltes Leben –, dann lesen Sie dieses Kapitel.

Für diejenigen unter Ihnen, die ein stressiges, ausgefülltes Leben führen, mag es nie einen Zeitpunkt geben, an dem Sie sexuelles Verlangen spüren. Um dem abzuhelfen, müssen Sie die Ablenkungen entfernen. Fangen Sie damit an, die Zeit, die Sie vor dem Fernseher verbringen, einzuschränken. Viele Menschen haben die meiste Zeit, in der sie zu Hause sind, ihren Fernseher an. Er ist eine ständige Quelle der Ablenkung. Sie müssen ihn abschalten und mehr Zeit alleine zusammen verbringen. Äußere Verpflichtungen können auch mitspielen. Viele von uns sind in der Gemeinde engagiert. Diese Aktivitäten sollten jedoch unser Leben nicht so erfüllen, daß wir keine Zeit mehr haben, die wir gemeinsam als Ehepaar verbringen. Ob Sie Jugendleiter, Pastor oder engagierter Laienmitarbeiter sind, die Zeit, die Sie für christliche Werke einsetzen, darf nicht Ihre Verpflichtung gegenüber Ihrer Ehe ersetzen. Die Ehe ist eine von Gott bestimmte Einrichtung, die nur dann wirklich funktioniert, wenn man ihr genügend Zeit und Priorität einräumt. So wie ein Auto nicht optimal funktioniert, wenn man es nicht regelmäßig zum Service bringt, so kann eine Beziehung nicht ihre maximale Wirksamkeit beibehalten, wenn man ihr nicht regelmäßig konzentrierte Aufmerksamkeit schenkt. Kinder können eine Ablenkung sein. Mütter mit Kinder im Vorschulalter stellen häufig fest, daß ihr sexuelles Verlangen beträchtlich nachgelassen hat. Ihre Energie wurde verbraucht. Jede Mutter mit einem Kleinkind und einem Baby wird etwas Erleichterung brauchen von der Verantwortung für zwei fast völlig abhängige Kinder. Selbst eine Mutter mit nur einem Kleinkind hat das Bedürfnis, von Zeit zu Zeit von ihren Verpflichtungen befreit zu werden. Ein Kind mit Gesundheitsproblemen oder Verhaltensstörungen verursacht bei den Eltern so viel Streß, daß auch sie manchmal wenig Interesse füreinander finden. Sehr oft hilft es dem Ehepaar, ihr physisches Verlangen wiederzufinden, wenn sie einige Tage von zu Hause weggehen können.

Es ist nicht nur wichtig, Ablenkungen abzuschaffen und Gefühle zuzulassen, wichtig ist es auch, sich Gedanken darüber zu machen, wie sexuelles Interesse geweckt werden könnte. Denken Sie zurück an Ihr gemeinsames Leben. Wann waren Sie am meisten an einer sexuellen Beziehung interessiert? Wo waren Sie? In welcher Umgebung war es? Was geschah zu jenem Zeitpunkt in Ihrem Leben? War es eine Reaktion auf etwas, was Ihr Partner und Sie gemeinsam taten, das er für Sie tat oder Sie für ihn? Manchmal wird Ihr Interesse durch eine Handlung, die Sie von Ihrem Partner brauchen, geweckt. Wir kennen einen Mann, der kein Interesse am Geschlechtsverkehr hatte. Wenn er und seine Frau sexuell zusammen waren, verlief die sexuelle Begegnung problemlos, doch er selbst dachte selten daran, die Initiative zu ergreifen, und erlebte die Vorschläge seiner Frau als Forderungen. So hatten sie vielleicht alle zwei bis drei Monate Verkehr.

Vor der Ehe jedoch war er sich seines Verlangens sehr bewußt, dem sie aufgrund ihres christlichen Glauben nicht nachgeben wollten. Da gab es keine Forderung, deshalb auch keine Angst, die sexuelle Energie zu verbrauchen. Als der Mann seinem Problem nachging, erinnerte er sich an seine Panik in der Hochzeitsnacht. Der weibliche Körper war ihm unbekannt und stellte für ihn eine Forderung nach Leistung dar. Er war sich nicht sicher, ob er dem gerecht werden konnte, und diese Sorge hatte sein Verlangen seitdem blockiert. Es wäre ihm hilfreich gewesen, wenn seine Frau sich nicht ausgezogen hätte, bevor er mit dem Problem umgehen konnte. Doch er hatte es ihr nicht mitgeteilt, weil es ihm peinlich war. Seine Frau hätte ihm gerne geholfen, wenn er seine Not nur mitgeteilt hätte.

Denken Sie über Ihre eigene Situation nach. Gibt es etwas, so gering es auch sein mag, das Ihre Blockade lösen und Ihr Verlangen nach sexuellen Erlebnissen mit Ihrem Partner steigern könnte? Teilen Sie ihm das mit. Setzen Sie sich zusammen eine Zeitspanne, die speziell zum Austausch über Ihr Sexualleben gedacht ist. Derjenige, der das Problem hat, sollte solch eine Zeit einplanen.

Wenn Ehepaare daran arbeiten, herauszufinden, was beim Partner das sexuelle Interesse weckt, stellen manche fest, daß normalerweise jeder weiß, was er braucht, es aber bisher nicht richtig mitgeteilt hat. Oft denken sie: »Wenn das, was ich will, sowieso schon so schwierig zu haben ist, wie soll es da nicht den ganzen Spaß und die Spontaneität und das Geheimnisvolle der Begegnung wegnehmen?« Besonders unter Frauen gibt es die Einstellung, daß der Mann intuitiv wissen solle, was eine Frau braucht. Für die Frau ist es in gewisser Weise ein Zeichen von Liebe. »Wenn ich ihm sage, daß ein Geschenk von ihm, wie z. B. ein Blumenstrauß, mich besonders anregt, glaube ich nicht, daß es noch funktionieren kann«, sagte uns eine Frau. Bei unseren Seminaren für Ehepaare treffen wir uns getrennt zuerst mit den Frauen und dann mit den Männern, um über einiges zu sprechen. Die Frauen teilen uns gewöhnlich mit, daß sie gerne hätten, daß wir den Männern erzählen, was ihre sexuelle Erfahrung positiver gestalten würde. Dieser Austausch findet am Ende einer 12-Stunden-Zeit statt, die regelmäßige, strukturierte Kommunikationserfahrungen über die Förderung der sexuellen Beziehung des Paares beinhaltete. Manche Frauen scheinen es in Ordnung zu finden, daß ihre Männer über ihre Wünsche informiert sind, doch die Botschaft kann nicht direkt von der Frau kommen. Solch eine Offenheit ruft die Angst hervor, »das Geheimnisvolle« oder »die Romantik« zu zerstören. Ironischerweise sind es gerade oft diese Beziehungen, in welchen die Sexualität mit wenig oder überhaupt keiner Romantik oder Neuheit verbunden ist. Das Verschweigen Ihrer Wünsche vor Ihrem Partner ist eine Barriere und nicht gerade eine Förderung der sexuellen Erfüllung. Lassen Sie uns das »Geheimnis« zerstören. Menschen sind einzigartige Individuen mit Gefühlen, die von einer sexuellen Erfahrung zur anderen variieren – und diese Eigenschaft bietet die Möglichkeit, ständig neue Entdeckungen zu machen. Je mehr Sie über sich und Ihre Wünsche Bescheid wissen und je mehr Sie das Ihrem Partner mitteilen, ohne Forderungen zu stellen, desto mehr Erfüllung wird Ihnen die sexuelle Begegnung bringen.

Stellen Sie Ihre Bedürfnisse fest, teilen Sie diese Ihrem Partner mit – und setzen Sie sie dann in die Praxis um. Und, da Sie schließlich derjenige sind, der ein Bedürfnis hat, übernehmen Sie die Verantwortung dafür, daß man Ihrem Bedürfnis gerecht wird. Ist es etwas, das Sie von Ihrem Partner brauchen, so arbeiten Sie es mit ihm heraus, damit er es nicht als Forderung empfindet. Formulieren Sie es deutlich als Ihr Bedürfnis und nicht als eine Unzulänglichkeit Ihres Partners. Der Gedanke, die Verantwortung für seine eigenen Bedürfnisse zu übernehmen, ist für die sexuelle Förderung zentral und entscheidend bei der Lösung sexueller Probleme. Wir werden auf dieses Konzept zwar zurückkommen, doch ist es hier eine gute Gelegenheit, um es zu erklären.

Die meisten Christen sind mit der Vorstellung in die Ehe gekommen, Ihre Verantwortung als christliche Partner bestehe darin, dem anderen zu gefallen. Irgendwie hat das biblische Konzept der Liebe, die gegenseitige Unterordnung und die Hingabe von sich selbst die Bedeutung erhalten, daß man das tun soll, was den anderen glücklich macht. Es ist nicht falsch, wenn wir unserem Partner gefallen und ihn glücklich machen möchten; im Gegenteil, es ist sogar höchstwahrscheinlich das Ergebnis, wenn wir lieben, geben und uns gegenseitig unterordnen. Wenn jedoch dieser Wunsch, dem anderen zu gefallen und ihn glücklich zu machen, unser Ziel ist und nicht die Folge unserer Liebe, geraten wir leicht unter einen Druck. Dieser Druck wird Streß verursachen, anstatt Glück und Freude zu bringen.

Oft neigt man dazu, »liebend zu sein« automatisch als »dem anderen zu gefallen« zu interpretieren, was Anspannung und Streß auf die Beziehung legt. Deshalb plädieren wir dafür, daß man die Verantwortung erst einmal nur für seine eigenen Bedürfnisse übernimmt. Die sexuelle Reaktion ist etwas, das in Ihrem Körper geschieht. Sie ist sehr persönlich und mit Emotionen beladen. Jedes Individuum unterscheidet sich vom anderen Individuum, und jedes Individuum ist von einer Erfahrung zur anderen anders. Man kann nicht alle Frauen aufzählen, die es auf »diese Weise« möchten und die Männer, die »immer ... wollen«, oder diese bestimmte Frau/dieser bestimmte Mann, die immer auf das gleiche reagieren. Aufgrund dieser wunderbaren und komplizierten Schöpfung, die Sie darstellen, ist es unmöglich, daß Ihr Partner ständig errät, was Ihnen gefallen könnte. Doch Sie wissen, was Sie gerne hätten, daher sollten Sie die Verantwortung übernehmen, dem nachzugehen, was Sie wünschen. Niemand kann Ihre Gedanken lesen, um zu wissen, was Ihnen dieses Mal in dieser sexuellen Begegnung am meisten Vergnügen bereitet. Es gibt allerdings einiges, was Sie und Ihr Partner über Ihre Vorlieben und Abneigungen lernen und automatisch in Ihr Liebesspiel einschließen können – so wie Sie z. B. wissen, daß einer lieber mit den Fingernägeln und der andere lieber mit den Fingerkuppen gestreichelt wird. Die Verantwortung für Ihre eigenen Bedürfnisse zu übernehmen heißt auch, die Vorlieben Ihres Partners zu respektieren.

Nachdem nun dieser wichtige Punkt geklärt ist, nämlich, daß jeder in einer Beziehung die Verantwortung für seine eigenen sexuellen Bedürfnisse übernehmen und seine Nöte feststellen und mitteilen muß, lassen Sie uns zu einem zweiten Punkt übergehen. Der zweite Punkt ist, daß jeder Partner verantwortlich dafür ist, dem anderen mitzuteilen und ihn zu korrigieren, falls er etwas zu Brüskierendes oder Negatives macht. Es ist eine Garantie dafür, daß Ihre eigenen Bedürfnisse nicht auf Kosten Ihres Partners gestillt werden. Kapitel 12 gibt Vorschläge für die geeignete Weise, seinen Partner richtigzustellen. Um dieses Konzept der Verantwortung zusammenzufassen: Sie und Ihr Partner werden in Ihrem Liebesspiel am entspanntesten sein, wenn jeder dem nachgeht, was ihm am meisten Befriedigung verschafft, so lange er weiß, daß es dem Partner guttut.

Sexuelles Verlangen oder Interesse ist nichts, was ein anderer Ihnen geben kann. Es ist etwas, was schon in Ihnen ist – durch die Schöpfung. Sie müssen zulassen, daß es an die Oberfläche kommt. Es spielen viele Faktoren mit, wie wir gesehen haben, damit es auch geschehen kann. Ihr Partner muß mit Ihnen zusammenarbeiten, ist aber nicht alleine dafür verantwortlich. Begierde ist nicht etwas, das man hinzufügt oder erlangt. Sie können nicht lernen, wie man Begierde hat. Wenn Sie nicht frei und in spontaner Weise sexuelles Interesse empfinden, gibt es eine Ablenkung, eine Erwartung oder eine Barriere, die den freien Ausdruck in Ihnen blockiert. Legen Sie diese Dinge frei, um das Verlangen zu erleben, das in Ihnen ist.

10

Spaß haben

»Manchmal möchte ich einfach nur schmusen – aber ich möchte nicht unbedingt zum Liebesakt kommen. Doch mein Mann wird dabei erregt – und er möchte dann, daß wir uns lieben. Wie können wir damit umgehen?«

Wenn ein Paar miteinander ausgeht und sich kennenlernt, spielen sie, ziehen sich auf und lachen zusammen. Sind sie verheiratet, läßt diese Spiellust normalerweise schnell nach. Wir kommen dann in die Gewohnheit, durch das Spielen hindurchzuhasten und zum Liebesakt zu kommen. Das Schmusen und die Zuneigung gehen verloren. Dieses Spielen ist nicht dazu bestimmt, Erfüllung zu bringen, sondern hat ein genaues Ziel. Wir nennen es oft Vorspiel, so als wäre es gar kein Teil der ganzen sexuellen Erfahrung. Wir müssen lernen, uns frei und in kreativer Weise aneinander zu freuen, ohne Forderung oder Erwartung, dann nimmt unser Liebesspiel eine neue Dimension an.

Zuneigung ohne Erwartung

An einem unserer Seminare waren die Berichte von einer Reihe von Frauen typisch für das, was wir regelmäßig zu hören bekommen: »Wie können wir zusammen Spaß haben, zärtlich und voller Zuneigung sein, ohne automatisch zu einem Liebesakt überzugehen? Es scheint, daß das einzige Interesse meines Mannes an mir darin besteht, seine sexuellen ›Bonbons‹ zu erhalten. Ich wünschte, wir hätten mehr Zeit zum Reden und zum Zärtlichsein.« Es scheint, daß Männer unserer Kultur konditioniert sind, in erster Linie sexuelle Freisetzung zu erfahren, anstatt völliges Körpervergnügen und emotionelle Intimität. Nach einiger Zeit des Zusammenlebens mit einem Ehemann, der nur auf die körperliche Dimension der sexuellen Erfahrung konzentriert ist, fühlt sich eine Frau benutzt und abgewertet. In unserer Kultur lernen Jungen zwei Dinge, die sie darauf vorbereiten, Männer zu sein, die eine schnelle physische Freisetzung suchen. Die eine besteht darin, daß Jungen nicht unbedingt zärtlich und gefühlsbetont zu sein brauchen. Neulich haben wir einen Vater mit seinem vierjährigen Sohn beobachtet. Der Vater war zärtlich und gebrauchte Ausdrücke wie »Schatz« ihm gegenüber. Eine Frau, die neben uns saß, meinte, wie ungewöhnlich und schön es sei, einen Vater mit seinem Sohn mit solcher Zärtlichkeit sprechen zu hören, die man normalerweise von einer Mutter mit ihrer Tochter sieht. Vielleicht hatte jener Vater als Junge die gleiche Zärtlichkeit von seinem Vater erhalten. Was es auch sein mag, Jungen benötigen mehr Ausdrücke der Zärtlichkeit von ihren Vätern! Und sie sollten öfter Ermutigung im Ausdruck ihrer Gefühle durch ihre Umwelt erfahren, wenn sie als Männer heranwachsen sollen, die entspannt sexuelle Freuden und emotionelle Intimität genießen können. Die zweite Botschaft die Jungen betreffend lautet: Je schneller du dein Ziel erreichst, desto besser bist du. In den meisten Sportarten, die noch als jungentypisch gelten, hört man dieses Prinzip. Auch spiegeln die meisten Weisheiten und Methoden in bezug auf Erfolg im Geschäftsleben diese Haltung wider. Das Hauptaugenmerk lag nicht auf dem Genuß des Augenblicks, sondern darauf, ein Ziel schnell zu erreichen. Mädchen haben im allgemeinen die Gelegenheit zu sinnlichen Freuden durch Ballett, Musik und andere mädchenspezifische Aktivitäten. In diesen Aktivitäten liegt die Konzentration auf dem positiven Gefühl der Bewegung, der Kontrolle und Ausdrucksfähigkeit des Körpers. Wie wir bei unseren eigenen

Kindern beobachtet haben, ist dies ganz anders als die Herausforderung, mit einem Ball das Ziel zu treffen oder mit einem Schlag einen Baseball einzuholen. Eine der wesentlichen Möglichkeiten einer Ehe ist jedoch, Zuneigung auch ohne Geschlechtsakt zu erleben. Wie wir schon in Kapitel 3 erwähnt haben, hebt uns diese menschliche Eigenschaft – unsere Fähigkeit, Beziehungen aufzubauen – von der Tierwelt ab. Wir sind nach Gottes Ebenbild geschaffen. Beziehungspflege im allgemeinen und im einzelnen (etwa im sexuellen) Sinn ist die Art, die typisch für unsere Schaffung nach dem Ebenbild Gottes ist.

Schmusen, sich halten und streicheln, ohne zu erwarten oder zu befürchten, daß es jedes Mal zum Liebemachen kommt, sind wesentlich für eine gut abgerundete Beziehung. Falls diese Möglichkeit nicht vorhanden ist, wird derjenige, der schmusen will, sich von jeder Zuneigung zurückziehen, aus Angst, es ginge jedes Mal gleich um alles. Gewöhnlich ist es die Frau, die sich von der Berührung zurückzieht, weil sie nicht frei genug ist, dem nachzugehen, was sie fühlt. Und oft drängt der Mann gerade dann nach mehr, weil er von der Frau Widerstand spürt oder erwartet. Wenn beide Partner frei sind, das Spiel in die Richtung gleiten zu lassen, die sie beide wünschen, in dem Wissen, daß der Zögernde nicht überrannt wird, wird das Schmusen ohne Forderung normal. Gelegentlich wird der Mann oder die Frau erregt, aber unerfüllt zurückbleiben, aber solange es nicht das normale Schema wird, braucht das kein Problem darzustellen.

Freiheit und Kreativität

Ein Gefühl der Freiheit und Kreativität sind die Voraussetzungen, damit ein Paar zusammen spielen und Spaß haben kann. Doch wird eine Person erst Freiheit und Kreativität in der Beziehung erfahren, wenn sie auf keine Forderungen stößt – seien es selbstauferlegte Forderungen oder Forderungen, die der Partner irgendwie in den Raum stellt. Sobald einer sich bemüht, es richtig zu machen – dem Partner zu gefallen – und »den anderen zu erregen« eine sexuelle Reaktion zu haben, ist es wenig wahrscheinlich, daß er oder sie ein freies, genußreiches sexuelles Spiel erlebt. Sind Sie sich bewußt, daß Ihre sexuelle Beziehung durch Forderungen und Erwartungen belastet ist? Sprechen Sie doch endlich auch über diese Wahrnehmungen und suchen Sie einen Weg, endlich damit umzugehen, bevor Sie bemüht sind, Ihrer sexuellen Erfahrung Spaß und Kreativität hinzuzufügen. (Sie finden Vorschläge für solche Gespräche in verschiedenen Kapiteln dieses Buchs. Wenn Sie zum Beispiel Forderungen im Bereich der Initiierung der sexuellen Begegnung erleben, so schauen Sie sich doch in Kapitel 11 um.)

Wie können Sie als Paar Freiheit und Kreativität in Ihrer sexuellen Gemeinschaft haben? Selbst wenn Sie keinen besonderen atmosphärischen Störungen ausgesetzt sind, fehlt Ihren sexuellen Begegnungen vielleicht doch die Spontaneität – die unausweichliche Routine ist da. Kommen Sie immer zur gleichen Zeit am gleichen Ort zusammen? Und Sie verhalten sich beide auf die gleiche Weise? Das Skript ist dann schon vor dem ersten Kuß festgeschrieben. Ist die sexuelle Begegnung zum »alltäglichen Allerlei« geworden, müssen Sie als erstes die Notwendigkeit zur Veränderung erkennen. Der nächste Schritt ist, darüber zu sprechen, was Sie denn gern verändern möchten. Damit dieses Gespräch produktiver wird, gilt unbedingt, dieses Mal über sich selbst zu sprechen, anstatt über die Veränderungen, die Sie bei Ihrem Partner sehen möchten. Indem Sie Ihrem Partner ausgerechnet aufzeigen, was Sie gern von ihm anders hätten, erschweren Sie nur, was Sie erreichen möchten: neue Freiheit. Es ist auch wichtig, daß solch ein Gespräch über Ihre Wünsche nicht gerade im Schlafzimmer geführt wird. Ein Vorschlag ist auch, einen eigenen Zeitpunkt dafür festzusetzen. Es ist doch recht ungeschickt, ausgerechnet während der nächsten Intimität anzubringen, worüber Sie zuletzt gelesen haben. Sagen Sie doch beispielsweise: »Schatz, ich habe gerade in einem Buch gelesen, über die Freude an der Liebe, und dabei sind mir einige Gedanken gekommen, die für uns ganz aufschlußreich und amüsant sein könnten. Ich würde mich gerne mit dir darüber austauschen und deine Meinung dazu hören.«

Versuchen Sie, Einverständnis darin zu finden, daß Sie in Ihrer sexuellen Beziehung mehr spielerische Zeiten zusammen haben möchten. Dann wird diese Tür auch weit geöffnet sein für Wege dahin. Eine gute Idee ist, einmal einen anderen Raum zu wählen und eine andere Atmosphäre für Ihr Zusammensein zu schaffen. Sie können die Beleuchtung variieren oder ein Kissen auf den Boden oder an den Kamin legen, auf jeden Fall einmal weg davon, sich immer nur im Ehebett miteinander zu vergnügen. Es wird in Ihrer Beziehung ganz neue Funken entfachen, wenn Sie beide abwechselnd den Raum und die Stimmung gestalten. So eine Idee schafft Neuheit und ein Element der Überraschung. Im folgenden finden Sie noch weitere Vorschläge dazu.

Manchmal braucht es einige Zeit des Kämpfens, um alternative Örtlichkeiten zu finden und die Intimität zu schaffen, die Sie beide brauchen. Ein Ehepaar hatte sechs Kinder von zwei bis 17 Jahren. Die Kleinen wachten früh morgens auf, während die Teenager abends lang aufblieben. Schließlich stellten die Eltern fest, daß sie sexuell immer seltener zusammenkamen. Und wenn sie es taten, so geschah es immer unter dem Druck, entweder sich früh morgens zu beeilen oder abends ganz still dabei zu sein. Ohne sich dessen bewußt zu sein, hatten sie eine Routine übernommen, die drei Minuten dauerte. Es war von Anfang bis Ende total voraussagbar. Nachdem ihr zweites Kind vor 16 Jahren geboren war, hatten auch bald die sexuellen Spiele aufgehört. Neue Räumlichkeiten zu finden und eine neue Atmosphäre zu schaffen nahm einige Kreativität in Anspruch. Sie räumten das Handarbeits- und Nähzimmer so um, daß ein Klappbett hineinpaßte und der Raum ordentlich blieb. Die Teenager waren als Teil des Plans aufgelistet. Sie sagten ihnen, daß Mama und Papa einige spezielle Nächte zusammen bräuchten. Aus den grinsenden Gesichtern konnte man ablesen, daß sie es verstanden hatten. Ihr Plan funktionierte folgendermaßen: An zwei Abenden pro Woche nach 21 Uhr waren die Teenager auf das Wohnzimmer, die Küche und ihre Zimmer beschränkt. Im Ausgleich mit einigen Vorteilen wurden sie gebeten, sich Samstag morgens um die Kleinen zu kümmern. Das gab dem Ehepaar drei Mal pro Woche die Gelegenheit, die Intimität in ihrer Ehe zu pflegen. Sie hatten nun drei Gelegenheiten und zwei Möglichkeiten, was den Rahmen ihrer sexuellen Begegnungen betraf. Es funktionierte!

Bei Ehepaaren ohne Kinder ist jeder Raum im Haus, der bequem, frei von Ablenkung und gemütlich genug ist, eine mögliche Alternative. Die einen mögen den visuellen Genuß Ihrer Körper mit entsprechend mehr Licht; manche Paare lieben den Duft schöner Rosen. Andere bevorzugen den Duft frischgebadeter Leiber. Oder wenn Sie bisher mit Nachtgewändern im Bett begonnen haben, kuscheln Sie sich einmal ins Bett, und lassen Sie Ihren Partner überrascht feststellen, daß Sie nackt sind. Falls Sie andererseits die meiste Zeit nackt schlafen, fügen Sie etwas Neues hinzu. Versuchen Sie es einmal, mit einem suggestiven Nachthemd, einem T-Shirt, einem BH und Slip etc. Sollte Nacktheit Ihnen nicht so angenehm sein, kann eine Decke in einer spielerischen Weise eingesetzt werden. Es gibt verschiedene Arten des Spiels, dabei spielt die Weise der Verhüllung eine stets wichtige Rolle. Die Nacktheit sollte nicht unbedingt am Anfang der gemeinsamen Stunden stehen.

Selbst gewisse Reserviertheiten lassen sich oftmals in ein vergnügliches Gegenteil umkehren. Ein Ehepaar probierte, mit der Schwierigkeit der Frau, sich nackt zu zeigen, umzugehen, indem sie z. B. etwas anhatte, das sie bedeckte und doch sexy war wie ein durchsichtiges Gewand. Oder man verwende Tücher um die entsprechenden Partien. Versuchen Sie alles mögliche – je lustiger, desto besser –, das Ihnen hilft, die Hürde der Nacktheit abzubauen. Nacktheit selbst kann man auf verschiedene Weise genießen.

Ein junges Paar weidete sich daran, sich zu necken, zu kitzeln und zu streicheln, doch geriet der Mann immer dann in Panik, wenn sie nackt zusammen waren, um miteinander zu schlafen. Wir ermutigten beide, nackt miteinander zu spielen, indem sie sich mehr und mehr mit den Körpern nahe kamen, ohne Erwartung eines Verkehrs. Wir schickten sie nach Hause, um sich nackt zu umarmen und die Körper zu verbinden. Sie lernten auch, mit Gewändern so umzugehen, daß sie dabei Spaß haben konnten. Dies gab ihm die Möglichkeit, sich wohler zu fühlen.

Oder wer einen Swimmingpool sein eigen nennt, wird auch schon das Nackt-Schwimmen versucht haben.

Andere Wege zur Lust, ohne zum Verkehr zu führen, betrifft das Den-anderen-Aufziehen, das ebenso anregend sein kann. Natürlich ist wichtig, daß dieses Herausfordern nicht herunterzieht, einen Stachel hat oder einen sensiblen Punkt berührt. Widerstehen oder zu schmollen mag eine witzige Art sein, sich zu necken. Dies ist die Botschaft, die ausdrückt, »Komm, und versuche mich zu kriegen« oder »Schau, ob ich bereit bin«. Welche Variante Sie auch gebrauchen, wie verrückt sie auch erscheinen mag, wenn es beiden Spaß macht und Lust schafft und nicht automatisch zum Verkehr führen muß, dann ist alles erlaubt. Geben Sie Ihrer Liebe eine Chance. Es lohnt sich.

11

Einleitung des Sexualakts

»Mein Mann wünscht, daß ich beim Sex den Anfang mache, aber ich fühle mich dabei nicht wohl und bin befangen – mir scheint es einfach so, als ob er anfangen sollte.«

Wer initiiert? Abbau von Mann-Frau-Stereotypen

Es ist nicht ungewöhnlich, daß eine Frau frustriert, weinend und voller Beschwerden darüber, daß sich zwischen ihr und ihrem Mann in sexueller Hinsicht nichts tut, in die Seelsorge kommt. Es ist dann immer sehr interessant, die Fakten zusammenzusetzen und ein Gesamtbild zu erhalten. Nachdem sie beschrieben hat, wie sehr ihr Mann an seiner Karriere interessiert ist und Zeit darin investiert und sich ihr sexuell nicht nähert, fragen wir sie gewöhnlich: »Was hält Sie davon ab, sich ihm sexuell zu nähern, da Sie doch diejenige sind, die es sich wünscht und er offensichtlich wenig Initiative zeigt?« Als Antwort erhalten wir oft einen ratlosen Blick oder ein Suchen nach einer Antwort. Schließlich kommt die Antwort: »Daran habe ich noch nie gedacht.« Sie hat im Laufe der Zeit alle möglichen verborgenen Hinweise gegeben und war sauer, weil er nicht reagiert hatte. Der Mann verstand leider nicht, daß sich seine Frau körperliche Liebe wünschte. Vielleicht erwähnte sie, daß sie gerne ins Bett gehen würde, oder sie trug ein besonderes Nachthemd, oder sie wartete auf ihn, wenn er abends spät nach Hause kam. Doch sie ließ ihn explizit nie wissen, was diese Symbole wirklich bedeuteten, nämlich daß es ihre Schlüsselsymbole in bezug auf ihr sexuelles Verlangen waren.

Eines der eingefahrenen Muster lautet, daß der Mann der Erobernde sein soll. Die Frau dagegen gebrauche manipulative Taktiken, um ihn dazu zu bringen, daß er sich ihr nähert. Bei manchen Paaren funktioniert es. Aber es gibt viele Ehen, bei denen solche Erwartungen zerstörerische Auswirkungen haben. Sie sollten ein offenes Gespräch mit Ihrem Partner führen, in welchem Sie das Auslösemuster Ihrer sexuellen Beziehung untersuchen. Wie oft sind Sie der Initiator und wie oft Ihr Partner? Wie sieht das der andere? Nicht selten gibt es Diskrepanzen dabei, wie jeder die Frage beantwortet. Der Mann sieht sich in 90 % aller Fälle als der Aktive, wogegen die Frau den Eindruck hat, er sei es nur zu 50 %. Falls Sie entdecken, daß Ihre Ansichten sehr unterschiedlich sind, versuchen Sie nicht, herauszubringen, wer recht hat. Jeder hat seine eigene Erfahrung und Sichtweise, und meistens ist es zu schwer, sich in die Haut des anderen zu versetzen und seine Sichtweise zu entdecken. Vielleicht liegt der Unterschied in der unterschiedlichen Definition des Initiierens begründet. Der Ehemann, der denkt, daß er zu 90 % den Anfang macht, verpaßt womöglich viele Hinweise seiner Frau, so daß er nicht merkt, wie oft sie versucht hat, eine sexuelle Begegnung hervorzurufen, ohne seine Reaktion zu bekommen. Nachdem Sie Ihre Initiationsmuster näher klären konnten, sprechen Sie über Ihre Gefühle diesbezüglich. Ist der normale Ablauf für Sie beide befriedigend? Wieviel Streß oder Druck erlebt jeder, ohne daß es darüber bisher zur Aussprache kam? Arbeiten Sie die Übungen durch, die in diesem Kapitel noch beschrieben werden.

Das Katz-und-Maus-Spiel

Eines der Initiationsmuster, wie sie sich regelmäßig als Ursache für Probleme entwickeln, nennen wir das »Katz-und-Maus-

Schema«. Der eine sieht es als seine Aufgabe an, die sexuelle Aktivität aufrechtzuerhalten, und unternimmt immer wieder Annäherungsversuche – mal nur mit Anspielungen, dann wieder durch Erwartungen. Oder man hat den Eindruck, es acht Mal erwähnen zu müssen, damit es einmal geschieht. Auf diese Weise schlägt der eine Sex weit häufiger vor, als er es selber eigentlich wünscht. Oder der Frau wäre es recht, wenn sie nicht bedrängt würde, und zugleich findet sie, daß sie eigentlich kaum die Gelegenheit hat, von sich aus ein sexuelles Zusammensein anzuregen, weil ihr Mann ja sowieso immer will. So fühlt sie sich erschlagen und geradezu unfähig, von sich aus ihr Verlangen zu zeigen. So widersteht sie seinen Annäherungsversuchen oder meidet sie. Sie können schon sehen, wie sich das Muster selbst verewigt. Je mehr sie ihn meidet, desto bestrebter wird er im günstigsten Fall sein, ihr um so mehr Avancen zu machen. Dabei verstärkt sich nur ihr Gefühl, daß Forderungen an sie gestellt werden, die ihr keinen Raum lassen, eigenes Verlangen zu bekommen; und so geht dieses Spiel und Schema immer weiter. Dieses Katz-und-Maus-Schema des »Annähern und Meidens« hat sich vielleicht aus unterschiedlichen Graden des sexuellen Triebs, Interesses oder Wunschs nach Häufigkeit entwickelt. Es kann sein, daß einer von Ihnen einen intensiven Sexualtrieb hat, aber danach haben Sie für eine Weile auch ein Gefühl der Entspannung und Befriedigung. Ihr Partner mag genau das Gegenteil sein. Die Freisetzung mag nicht ganz so vollständig sein, und so steigert sich sein Verlangen oder eine befriedigende Erfahrung dient dazu, das Interesse zu erhöhen.

Nehmen wir eine Mutter mit mehreren Kindern im Vorschulalter. Die meiste Zeit über ist sie müde. Gegen Sex hätte sie beileibe nichts, aber bis sie dazu in ihrem Tagesablauf Zeit hat, ist sie völlig erschöpft. Sie hat zwar Interesse, doch kommt es kaum zum Ausdruck. Ihr Mann ist wahrscheinlich jung und voller sexueller Energie und kann nicht verstehen, was mit ihr los ist. Dieser Umstand in bezug auf das sexuelle Interesse mag zu einem solchen Katz-und-Maus-Schema führen, vor allem wenn beide nicht darüber reden und Möglichkeiten planen, wie Sie ab und zu doch ausgeruht und füreinander da sein können.

Oder als Beispiel ein 35jähriger Geschäftsmann, der an der Spitze des Aufbaus seiner Karriere ist. Seine Spannkraft ist so aufgebraucht in Verfolgung seiner Ziele, daß sein Verlangen nach Sex schwer zurückgegangen ist. Im Gegensatz dazu hat seine Frau endlich Zeit und Geld genug, und so ist bei ihr das Verlangen nach ihm auch noch gestiegen. Die Kinder sind in der Schule. Sie hat Zeit, in aller Ruhe zu baden, ihre Nägel zu maniküren, Tennis zu spielen; sie ist weit mehr in Einklang mit ihrem Körper als er. Er erlebt ihren ständigen Zustand der Bereitschaft zu sexuellen Begegnungen als Forderungen, die ihm unangebracht erscheinen. Er kommt erschöpft nach Hause, ist zu spät zum Essen. Ihre Gedanken drehen sich immer noch um die Entscheidungen des Tages. Sie ist wunderschön, gut ausgeruht und im Negligé. Die Kinder sind im Bett. Sie hat für sie beide ein schönes Essen mit Kerzenlicht vorbereitet. Anstatt sich zu freuen, geht es durch seine Gedanken nur: »Oh nein, nicht schon wieder. Ich bin heute abend einfach nicht mehr fähig dazu.« Aber er fühlt sich schuldig, daß er so denkt, und versucht ihr gegenüber irgendwie auszudrücken, daß er ihre liebevolle Absicht schätzt.

Nach vielen solchen Begebenheiten erlebt er mehr und mehr Spannung wegen ihrer Erwartungen. Entweder fängt er daraufhin an, extra spät nach Hause zu kommen oder bei den geringsten Konflikten mit seiner Frau in die Luft zu gehen. So hat sich eine weitere Form des Katz-und-Maus-Spielens entwikkelt. Da hilft nur eins (wenn die letzte sexuelle Begegnung schon ein wenig zurückliegt): Man muß innehalten, sich endlich einmal aussprechen und allmählich sich besinnen. Es gibt viele Versionen dieses Dilemmas. Wie sieht Ihre Version aus? Wie können Sie in die Situation eingreifen? Sie müssen eine entscheidende Aktion durchführen.

Übung: Wie man am besten anfängt

1. Wählen Sie sich eine für beide ruhige Minute. Wenn Sie als der Aktivere glauben, daß es ein Problem gibt, geben Sie nicht einfach Ihrem Partner die Schuld. Reden Sie statt in der Du-

Form von sich: »Ich wünschte, wir wären viel öfter intim«. Erläutern Sie Ihre Situation und wie Sie hineingeraten sind, statt aufzulisten, was Ihr Partner falsch macht. »Ich traue mich schon gar nicht mehr, Initiative zu ergreifen, weil ich Angst habe, wieder zurückgewiesen zu werden«. Oder »Ich küsse dich schon gar nicht mehr, weil ich Angst habe, du möchtest gleich mehr«.

2. Nehmen Sie sich genug Zeit, um an sich zu arbeiten, und zwar in folgenden Schritten:
a) Jeder geht mit der Frage in sich: Was ist zwischen uns beiden geschehen? Was könnte wirklich an mir liegen (einmal nicht nur beschönigend gedacht), welche Rolle spiele ich bei diesem Konflikt? Welche Gefühle ruft das Ganze bei mir hervor?
b) Planen Sie eine Zeit (2 bis 3 Stunden), die Sie zusammen ohne Störung oder Unterbrechung verbringen können – vorzugsweise, aber nur wenn Sie beide auch in Bestform sind. Ein Frühstück oder Mittagessen ist gewöhnlich am besten geeignet – entweder als Picknick, im Restaurant oder zu Hause ohne Kinder und Telefon.
c) Während dieser Zeit teilt jeder dem anderen seine Gedanken zu diesem Problem mit. Konzentrieren Sie sich dabei auf das, was der andere über sich selbst sagt. Versuchen Sie einmal ganz neu, sich in des anderen Lage zu versetzen und nachzuempfinden, wie er Ihre Lage verarbeitet. Dies erfordert Konzentration. Die natürliche Reaktion wäre, bei dem, was der andere über Sie sagt, eine Verteidigungshaltung einzunehmen oder ihn diskussionshalber anzugreifen. Nicht in diese Falle zu laufen ist dann der erste Fortschritt.
d) Wenden Sie das aktive Zuhören an (vgl. auch nächstes Kapitel), und fragen Sie bei Ihrem Partner gleich nach, falls Sie etwas nicht verstanden haben.
e) Stimmen Sie im Bedürfnis nach Veränderung überein.
f) Stellen Sie einen Plan auf, der das bisherige Schema wirkungsvoll umwirft. Das bedeutet, daß der Initiator keine sexuellen Vorschläge mehr macht, sondern nur noch bestätigt, was der bisherige »Meider« nun aus neuer Verantwortung, Reaktionen untereinander auszulösen und zu steuern, beiträgt.

Vorschläge zur Umkehrung des Initiativmusters

1. Beispiel für den Mann, der immer die Initiative ergreift

a) Nehmen Sie sich größere Pausen vor (etwas länger als Ihre Zeit sonst zwischen zwei Liebesakten).

b) Regeln für diese Zeitspanne. Für den Mann: Halten Sie sich zurück – keine sexuelle Annäherung, auch keine Anspielung – bringen Sie das Thema nicht auf. Seien Sie Ihrer Frau gegenüber bestätigend – liebevoll, warm, voll Annahme und Interesse. Für die Frau: Beginnen Sie während dieser Zeit das Liebesspiel. Fühlen Sie sich frei, jede Ihnen mögliche Weise des Vorspiels einzusetzen. Falls Sie aber eine besondere Schwierigkeit haben, sprechen Sie über Ihre Gefühle und auch über alles andere, was Ihnen hilfreich sein könnte.

c) Am Ende dieser Zeitspanne setzen Sie sich mindestens zwei Stunden zusammen und sprechen Sie darüber, was geschehen ist und was nicht, und wie Sie es empfunden haben. War es für die Frau schwierig, in der abgesprochenen Zeitspanne die Initiative zu ergreifen?

Vielleicht wollte sie, und er hat es nicht verstanden. Vielleicht saß sie bei ihm, als er fernsah. Sie kuschelte sich an ihn, streichelte seinen Nacken, um so etwas anzufangen, aber er schaute einfach weiter fern. Sie müssen darüber reden, welche Art von Verhalten jeder als sexuelle Initiative ansieht.

2. Müdigkeit (einer oder beide). Vor jeglicher Strategie zur Lösung von Ermüdungssituationen klären Sie genau, wie jeder die Entstehung derselben sieht. Sind Sie ein Vater mit kleinen Kindern, der nachts aufstehen muß? Sind Sie jemand, der spät nach Hause kommt und aufgrund verschiedener Aufgaben beziehungsweise Pflichten früher aufstehen und dann zur Arbeit gehen muß? Leiden Sie womöglich an einer Depression? Oder ist Müdigkeit Ihre Art, dem Engagement zu entrinnen? Bei Depression oder Flucht ist es hilfreich, mit einem Therapeuten oder Seelsorger zu sprechen. Ist es mehr eine Frage des Lebensstils, so kann folgendes hilfreich sein:

a) Machen Sie es sich zur gemeinsamen Priorität, jede oder jede zweite Woche Zeit füreinander zu haben.

b) Legen Sie eine spezielle Tageszeit fest: den Abend, zwei Stunden zur Mittagszeit, zwei bis drei Stunden am Morgen, einen Tag hin und wieder oder gar ein Wochenende

c) Sorgen Sie dafür, daß diese Zeit frei von Störungen bleibt: Telefon abstellen, Kinder bei nahen Freunden oder im Bett, Sie beide weg in einem schönen, kleinen Hotel oder was immer Stimmung schafft.

d) Planen Sie Ruhezeiten ein – nehmen Sie sich einmal am Tag einen Babysitter, damit sich die Frau wirklich ausruhen kann, der Mann dagegen muß meistens einige seiner Engagements und von seinen Aktivitäten ablegen usw.

Wenn ein Paar erst einmal erlebt, was es heißt, sexuelles Verlangen auszudrücken und zu empfinden, dann genießen die meisten Paare die spontane und gegenseitige Initiative sehr. Beide fühlen die gleiche Freiheit und Verantwortung, immer genau dann zu initiieren, wenn der Betreffende das Bedürfnis danach hat. Es kann auch bedeuten, daß dieses Verlangen spontan bei beiden erwächst. Das kann dann leicht passieren, während Sie zusammen arbeiten, ein Spiel machen oder einfach zusammen sind. Wenn das alte fordernde Muster zerbrochen ist, so daß jeder von Ihnen von negativen Gefühlen frei wird, können die guten Gefühle fließen. Seien Sie jedoch wachsam gegenüber neuen Schwierigkeiten, die sich einschleichen wollen. Lassen Sie keine neuen negativen Verhaltensmuster zu. Der entspannteste Stil ist immer der, wenn Sie beide so frei sind, daß Sie Ihr sexuelles Verlangen und das Ihres Partners offen und unmittelbar annehmen können. Auf diese Weise kann jeder so oft sein Verlangen ausdrücken, wie er es empfindet, ohne jedoch Konflikte auszulösen.

Wenn der richtige Zeitpunkt das Problem ist

Die gleiche Flexibilität und Spontaneität, die wir als Ziel für den Initiator gesetzt haben, gilt auch für das »Wann« der sexuellen Begegnungen. Es ist nur möglich, wenn keiner von Ihnen starre Stereotypen hat, wann es angemessen ist, sich zu lieben. Es kann sein, daß Sie den Liebesakt immer mit dem Ins-Bett-Gehen verbunden haben: Nachdem die Lichter aus sind, schlüpfen Sie zu Ihrer Frau hinüber und fangen an, sie zu streicheln, mit der Absicht, einen Liebesakt zu beginnen. Ein solches Verhalten läßt eindeutig keine Flexibilität und Spontaneität zu. Solche Paare brauchen eine Taktik für Sex zu anderen Tageszeiten. Flexibilität kommt nicht einfach dadurch, weil man die Notwendigkeit dazu oder das Bedürfnis danach empfindet. Als ersten Schritt tauschen Sie sich darüber aus, wie es zu diesen begrenzten Vorstellungen kam, wann sexuelle Aktivität stattfinden sollte und wann nicht. Suchen Sie sich andere als die üblichen Zeitpunkte aus, und zwar ausschließlich zum sexuellen Vergnügen, mit der Möglichkeit des Liebesakts, wenn beide das wünschen. Nicht zu vergessen – kleine Kinder zu Hause können alle gutgemeinte Flexibilität behindern. Planen Sie um deren Zeiten herum oder finden Sie Wege, sie von Zeit zu Zeit abzugeben. Das tut zuweilen auch der Mutter gut, die allzu oft sehr an ihren Verpflichtungen hängt. Vielleicht können Sie von zu Hause wegkommen oder die Kinder außerhalb des Hauses hüten lassen. Es gibt noch andere Arten, mit denen das »Wann« Spannung erzeugt. Denn der Rhythmus einer Beziehung kann diese auch manchmal geradezu sabotieren. Normalerweise geschieht dies, wenn sich in der Beziehung Zorn angestaut hat oder es sexuellen Druck gibt. Die Probleme, die durch den Rhythmus von Menschen entstehen, können sehr unterschiedlich sein. Vielleicht ist die Frau am Morgen empfänglich, doch der Mann verspürt das Verlangen immer am Abend, wenn sie müde ist. Oder er hat seine stärkste Erektion am Morgen und reagiert da am besten, sie aber ist kein Morgentyp, beschwert sich dann, wenn er abends nicht reagiert. Ein Partner besteht vielleicht darauf, das intime Beisammensein immer zu einer bestimmten Zeit zu pflegen. Was auch der Grund sein mag, sie scheinen nie auf der gleichen Wellenlänge zu liegen. Wir werden in Kapitel 28 noch über andere Formen dieser »Sabotage« sprechen. Um dieses Problem zu regeln, versuchen Sie, den kleinsten gemeinsamen zeitlichen Nenner zu finden, der für sie beide angenehm ist. Dies mag für beide ein Kompromiß sein, aber Kompromisse können auch beinhalten, daß man abwechselt und jeder einmal zu seinem Lieblingszeitpunkt die Erfüllung erfährt. Es ist einfach wichtig, daß diese Zeit so ausgemacht wird, daß sie frei von Unterbrechungen und Druck ist. Keiner soll sich dadurch erneut wieder gehetzt fühlen müssen. Das Ziel soll das Vergnügen und der Genuß sein, ohne die Forderungen nach einer Reaktion oder nach einem Geschlechtsakt: Lassen Sie zu, daß jede sexuelle Erfahrung einfach so wird, wie sie wird.

Wo? – Sensible Kreativität

Neue Orte für die sexuelle Begegnung können einer alltäglichen Beziehung neue Funken verleihen. Dies ist eine Möglichkeit, wie man eine ständig wechselnde Stimmung schafft, die jedes Erlebnis zu einem neuen macht. Die Abwechslung an sich ist schon eine Freude. Es gibt zwei Grenzen beim Entwurf eines »Liebesnests«: Eine ist, daß der gewählte Ort für Sie beide genügend Intimität schafft. Ihre Kellerbar oder Ihr Gartenhäuschen mag für Sie gut geeignet sein, Ihre Frau fühlt sich aber nicht wohl dort. Jeder Ort, der nicht beiden angenehm ist, ist ausgeschlossen. Es hilft oft jedoch ungemein, wenn man sich ein wenig überwindet; alles weitere ist dann schon wieder eine Sache der Gewohnheit. Die zweite Grenze ist, daß Sie bei Ihrer Ortswahl Ihre Mitmenschen respektieren müssen. Ihre Nachbarn sollten auf keinen Fall zu unfreiwilligen Zuhörern werden. Denken Sie jedoch daran, daß Sie der Notwendigkeit des anderen nach Intimität gegenüber sensibel bleiben. Ein Schloß an der Tür des gewählten Raumes nimmt die Angst, unterbrochen zu werden. Das Telefon auszustecken schützt vor der Angst vor Anrufern. Die Fenster, Türen und Vorhänge dicht zu schließen schafft ein physikalisches Mindestmaß an Freiheit. Ist die nötige Intimität hergestellt, lassen Sie Ihren Gedanken freien Lauf. Der Swimmingpool bei Nacht war für einige schon eine gute Abwechslung. Ein neuer Raum im Haus, ein anderes Bett, ein umbaubares Liebesnest im Wohnzimmer sind von vielen Möglichkeiten nur einige.

Wie? – Symbolische Botschaften und direkte Einladungen

Die Menschen haben unterschiedliche Wege, um sexuell aktiv zu werden. Manche machen es ganz direkt, z. B. durch Küssen, Drücken, Umarmen, Streicheln, also gewissermaßen ohne Worte. Andere wiederum treffen klare Aussagen: »Ich fühle mich echt erregt. Laß uns ins Bett gehen und miteinander schlafen.« Wieder andere sind verdeckter und nicht so direkt. In unserer Kultur trifft das auch auf Frauen mehr zu als auf Männer. Man kann jedoch bereits feststellen, daß sich dieser Trend ändert und Frauen direkter werden. Bei manchen Männern ruft dieses verstärkte Selbstbewußtsein der Frau ein Zögern und eine Schüchternheit hervor. Das heißt für denjenigen von Ihnen, der sich indirekt auszudrücken pflegt, daß dieser die Verantwortung dafür übernimmt, dem Partner seine Wünsche deutlich zu vermitteln.

Solange Sie beide ihre vermittelten Botschaften kennen, können verdeckte, symbolische Methoden neuen Schwung hineinbringen. Was Sie auch tun, ob Sie etwas Zärtliches sagen, ein Liebesnest einrichten, nackt ins Bett kommen, ein romantisches Essen für zwei vorbereiten, das Feuer im Kamin anzünden, Blumen mitbringen oder wenn Sie völlig frei sind, vielleicht noch »verrücktere Sachen« zu machen, – es ist lustig, kreativ zu sein. Denken Sie daran, in der Ehe gibt es keine Einschränkungen in Ihrem Verhalten, solange es liebend ist. Mit Ihrem Ehepartner »sexy« zu sein ist ein Plus, kein Minus. Zusammenfassend kann man sagen, daß es wichtig ist, Streß bezüglich der Rolle des aktiveren Partners, in bezug auf das Wo und Wann und wie es stattfindet, abzubauen. Dann ist Initiative etwas, das eine gesunde Rolle im gesamten sexuellen Bild einnimmt, anstatt eine Quelle für Spannungen zu sein. Das Ergreifen der Initiative fördert auch das Feuer in einer Beziehung, die am Erlöschen ist. Die Voraussetzung sind der Verzicht auf Forderungen, die Freiheit sich selbst gegenüber und eine bedingungslose gegenseitige Annahme.

12

Mit der Welt des anderen verschmelzen

Das Fließband in der Fabrik war stehengeblieben, zwei Sekretärinnen waren nicht zur Arbeit erschienen, und Ihnen ist auf Ihrem Nachhauseweg fast das Benzin ausgegangen. Zu Hause hat Ihre Ehefrau ihre eigenen Managementprobleme: der achtjährige Sohn hat das Nachbarmädchen gehauen, die Toilette verstopfte und das Baby hat anscheinend eine Augeninfektion bekommen. Und nun planen Sie eine Liebeszeit für den Abend!

Sich mit der Welt des anderen zu verbinden oder sich auf einander abzustimmen, dies ist ein Prozeß, der die gesamte Person umfaßt. Es ist das Ein-Fleisch-Werden, wie es die Hebräer sahen, von Geist, Seele und Körper. Für eine zufriedenstellende Beziehung sind alle drei notwendig. Der Sexualakt als bloße Vereinigung der physischen Körper kann keine zufriedenstellende gemeinsame Erfahrung sein. Gott hat mehr als einen nur physischen Akt gemeint, wie es aus den Kapiteln über die biblische Sicht der Sexualität zu entnehmen war. Wenn dieses übergreifende Zusammensein nicht ausreichend zustande kommt, folgen gewöhnlich Schwierigkeiten!

Gemeinsam verbrachte Zeit schafft naturgemäß eine enge Verbindung zwischen zwei Menschen; man bekommt ein Gespür für des anderen Gefühle. Diese Gemeinschaft nimmt mehr

Anstrengung, Sorge und Zärtlichkeit in Anspruch, wenn einer der beiden in zwei verschiedenen Welten leben muß, wie es typischerweise für den in der Regel berufstätigen Mann der Fall ist. Es braucht einige Zeit, um miteinander in einen richtigen Redefluß zu geraten, um eben mitzubekommen, was in der Welt des anderen alles geschehen ist. Dies gilt für Sorgen, die Sie nur schwer loswerden und wo es hilfreich ist, diese auszusprechen und ins Gebet vor Gott zu bringen. Und auch für die Freuden, Erlebnisse und Erfolge eines Tages. Gott zusammen preisen, ist im übergeordneten Sinne ein ganz vorzüglicher Weg, in allem eins zu werden. Was Sie am Tage erlebt haben, wird auch das Maß an Zeit beeinflussen, die Sie brauchen, um sich durch diese »Vorarbeit« in der Sexualität eng verbunden zu fühlen.

Sie müssen vielleicht einige Barrieren abbauen, bevor Sie sich beide miteinander wirklich frei fühlen. Wie oft hegt der eine irgend welche negativen, versteckten Gefühle gegenüber dem anderen, die noch nicht bereinigt sind. Es ist die längste Zeit darüber nichts unternommen worden –, tun Sie es jetzt, sorgen Sie wieder für gute Gefühle, schauen Sie Ihrem Liebsten ins Gesicht, und mit ein wenig Glück werden Sie in sein Herz sehen. Es gibt auch ganz banale Hindernisse auf dem Weg zueinander. Manch einer fühlt sich abgestoßen von Mund- und anderem Körpergeruch oder anderen Aspekten der äußeren Erscheinung oder des Verhaltens. Und doch spricht man darüber kaum. Auch hier ist eine einfühlsame Mitteilung der erste Schritt, fehlende Vertrautheit abzuschaffen.

Gerade was physische Barrieren betrifft, sprechen Sie, wenn möglich, darüber zu einem anderen Zeitpunkt als dann, wenn Sie die übrigen persönlichen Dinge austauschen. Wenn Ihre bessere Hälfte also gerade Zwiebeln ißt, so sprechen Sie nicht in diesem Moment über Ihr Problem mit dem Mundgeruch. Damit sollten Sie Ihren Prozeß des Einswerdens während des liebevollen Kommunizierens nicht belasten. Entwickeln Sie eine abgesprochene symbolische Botschaft, die dem anderen die Notwendigkeit einer Änderung von negativ beeinflussenden Dingen mitteilt. So etwas, wie »Ich denke, wir brauchen eine Zahnputzpause« oder »Ein Mund voll Erdnußbutter würde jetzt guttun«.

Wird das gut gemacht, tut's der andere gern für Sie. Ebenso können Vaginale Gerüche oder infektiöse Ausflüsse das sexuelle Zusammensein behindern. Halten Sie sich immer frisch gewaschen. Versuchen Sie, direkt auf der Haut nur 100 % Baumwolle zu tragen, damit der vaginale Bereich mehr Gelegenheit hat, »zu entlüften«. Wenn Ihre Vorkehrungen das Problem nicht lösen, sollten Sie Ihren Gynäkologen aufsuchen. Was Frauen oft als Störung berichten, ist, daß Männer häufig zu duschen oder zu baden vergessen. Wenn es ihm nicht wichtig ist, für Sie als seine Frau frisch zu sein, so liegt viel an Ihnen, ihm Ihr Bedürfnis und Ihren Wunsch verständlich beizubringen. Spielen Sie nicht das Spiel, »Wenn er mich liebt, wird er daran denken«; es funktioniert nicht. So gilt für alle Probleme und Problemchen, vermeiden Sie es, von Ihrem Partner zu fordern, daß er stets an das denken soll, was Ihnen wichtig ist. Es wird die Atmosphäre entspannen, wenn eine eigene Verständigung, eine Chiffre, vereinbart wurde, die auf humorvolle Weise an all diese Dinge erinnert.

Beim Kennenlernen ihrer sexuellen Bedürfnisse entdeckte Susanne, daß das Stimulieren ihrer Brust, wenn sie auf dem Rücken lag, sie eher abstieß. Sie hatte daher immer angenommen, daß ihr jegliche Bruststimulation negativ wäre, stellte aber fest, daß sie es richtig genoß, wenn er sie küßte und streichelte, während sie auf Jerry saß. In einer positiven, lustvollen Erfahrung lagen Susanne und Jerry Seite an Seite auf dem Rücken. Sie waren entspannt und genossen einander. In diesem angenehmen Zustand reichte Jerry zu ihr hinüber und begann durch das Streicheln der Brüste, seine warmen, liebevollen Gefühle auszudrücken. Er dachte weder an ihre vorherige Bitte, noch lag es in seiner Absicht, sie irgendwie zu vergewaltigen. Doch sie wurde sauer, daß er ihre spezielle Bitte vergessen hatte. Für sie war es die klare Botschaft, daß er sie nicht wertschätzte. Ihre Reaktion legte einen unglaublichen Druck auf Jerry, nämlich daß er besser vorsichtig und immer auf der Hut sei.

Es ist am besten, wenn uns bewußt wird, daß unsere Partner manchmal das vergessen, was wir ihnen über unsere Vorlieben gesagt haben. Susanne hätte erst einmal antworten können: »Laß mich die Stellung wechseln, so daß ich deine Berührung genießen kann« oder »Ich möchte jetzt nicht in eine angenehmere Stellung für diese Art Berührung übergehen. Ich hätte gern, daß du dich umdrehst und wir uns einfach halten können«. Nachdem Sie die ästhetischen Barrieren weggeräumt haben, können Sie da anfangen, wo sich jeder von Ihnen befindet, und zusammenkommen. Dies schafft für jedes Erlebnis eine neue Stimmung. Jedes Zusammenkommen birgt Entdeckungen in sich. Manchmal wird es zu spaßigen, lustigen und kichernden Ereignissen kommen. Bei anderen Gelegenheiten wird es traurig, aber sehr tief. Sie erleben viel Zärtlichkeit und Verletzlichkeit. Gelegentlich können intensive, leidenschaftliche Ausdrücke Ihr Liebesspiel beherrschen, manchmal scheint Ihr Zusammensein dagegen wie ein rauhes erotisches Spiel. Dann wird es eher funktionale Zeiten geben. Das heißt, einer von Ihnen oder Sie beide brauchen die physische oder emotionale Nähe und Freisetzung, Sie erleben dabei aber wenig mehr als das physische Einssein. Es ist in Ordnung, und Sie müssen das nicht als negative Zeichen Ihrer Beziehung ansehen – solange es nicht zu Ihrer primären sexuellen Ausdrucksform wird.

Welche Rolle spielt die Kommunikation in diesem Verbindungsprozeß? Wirksame verbale und nonverbale Kommunikation fördert das Einswerden. Um sich mit dem anderen eins zu fühlen, ist es entscheidend, daß Sie einander zuhören. Jeder Partner muß das merken, jetzt hört mir der andere zu und beschäftigt sich nicht mit irgend etwas anderem nebenbei. Dies verlangt Einfühlungsvermögen, und wirkliches Zuhören ist eine Kunst, die wir oft erst richtig und mit viel Geduld lernen müssen. Einfühlungsvermögen ist mehr als eine bloße Technik. Und es ist eben die Fähigkeit, sich in die Gefühle des anderen hineinzuversetzen, anstatt seine eigenen zu verteidigen.

Es braucht eine gewisse Disziplin, aktives Zuhören und Einfühlungsvermögen zu üben, um eine Vorstellung von unseren Gefühlen und Reaktionen zu bekommen. Man muß dahin erst kommen, daß der andere die Achtung wirklich spürt, die man ihm gegenüber ausdrücken sollte, damit er sich angenommen und verstanden fühlt. Eine gute Art, Einfühlungsvermögen zu üben, ist nachzudenken und klarzustellen. Hören Sie in den anderen hinein. Blenden Sie Ihr eigenes Reaktionsmuster einmal aus. Danach bitten Sie den anderen, das eben Gesagte aus seiner Sicht darzulegen. Es ist für uns äußerst schwer, nicht gleich defensiv zu werden und statt dessen mit dem anderen zu fühlen, gerade wenn der andere über unsere Person spricht. Lindas Eingehen auf Edgars Gefühle bewirkte, daß er aufhörte, über sie zu reden, und anfing, über sich selbst zu sprechen. Für niemanden ist es leicht, ein konstruktiver Zuhörer zu sein, wenn man negative Botschaften über sich selbst hört. Bei allem gilt auch stets der Umstand, daß ein gutes Gespräch seine eigene Situation braucht. Wenn man gerade an etwas anderes denkt – etwa Liebe machen möchte –, ist das kein guter Zeitpunkt zur Reflexion.

Dazu auch ein kleines Beispiel: Nicht selten neigt der Mann dazu, die Klitoris zu intensiv und zu lange zu stimulieren. Der Mann hat gewöhnlich keine Vorstellung davon, wie unangenehm oder schmerzhaft es zuweilen für die Frau sein kann. Sie wird ihm dies nicht gerade in der Erregungsphase mitteilen, vielleicht wird sie einfach sanft die Hand des Mannes wegnehmen, um den Druck zu verringern, oder sie an eine andere Stelle legen, die sich nach Berührung sehnt. Dies ist für einen Mann viel einfacher hinzunehmen als die verbale Botschaft »Du tust mir weh«. Wenn eine bestimmte Berührung Ihnen gar nicht angenehm ist, können Sie Ihrem Partner leicht auf die Schulter klopfen, als Erinnerung daran, daß sie gerade negative Gefühle empfinden. Ein Mann erlebte die Berührungen durch seine Frau als kitzelig. Eine andere Frau konnte es nicht ausstehen, in den Nacken geküßt zu werden, doch wenn ihr Mann voll im Genuß war, konnte er das vergessen. Gemeinsam galt es, hierfür Signale zu entwickeln. Eine gutgemeinte nonverbale Geste kann aber auch bedeuten, daß man nach einer speziellen Handlung fragt, die sich gut anfühlt. Eine Frau kann ihr Becken um einen Punkt der Stimulation herumdrücken, der ihr Genuß bringt. Ein Mann bewegt vielleicht den Hintern der Frau, wenn sie auf ihm sitzt, wenn er mehr Bewegung braucht, um seine Erektion aufrechtzuerhalten, oder er stoppt ihre Bewegung, um die Ejakulation zu kontrollieren. Es gibt viele Weisen, wie wir sowieso bereits miteinander ohne Worte kommunizieren. Das Wichtige dabei ist, daß sowohl Sender als auch Empfänger die gleiche Bedeutung der nonverbalen Botschaft empfangen. Entwickelt sich die stillschweigende Verständigung zusammen mit der sexuellen Beziehung, kann das Sich-miteinander-Verbinden zu einem wunderbaren, harmonischen Prozeß werden.

13

Freude an der eigenen Lust – richtig verstanden

»Sie haben meine sexuelle Beziehung zu meinem Mann beschrieben. Er empfängt, ich gebe. Welches sind positive Schritte, um dieser einseitigen Beziehung zu entfliehen?«

Das Recht auf Genuß

»So sind auch die Männer schuldig, ihre Frauen zu lieben wie ihre eigenen Leiber. Wer seine Frau liebt, liebt sich selbst. Denn niemand hat jemals sein eigenes Fleisch gehaßt, sondern er nährt und pflegt es, wie auch Christus die Gemeinde.« (Eph 5, 27+28). Körperlicher Genuß ist eine christliche Erwartung, wenn Gott alles geschaffen hat, was ursprünglich auch gut war, wie z. B. unseren Leib. Der Titel eines Buchs von Ed und Gaye Wheat lautet demgemäß *Intended for Pleasure* (bei Schulte & Gerth unter dem Titel »Hautnah« erschienen). Gott hat uns nach seinem Ebenbild geschaffen, mit der Fähigkeit, unsere Körper zu genießen. Dies gleicht der Freude, die er an seinem Leib, der Gemeinde, hat (vgl. Kap. 4). Wir wollen die Begriffe Genuß und Lust aufgrund ihrer großen Verwandtschaft nebeneinander gebrauchen. Genuß hat damit zu tun, sich einen Nutzen zu verschaffen, während Lust die Freude an Empfindungen meint. Heute wird Lust leider mehr im strengen Sinne von Begierde verstanden. Doch steht der zerstörerischen Lust die schöpferische Ehe-Lust gegenüber.

Menschen, die in einer einengenden Umgebung aufwuchsen, haben oft wenig Freude an körperlichen Berührungen, sie ist ihnen unangenehm. Manche meinen auch, sie hätten gar kein Recht auf körperliche Lust. Das trifft besonders auf Menschen zu, die in einer moralischen, religiösen oder emotional eingeschränkten Umgebung aufwuchsen. Moralisch denkende Menschen wiederum empfinden ihren Körper zwar als angenehm, leiden aber unter einem Zwist, der sich besonders in einem schlechten Gewissen zeigen kann. Anstatt sich zu entspannen und die erotischen Gefühle zu genießen, verkrampfen sie sich. Solche Menschen entwickeln strenge Grenzen: »Brave Mädchen tun so etwas nicht«, heißt es; sie sind immer von der Einschränkung begleitet, inwieweit sie sexuelle Gefühle bei sich zulassen dürfen. Eine Frau, die aus Glaubensgründen vor der Ehe rein geblieben war, war unfähig, mit ihrem frischgebackenen Ehemann den Liebesakt zu genießen. Sie erwartete, daß die Hochzeitszeremonie sie in magischer Weise von einem Lebensstil der Einschränkung und Hemmung befreien würde, aber es klappte so nicht. Die Worte des Geistlichen »Sie sind jetzt Mann und Frau« hat sie nicht von ihrer angestauten, sexuell beladenen Lawine der Zurückhaltung befreit. Eine andere Frau kann nur bis zu einem bestimmten Punkt sexuell erregt werden, wenn sie nämlich weiterginge, würde dies den Rahmen dessen überschreiten, was ein »braves Mädchen« tut. Andere wieder können sich gerade dann sexueller Lust erfreuen, wenn es »böse« ist – etwa außerhalb oder vor der Ehe.

Wenn sich eine solche Einschränkung durch das Aufwachsen in einem strengen religiösen Hintergrund entwickelt hat, so ist es etwas anderes als bei einem nur moralbezogen eingeengten Menschen. Die steife religiöse Umgebung mag vermitteln, daß die körperliche, fleischliche Freude, mit dem sündigen Teil der Menschen zusammenhängt. Menschen, die alle Lust mit Sünde verbinden, können nicht zulassen, daß sie Freude auch empfangen und sich obendrein dabei auch noch gut fühlen. Andere sind vielleicht fähig, wilde sexuelle Gefühle zu empfinden, aber nur in eng eingeschränkten Umgebungen und unter ganz bestimmten Bedingungen. Eine Frau konnte beispielsweise den Liebesakt am Samstag abend nicht genießen, weil sie am nächsten Tag zur Kirche ging und die Nähe von Gottesdienst und Sex nicht ertrug. Für andere muß der Sexualakt schnell und im Dunkeln geschehen. Der Mann kommt schnell zum Orgasmus, unfähig, den wahren Genuß des Liebesaktes zu finden. Oder die Frau wird sehr aktiv und bringt ihren Mann schnell zur Ejakulation, weil es die einzige Weise ist, wie sie den Sexualakt erleben kann: Es schnell hinter sich zu bringen. Die Frau bleibt in beiden Fällen zwangsläufig frustriert und unerfüllt zurück. Es mag sein, daß jemand mit der religiösen Assoziation von Liebesakt und Sünde die sexuelle Erfahrung nur dann genießen kann, wenn Risiko und Schuld dabei sind. Jede sexuelle Begegnung, die das Paar vor der Ehe hatte, war »wild« und aufregend. Auf der Hochzeitsreise waren sie jedoch beide verkrampft und steif. Die Frau konnte es nicht genießen, auch der Mann war voller Sorge und weniger angenehm als zuvor. Wegen der Sorge und Anspannung um ihre sexuelle Begegnung ejakulierte er, bevor sie es wollte. Sie wurde von ihm als Ehemann mehr und mehr enttäuscht.

Zu einem späteren Zeitpunkt jedoch, als die Frau über ihre Ehe und den Liebesakt desillusioniert war, lernte sie einen warmherzigen, fürsorglichen Arbeitskollegen kennen. Sie stellte fest, daß sie sehr gut auf ihn reagierte und vertraute sich ihm sogar wegen ihres unbefriedigenden Verhältnisses zu ihrem eigenen Mann an. Diese Beziehung entwickelte sich auf absichtliche und unabsichtliche Weise immer weiter, bis sie auch sexuellen Kontakt hatten. Sie fühlte sich aufgrund ihrer religiösen Überzeugung schuldig, doch das sexuelle Vergnügen und die Freuden mit jenem Mann waren so groß, daß sie sich entschied, ihre Ehe für einen Fehler zu halten. Eine Scheidung folgte. Sie heiratete den anderen, und es kam, wie es kommen mußte, die gleichen angespannten Gefühle traten wieder auf. Wieder konnten beide das sexuelle Beisammensein nicht länger genießen. Dies ist normalerweise der Punkt, an dem jemand Hilfe sucht.

Solcherart emotionale Einengungen, welche die Fähigkeit beeinträchtigen, körperliche Lust zuzulassen, sind noch viel häufiger bei Männern zu beobachten. Dies scheint einmal auf dem kulturellen (dem äußeren, gesellschaftlichen) Einfluß zu beruhen, der sagt: »Große Jungen weinen nicht«. Bei Jungen wird nicht erwartet und auch kaum zugelassen, daß sie so »emotional« sind wie Mädchen. Wächst ein Junge auch noch in einem ähnlichen Zuhause auf, in welchem einer oder beide der Eltern ihre Gefühle kontrollierten, indem der emotionale Ausdruck nicht zugelassen wurde, so ist er doppelt in Schwierigkeiten: Er hat nicht nur den kulturellen Einfluß, sondern auch das emotionale Vakuum von zu Hause. Gewöhnlich wählt solch ein Mann eine irgendwie unsichere, aber ausgesprochen erotische Frau. Mit anderen Worten: Er sucht eine emotional nicht blockierte, für seine eigene meist noch unreife Art zugängliche Frau, die ihm zugleich äußerst viel Gefühl und damit erst einmal auch Bestätigung zeigt. Allzu leicht wird einer von dem angezogen, was in seinem Leben fehlt. Ein solcher Mann hat in der Regel noch keinen Verkehr vor der Ehe gehabt. Das Meiden der sexuellen Begegnung war von seiner eigenen unerkannten Angst vor emotionaler Intensität motiviert. Deshalb hat er seine erste sexuelle Erfahrung mit seiner Frau. Im Gegensatz zu ihm ist sie in unserem Beispiel eher wild und sehr überschwenglich. Er fühlt sich irgendwie überwältigt und etwas beängstigt durch das ganze Erlebnis. Er versucht, sexuelle Begegnungen zu meiden, indem er einen Bummel anstatt des Liebesakts vorschlägt. Sie, die eine emotional expressive und irgendwie unsichere Person ist, fängt zu weinen an, weil sie das Gefühl hat, von ihm nicht begehrt zu werden. Er ist diesen negativen emotionalen Ausdruck nicht gewohnt und fühlt sich dadurch schnell unter Druck. Er empfängt ihr Signal nach Liebe, aber interpretiert dies bereits wieder negativ, meint ihr nicht gerecht zu werden. Wieder beginnt eine Spirale nach unten: Sex wird zur Forderung, nicht zum Vergnügen. Ob die Einschränkung nun auf moralischen Werten, religiösen Überzeugungen oder emotionalen Begrenzungen beruht, sie beeinträchtigt zwangsläufig die Fähigkeit, in der sexuellen Beziehung Freuden zu genießen.

Positiver Selbstwert: ein entscheidender Bestandteil

Das Gefühl, das mit dem Recht auf Genuß einhergeht, nennt man »Selbstwertgefühl«. Dieses Gefühl, eine wertvolle Person zu sein, ist entscheidend für den Genuß der Sexualität. Sie müssen das Gefühl haben, daß Sie wer sind – das natürlich wiederum im gesunden Sinne zu verstehen – und daß sie es verdienen, daß gute Dinge in Ihrem Leben geschehen. Gute, angenehme Gefühle im Körper sind zum Genießen da. So können Sie sich dann auch entspannen und erleben, daß auch Ihr Partner das Erlebnis genießt. Wenn dieses Gefühl des Selbstwerts fehlt beziehungsweise unterentwickelt ist, fühlt sich Sex für Sie unangenehm an. Sie empfinden vielleicht Scham oder Schuld wegen Ihrer dennoch vorhandenen sexuellen Reaktion. Mangel an Selbstwert kann sich genauso darin ausdrücken, daß sie stets besorgt kontrollieren, ob Ihr Partner auch zufrieden ist. Sie selbst erleben keine Liebeslust, nur eine Art oberflächlicher Zufriedenheit und daß der andere eine gute Zeit verlebt. »Wer bin ich, daß ich etwas Gutes erleben darf?« Das Gefühl, wertvoll zu sein und Lust zu verdienen, ist trotz unserer angeblich so lustbetonten Gesellschaft im persönlichen Erleben keineswegs selbstverständlich.

Genuß ohne Forderungen

Zusätzlich zu der Einstellung, einen gesunden Lustanspruch zu haben, und zu einem guten Selbstbild ist es vor allem einmal wichtig, sich von Forderungen frei zu fühlen – erst Freiheit von Forderungen befähigt, Lust auch um ihrer selbst willen zu empfinden. Wir sind diesem Gedanken, daß man Forderungen ablegen muß, nachgegangen, als wir über den Prozeß der

Einleitung sexueller Aktivität sprachen. Druck jedweder Art beeinträchtigt die Emotionalität sexueller Erfahrung immer. Deshalb lehren wir Paare einen Prozeß, den wir nichtfordernden Genuß nennen. Viele Sexualexperten haben darüber geschrieben. Er ist in seiner Bedeutung die absolute Voraussetzung dafür, sexuelle Erfüllung zu finden. Die weiteren Kapitel, die von der Aufhebung sexueller Probleme handeln, werden Ihnen zudem Schritte zeigen, um frei von Forderungen Genuß erleben zu können.

Lusterlebnisse frei von Forderungen sind einfach herbeizureden, aber schwer zu praktizieren. Jede Zeit des Liebesaktes ist mit diesen Vorgedanken anzugehen: »Ich bin hier, um mich und meinen Partner zu erfreuen. Aber ich kann dieses Erlebnis nicht genießen, wenn ich etwas fordere, wie z. B.: daß ich als Mann eine Erektion haben muß; daß ich etwas auf eine bestimmte Art und Weise tun muß; daß ich als Frau erregt sein und einen Orgasmus haben muß; daß ich meinen Partner zufriedenstellen muß; daß ich es auf eine bestimmte Weise tun muß, wenn das Erlebnis zufriedenstellend sein soll.« Wir empfehlen Ihnen, daß Sie selbst den Verkehr nicht als notwendigen Teil des Liebens, Berührens und Zusammenseins ansehen. Das einzige Kriterium für das, was Sie tun, ist, daß es für beide angenehm sein muß.

Lust haben, aber nicht zur Last fallen

Den Körper des Partners zu genießen – und alles seinen jeweils eigenen Charakter annehmen zu lassen – muß bei beiden genau das an Verlangen zulassen, das jeder für sich möchte. Jeder sucht die Lust, die ihm Freude macht, aber nie am anderen vorbei. Das setzt ein gesteigertes Wahrnehmen der partnerschaftlichen Bedürfnisse voraus. Streichen Sie jedoch alle unangenehmen Dinge von der Liste Ihrer Wünsche, außer die Sichtweise des Partners über die Lust daran ändert von negativ zu positiv. (Was es heißt, mit dem mehr konservativen Ehegefährten umzugehen, wird in Kapitel 24 beschrieben.) Es gibt normalerweise unbegrenzte Möglichkeiten, was einem Spaß macht, ohne dem anderen

Zwang anzutun. Es geht hier also um ein wechselseitiges Verhaltenstraining: Der erste Teil, wie eben beschrieben, beinhaltet, daß sie Verantwortung für Ihr eigenes Vergnügen übernehmen. Das heißt, daß Sie Ihrem Partner den größten Genuß dadurch bereiten, daß Sie zum einen einfach mit Freude an das Zusammensein herangehen und sich dabei wiederum nur auf das eigene Vergnügen konzentrieren. Dies klingt zwar ein wenig selbstsüchtig, aber es funktioniert in Wirklichkeit genau umgekehrt. Wenn wir zu sehr damit beschäftigt sind, das zu tun, was dem anderen gefällt, anstatt an uns selbst zu denken, wird man leistungsorientiert. Das schafft nur Sorge und Anspannung. Die Frau oder der Mann wird diese spüren, und es wird seinen eigenen Genuß mindestens genauso stören wie den Ihren. Es gibt nichts Besseres, als wenn beide die Verantwortung für sich selbst übernehmen und sich am eigenen Körper und dem des andern erfreuen – vorausgesetzt der zweite Grundgedanke in diesem Wechselverhältnis wird berücksichtigt: Beide müssen damit einverstanden sein, nichts zuzulassen, was sie als negativ empfinden. Und wenn man den Partner auch einmal von dem ablenken muß, was ihm negative Gefühle schafft, auf etwas Positives hin. Auf diese Weise kann sich das Paar entspannen und wirklich einmal ohne irgendwelche möglichen Sorgen genießen. Sie vertrauen dann, daß Sie den anderen nicht ausnützen werden, wenn Sie Ihrer eigenen Lust nachgehen, sondern daß es dem anderen auch Freude macht.

Dieses Wechselverhältnis ist unglaublich befreiend und doch für manches Paar gar nicht so leicht zu verwirklichen. Wir sind nämlich darauf konditioniert, daß unsere gemeinsame Pflicht (insbesondere als Christen) darin besteht, festzustellen, was dem anderen am angenehmsten wäre, um dann daran zu arbeiten, alles richtig zu machen. Sie können leicht einsehen, wie das für Sie beide den Genuß eher stören kann. Lassen Sie uns auf den Vers zurückblicken, mit dem wir anfingen. Epheser 5,28-29 gibt an, daß der beste Weg, einander zu gefallen, ist, zu sehen, was uns selbst angenehm ist (den anderen lieben wie sich selbst). Die einzige Pflicht dagegen, die wir haben, ist die, daß wir uns einander nicht entziehen (1 Kor 7,5). Welchen Plan wollen Sie umsetzen, um ein solches Wechselverhältnis zu erarbeiten, die Änderung vom »Gefällig-sein-Wollen« zum genießerischen Erleben?

Den guten Gefühlen nachjagen

Wie können Sie sich an Ihrer Lust erfreuen und zugleich wissen, dies ist die beste Art, sich dem anderen hinzugeben? Sie beide müssen davon überzeugt sein, daß Sie dem anderen am meisten schenken, indem Sie selbst die sexuelle Erfahrung ganz genießen. Funktionieren tut dies immer nur auf gegenseitiger Basis. Stets vorausgesetzt, Sie vertrauen darauf, daß sich auch der andere hingibt. Wenn die verbale Kommunikation einmal grundlegend erlernt worden ist, kann es helfen, das alles mit einigen Übungen zu unterstützen. Die einfachste: das Streicheln der Füße und der Hände. Diese Körperteile sind am weitesten von den Geschlechtsteilen entfernt; deshalb ist es da weniger wahrscheinlich, daß einer Befürchtungen oder Forderungen empfindet, wie sie bisher mit Ihrer sexuellen Erfahrung assoziiert wurden.

Übung

Streicheln von Händen und Füßen

1. Die Prinzipien dabei sind einmal das Empfangen und Geben zum eigenen Vergnügen:

Empfänger: Ihre einzige Aufgabe besteht darin, das Streicheln zu genießen und den Gebenden anders zu leiten, wenn die Berührung unangenehm ist. Denken Sie auch als Empfangende an Ihren Partner und fragen Sie sich, ob er das Ganze genießen kann?

Geber: Berühren Sie ihn oder sie auf eine liebevolle Weise. Spüren Sie, wie Wärme durch die Fingerspitzen fließt, und nehmen Sie sie auf oder spüren Sie die Wärme und das Pulsieren des berührten Körperteils. Vertrauen Sie, daß der andere Sie anleitet, auch wenn Sie etwas tun, was ihm unangenehm ist. Teilen Sie gerade in dieser Situation auch kleine, unwichtig scheinende Gedanken mit. Öffnen Sie Ihr Verborgenes. Streicheln Sie langsam. Nehmen Sie sich Zeit zum Genießen.

2. Keine Erfahrung ist besser als eine Erfahrung, die man gefordert hat: Wenn Sie das Streicheln als Forderung empfinden, hören Sie damit auf. Teilen Sie Ihre Gefühle mit und wechseln Sie die Stellung oder den Part. Falls das Gefühl des Anspruchs weiterbesteht, sprechen Sie über Ihre Gefühle und setzen Sie einen neuen Zeitpunkt für die Übung fest, wobei Sie alles so nach Ihren Bedürfnissen verändern, daß sich keiner gefordert fühlt.

3. Phantasie ist gefragt: Suchen Sie eine Umgebung, die von der Umgebung Ihrer sexuellen Begegnungen abweicht. Der Empfänger sollte auf einem bequemen, hinten etwas hochgestellten Stuhl oder auf einer entsprechenden Couch zurückgelehnt sitzen. Der Geber sollte eine Stellung einnehmen, die es ihm gestattet, leichten und angenehmen Kontakt zu dem Körperteil zu haben, den er gerade genießt.

4. Es soll einfach nur Spaß machen: Sexuelle Erregung ist nicht das Ziel dieser Übung. Falls Sie auftritt – als ungewollte, natürlich zu akzeptierende Reaktion –, so genießen Sie sie. Doch ist es völlig unbedeutsam, wenn keine Erregung auftritt. Der Zweck dieser Übung ist, das Geben und Nehmen körperlicher Freude zu lernen. Es ist keine therapeutische Massage, um Spannungen zu lindern, sondern eine sinnliche Berührung, die Wärme vermittelt.

Schritte:

1. Beide: Baden oder duschen Sie zusammen oder einzeln. Tragen Sie danach besonders bequeme Kleidung oder Gewänder.

2. Machen Sie aus, wer zuerst Empfänger und wer zuerst Geber sein soll.

3. Sie können eine alkoholfreie Lotion zum Streicheln verwenden. Wärmen Sie sie aber zuerst in Ihrer Hand etwas auf.

4. Empfänger: Machen Sie es sich bequem. Lehnen Sie sich zurück und schließen Sie die Augen. Atmen Sie mehrmals tief ein und aus. Lassen Sie dabei Ihren Körper in den Stuhl hineinsinken. (Wenn Ihre Füße kitzelig sind, so sind Sie vielleicht extrem empfänglich, das macht es aber schwierig, sinnliche Berührung zu empfangen. Konzentrieren Sie sich ganz auf die Gefühle, die Sie empfinden – es sollte helfen, das Kitzelgefühl zu überwinden und den Genuß zu vergrößern.)

5. Geber: Ob mit oder ohne Lotion, wärmen Sie Ihre Hände auf. Streicheln Sie des anderen Fuß. Lernen Sie ihn durch die Berührung kennen. Untersuchen Sie langsam die Zehen, Wölbung, Knöchel usw. Wenn Ihre Berührung kitzelt, versuchen Sie es fester mit der ganzen Handfläche. Halten Sie immer Kontakt mit dem Körperteil, der gestreichelt wird, und sagen Sie Ihrem Partner, was Sie als nächstes vorhaben. Streicheln Sie darauf die Hände, wobei Sie die Oberfläche und alle Teile der Hand genießen. Sagen Sie, wann Sie aufhören.

6. Beide: Tauschen Sie die Rollen, und wiederholen Sie die Schritte 4 und 5.

Vielleicht möchten Sie diese Übung zu verschiedenen Zeiten wiederholen. Ändern Sie die Reihenfolge, wer zu streicheln anfängt, und variieren Sie den Rahmen: Ort, Musik, Feuer, Kissen, schwaches Licht, kein Licht, Kerzenschimmer, Weihrauch usw. Wenn Sie besondere Akzente für die Umgebung finden, so wählt der Geber die Dinge, die ihn erfreuen würden. Dies folgt unserer Grundhaltung, daß man zur eigenen Freude Genuß verschafft. Wenn ich z. B. meinen Partner streichle und ich sanfte Musik mag, so wähle ich eine solche, es sei denn, der andere mag ausgerechnet sanfte Musik nicht. In diesem Falle muß ich etwas auswählen, das meiner eigenen Beteiligung sicher ist, ohne für meinen Partner unangenehm zu sein. Wenn die Vorlieben und Abneigungen eines Paares weit auseinanderliegen, so bedarf dies eines größeren liebevollen Bemühens.

Wenn Sie sich beide frei von Forderung und Druck fühlen und Sie sowohl als Empfänger als auch als Geber die Berührungen von Hand und Fuß genießen können, ist es soweit, zu den Berührungen des Gesichts überzugehen. Der Zweck und die

Hinweise sind dieselben wie bei den Hand- und Fußberührungen.

Übung

Streicheln des Gesichts

Schritte:

1. Beide baden oder duschen einzeln oder gemeinsam. Achten Sie darauf, daß Ihr Haar sauber und vom Gesicht fern ist. Der Mann sollte frisch rasiert sein.

2. Empfänger: Machen Sie es sich auf einem Sofa oder dem Bett bequem und entspannen Sie sich mit geschlossenen Augen. Atmen Sie tief ein, wobei Sie Ihren Körper in den Sitz sinken lassen.

3. Geber: Setzen Sie sich so auf einen bequemen Stuhl, daß Sie gut an das Gesicht des anderen gelangen. Benutzen Sie eine Gesichtslotion oder Creme, schließen Sie Ihre Augen, und konzentrieren Sie sich auf das Gefühl, während Sie sein oder ihr Gesicht berühren. Genießen Sie und entdecken Sie es, als ob Sie eine blinde Person wären, die nur durch Berührung kennenlernt. Finden Sie Augenbrauen, Augen, alle Aspekte der Nase, Wangen, Stirn, Kinn und Lippen. Genießen Sie sanft, liebevoll und sinnlich die Wärme des Gesichts des anderen. Informieren Sie ihn, wann Sie fertig sind.

4. Beide: Wechseln Sie die Rollen und wiederholen Sie die Schritte 3 und 4.

Die Barrieren im Geben und Empfangen

Normalerweise zeigen diese grundlegenden Gefühlserlebnisse, daß die meisten Hemmnisse im Bereich des Gebens und Nehmens liegen. Nur zu oft wird deutlich, daß es zwei Geber und keinen Empfänger gibt. Beiden fällt es schwer anzunehmen, daß sie ein Recht darauf haben, zu empfangen. Es ist ungewohnt, sich gehenlassen zu dürfen, sich zu entspannen und Berührung zu genießen. Es erscheint selbstsüchtig und pflichtvergessen. Viel leichter stellt sich jeder in seinem Kopf vor, der andere sei ja unfähig, sich an diesem genußvollen Prozeß zu erfreuen. Man denkt: »Ich weiß, daß er es nicht genießt.« Dahinter steckt jedoch ein Gefühl des niedrigen Selbstwerts: Es kann ja kein Vergnügen sein, mich zu berühren.

Manchmal kann der eine von beiden die angenehmen Gefühle des Gebens genießen und der andere das Empfangen, aber die Rollen lassen sich nicht vertauschen. Dann ist das Geben keine wechselseitige Angelegenheit. Und das Prinzip, das wir vorgeschlagen haben, wird dann nicht so gut funktionieren. Oder der eine mag das Empfangen mehr als ein Übel empfinden als Lust. Bei diesen Problemen ermutigen wir Sie als Paar, die Rolle zu praktizieren, die ihnen am schwersten fällt. Gehen Sie Schritt für Schritt daran. Vertrauen Sie Ihre Schwierigkeiten zu empfangen dem anderen an; er ist dazu da. Derjenige, dem es schwerfällt, Genuß zu vermitteln, ist vielleicht durch falsches Zweckdenken blockiert. Er kann sich nicht auf das Angenehme konzentrieren, weil er so damit beschäftigt ist, es recht zu machen – und doch hat er Angst, es nicht richtig zu machen und nicht gefallen zu können. Oft trifft diese Schwierigkeit auf den Mann zu. Ein Mann, der Probleme mit dem Lustspenden hat, ist meist mit einer Mutter aufgewachsen, die ständig negative Botschaften über seinen Vater vermittelte. Der Sohn lernte deutlich, daß Männer nicht fähig seien, Frauen glücklich zu machen. Die Frau wiederum ist oftmals diejenige, die mit dem Empfangen Probleme hat. Dies ist gewöhnlich ein Vertrauensproblem. Sie bestätigt die Befürchtungen des Mannes, es nicht richtig zu machen, weil sie gelernt hat: »Man kann einem Mann nicht richtig vertrauen«. Sie kann ihm Genuß vermitteln und seinen Körper genießen, solange sie die Kontrolle hat. Aber die Rolle des Empfängers zu übernehmen weckt all ihre Ängste, von jemandem abhängig zu sein. Die Angst des Mannes zu versagen und die Unfähigkeit der Frau zu vertrauen werden sich wahrscheinlich auch in anderen Bereichen der Beziehung zeigen. Deshalb sollten Sie während der Übung, die Ihnen am schwersten fällt, darauf achten, in welchen anderen Bereichen ähnliche Defizite auftreten. Unsere Einstellung ist der Ansatzpunkt überhaupt, um die emotionalen Barrieren niederzureißen.

Vorlieben und Abneigungen einmal aussprechen

Nachdem Sie gelernt haben, zu Ihrer eigenen Freude zu berühren und berührt zu werden, besteht der nächste Schritt darin, die Vorzüge und Abneigungen Ihres Partners einzubeziehen. Diesen gerecht werden zu wollen ist, als ob man wieder in das alte Schema des »Gefallen Wollens« zurückfiele. Deshalb ist es wichtig, daß Sie sich in Ihrer Fähigkeit, selbst Lust zu schaffen und zu empfangen, wohl und sicher fühlen, bevor Sie diesen Schritt tun. Dann ist Ihr Umgang auch durch das nötige Wissen über Vorlieben und Abneigungen Ihres Partners bereichert. Oft ist es dann noch schöner, wenn Sie etwas tun, von dem Sie wissen, daß es den anderen ganz besonders erfreut. Wenn das Streicheln des ganzen Körpers dem anderen sehr angenehm und auch für Sie so ist, weshalb tun Sie es dann nicht, auch wenn es andere Aktivitäten gibt, die Sie selbst bevorzugen? In diesem Fall ist es zu Ihrem eigenen Genuß, daß Sie das tun, was den anderen am meisten erfreut. Beweggrund ist nicht allein die Befriedigung des anderen, sondern die gegenseitige Erfüllung. Die Vorlieben und Abneigungen des anderen sollten Sie zu einem anderen Zeitpunkt als diese Übung besprechen. Jeder von Ihnen hat wahrscheinlich Vorlieben und Abneigungen, die er dem anderen noch nie so richtig mitgeteilt hat. Nehmen Sie sich Zeit zum Reden, und verwenden Sie die positive verbale Kommunikation aus Kapitel 12. Diese Zeit des Sprechens ist nur der Anfang. Die Kommunikation der sexuellen Vorlieben und Abneigungen ist ein sich ständig weiter entwickelnder Prozeß.

Zeigen, wo sich's noch gut anfühlt

Nonverbale Kommunikation über das, was wohltut, ist ein weiterer wichtiger Weg, um einander die Vorlieben und Abneigungen zu vermitteln. Nonverbale Kommunikation enthält weniger das Element der Forderung, wie es in der verbalen Unterweisung allzuoft enthalten ist.

Ein weiterer Schritt, ergänzend zum Streicheln des Gesichts, um diese Übung zu einer nichtfordernden Unterweisung zu machen, ist, daß der Geber, während er das Gesicht des Empfängers streichelt, seine Hand sanft und liebevoll auf eine zuvor abgesprochene Stelle legt. Der Geber läßt seine Hände entspannt vom Empfänger bei dem Streicheln des Gesichts leiten. Der Empfänger führt die Hand des Gebers, um ihm zu zeigen, welche Berührung sich am angenehmsten anfühlt. Die Aufgabe des Gebers ist es, sich zu entspannen und ein Gespür dafür zu bekommen, wo und wie der Empfänger berührt werden will. Dies kann Menschen, die oft Angst haben, es nicht richtig zu machen, oder die den Eindruck haben, daß sie nie richtig berühren können, ihre Sorge nehmen. Diese Übung kann von folgender weitergehenden nichtfordernden Unterweisungsübung gefolgt werden, die dann den ganzen Körper miteinschließt.

Übung

Nichtfordernde Unterweisung

Schritt 1: Lesen Sie, beide, diese Anweisungen, und klären Sie, wie Sie verstanden haben, was Sie tun sollen.

Schritt 2: Wieder zur körperlichen Entspannung baden oder duschen.

Schritt 3: Die Frau sollte diese Übung beginnen, indem sie sich in einer nichtfordernden Stellung vor ihren Mann hinsetzt. (vgl. Abb. 8). Dann legt sie ihre Hände auf die seinen, um mit seinen Händen ihr Gesicht, ihre Brüste, den Bauch und die Geschlechtsorgane zu streicheln. Der Zweck dieser Übung ist, daß derjenige, der dem anderen die Hände führt, damit zeigt, welche Art Berührung er wirklich mag. Derjenige, der geführt wird, soll seine Handmuskeln entspannt halten und sich auf die Art Berührung konzentrieren, zu der er geführt wird. Er kann so lernen, was der Liebesgefährte wirklich mag. Dies ist eine besonders gute Zeit für beide, um zusammen zu experimentieren und sich mitzuteilen, welche Art genitaler Berührung ihnen Freude bereitet. Es ist keine Übung zur Erregung, sondern eher eine klinische Übung zum Lernen. Wenn der Mann die Hände der Frau leitet, um sich ihr zu zeigen und ihn zu entdecken, so nimmt er vielleicht wieder eine andere Position ein; vielleicht legt er seinen Kopf in den Schoß seiner Frau. Wenn der Mann die Hand der Frau leitet, um ihn zu streicheln, empfehlen wir die Position, die das untere Bild der beiden Stellungen zeigt (Seite 161).

Schritt 4: Sprechen Sie über das, was Sie bei dieser Erfahrung sowie bei den anderen Übungen gelernt haben: Über die Berührung, die Sie wünschen, und die, die für Sie schon immer unangenehm war. Sind Sie als Paar damit vertraut, ihre Hände gegenseitig zu gebrauchen, kann dieses Führen beim Liebesakt als Mittel der Kommunikation beibehalten werden. Sie können die Hand Ihres Partners führen, um ihm zu zeigen, daß Sie mehr von dieser Berührung wünschen, oder um eine unangenehme Berührung zu vermeiden. So läßt sich die Verantwortung für die eigene Befriedigung als Empfänger wahrnehmen.

Variationen im sinnlichen Berühren

Wenn man die Hände einsetzt, so ist es wichtig, daß diese die inneren Gefühle mitteilen. Dabei sind so selbstverständliche Dinge hilfreich, wie daß die Nägel nicht rauh oder scharf sind, damit man den anderen nicht kratzt. Die Hände des Gebers fühlen sich beim Empfänger am besten an, wenn sie geschmeidig, sanft und warm sind. Die Berührung ist für beide sehr sinnlich, wenn die Hände unaufhörlich den anderen Körper berühren. Dieser ununterbrochene Kontakt vermittelt ein Gefühl, ständig mit den Reaktionen des anderen verbunden zu sein. Die Hände sind nicht die einzigen Werkzeuge, durch welche wir in erotischer Weise unsere Körper genießen. Viele Paare finden es sehr aufreizend und begeisternd, andere Körperteile, wie Vorderarme, Lippen und Brüste, zum Liebkosen zu gebrauchen. Einen dieser Teile zu nehmen ist für denjenigen, der mit Leistungsorientiertheit Schwierigkeiten hat, äußerst positiv. Das Haar vermittelt ein lustiges Erlebnis für den Empfänger. Zehen können auch noch Funken hinzugeben. Die Zunge ist sehr sinnlich. Leichtes Streicheln mit den Fingernägeln empfinden manche sehr positiv, andere weniger.

Eine Übung zur Entdeckung körperlicher Lust, die vielen Paaren sehr gut gefällt, ist, wenn man keine Hände gebraucht. Alle anderen Körperteile dürfen eingesetzt werden. Probieren Sie folgende vorgezeichneten Schritte aus; Sie werden es als anstachelnd oder lustig empfinden.

Übung

Befriedigen ohne Hände

Schritt 1: Lesen Sie das Folgende und tauschen Sie sich darüber aus.

Schritt 2: Baden oder duschen Sie gemeinsam, damit Sie Entspannung und Freude an Ihrem Körper erfahren.

Schritt 3: Einer von Ihnen fängt nun an, den vorherigen Hinweisen entsprechend dem anderen ein angenehmes Gefühl zu bereiten, nur daß er dieses Mal jeden Körperteil außer seinen Händen dazu verwenden darf. Machen Sie daraus eine Experimentierzeit, in welcher Sie entdecken, welche Körperteile Sie gerne nehmen, um Ihren Partner zu streicheln. Sie streicheln vielleicht mit den Haaren, der Nase, den Augen, der Zunge, den Ohren, den Armen, den Brüsten, den Genitalien, den Füßen oder was auch immer. Wenn Sie den Körper Ihres Partners in aller Tiefe genossen haben, tauschen Sie die Rollen, und der andere wird die Entdeckung der verschiedenen Teile seines Körpers, die Ihnen Lust bereiten, weiterverfolgen. Jeder von

Abb. 8
Stellungen
(nicht fordernde Haltung)

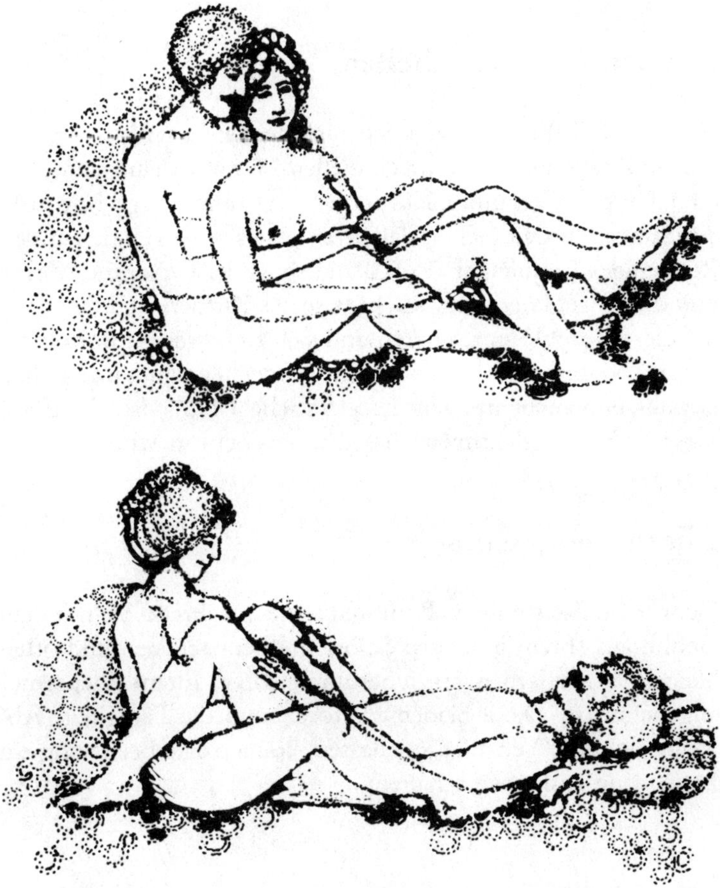

Ihnen hört auf, wenn er den Eindruck hat, ausreichend den gesamten Körper des anderen genossen zu haben. (Eine Abwechslung wäre das gleichzeitige Genießen von Geben und Nehmen.)

Schritt 4: Sprechen Sie über Ihre Erfahrungen dabei. Was hat sich besonders gut angefühlt? Welche neuen Dinge entdeckten Sie über sich selbst? Über Ihren Partner? Welche Barrieren hatten Sie? Was hat Sie daran gehindert, das Ganze maximal zu genießen?

Mit den Gefühlen fließen

Welchen Teil Ihres Körpers Sie auch genießen, wichtig ist, daß Sie mit Ihren inneren Gefühlen fließen. Wenn wir ein Paar durch die Übung des gesamten Körpergenusses führen (vgl. Kap. 19), ermutigen wir den Geber, daß er als erstes seine Hände auf den Rücken des Empfängers legt. Dann spürt der Geber die Wärme und die Bewegungen des Rückens seines Partners und fängt an, auf diese Gefühle zu reagieren und sich zu bewegen. Bewegung ist am besten, wenn sie aus dem Innersten eines Menschen kommt und nicht nur eine mechanische Übung ist, die dafür sorgt, daß jeder Zentimeter des Rückens berührt wurde.

Zusammenfassung

Sie werden das sinnliche Berühren lernen, während Sie mit dem Genuß aus Ihrem innersten Selbst frei herausfließen und offen bleiben, um zu lernen, so zu berühren, daß es Ihrem Ehepartner angenehm ist. Diese beiden Faktoren und die Fähigkeit, Abwechslung und Versuche zuzulassen, können eine Beziehung ein Leben lang aufregend erhalten.

14

Kleinigkeiten, die Freude bereiten

Es war an einem warmen Sommertag. Martin war auf einer Geschäftsreise gewesen. Babsi freute sich auf seine Heimkehr. Sie spürte, wie sie erregt wurde, wenn sie daran dachte, daß er an jenem Abend bei ihr sein würde. Doch das Schlafzimmer war noch zu warm und unbequem. Außerdem wußte sie, daß Martin natürlich zuerst Zeit brauchte, um in ihre Welt zurückzukehren, wenn er von einer längeren Reise zurückkam. Wie konnte sie etwas Schönes planen, das ihrem sexuellen Verlangen entgegenkam, und gleichzeitig auf Martin und sein Bedürfnis eingehen, sich von dem Druck des Jobs zu entspannen? Ein kreativer Plan entstand: Sie hörte auf ihre innere Stimme und glich es aus mit Martins Bedürfnis, Raum zu haben, um sich wiederzufinden, und so drängte sie sich ihm nicht gleich auf. Sie plante ein einfaches, leichtes, aber elegantes Diner bei Kerzenschein, mit einem vertrauten Gericht. Sie legte während des Essens eine ihrer Lieblingsplatten auf. Dies waren Dinge, von denen sie wußte, daß sie sie beide mochten. Und was war mit dem Schlafzimmer? Babsi beschloß, eine neue Umgebung auszuprobieren, ohne daß es an vielleicht frühere Erwartungen oder Forderungen erinnerte. Das Wohnzimmer war das kühlste Zimmer im Haus. Wie wäre es mit einem Liebesnest hier? Mit

Kissen und Unterlagen – die Vorbereitung machte ihr sehr viel Spaß. Es entstand ein Plätzchen, an dem sie bequem plaudern, sich berühren, lieben oder auch nur schlafen konnten.

Mit all diesen besonderen Aufmerksamkeiten ging sie auf ihr gegenseitiges Vergnügen ein. Es war kein nur zaghafter Versuch, gefallen zu wollen, etwa voller Unsicherheit darüber, wie es ankommen würde. Im Gegenteil, der ganze Plan war ein Ausdruck ihres eigenen Wesens und wie sie fühlte und ließ genügend Platz für Martin, um zu genießen, was er wollte. Sie war nicht angewiesen darauf, daß er Begeisterung zeigen würde über dem, was sie getan hatte, denn sie hatte sich in ihrer Kreativität schon selbst erfüllt. Deshalb waren ihre Vorbereitungen für ihre Ausstrahlung bereits frei von irgendeinem Druck an Anforderung an ihn und ein wahrer Ausdruck ihrer selbst.

Leider sind wir nicht immer so im Einvernehmen mit unserem eigenen Verlangen oder sicher in unserem Ausdruck, ohne gleich Bestätigung zu erwarten. Manchmal ist es schwierig, sensibel genug zu sein, dem anderen ausreichend Freiraum zu gewähren. Babsis Anstrengungen sind ein schönes Beispiel dafür, wie ein besonderes Drumherum entwickelt werden kann, um die Vorfreude durch das Ambiente zu steigern. Außer dem Lernen, das Geben und Nehmen zu genießen, gibt es noch viele andere Kleinigkeiten, die einen Unterschied ausmachen. Drei dieser Extras halten wir für besonders vergnüglich, die richtige Atmosphäre zu schaffen, sinnliche Überraschungen mitzuteilen und Rücksichtnahme auszudrücken.

Eine Atmosphäre schaffen

Wenn wir daran denken, eine Atmosphäre zu schaffen, möchte man an ein altes Hochzeitsklischee denken: »Etwas Altes, etwas Neues, etwas Geliehenes, etwas Blaues.« »Etwas Altes«: Ein Gefühl der Wärme wird ausgedrückt, wenn man etwas in die Umgebung einschließt, das für beide einen vertrauten Bezug darstellt. Wir zünden etwa ein Kerzenlicht neben unserem Bett an, wenn wir uns auf unsere sexuelle Erfahrung freuen, denn damit verbinden beide etwas Gemütliches. Also nehmen wir diese Kerze auch, um uns symbolisch mitzuteilen, daß wir sexuellen Kontakt wünschen. Es ist sehr hilfreich, das vorzugeben, was wir schon kennen, um einen guten Anfang zu schaffen. Für Sie beide mag das eine besonders schöne Decke sein, eine Rose, Musik, offenes Kaminfeuer, Duftöl oder ein Parfum. Es gibt unbegrenzte Möglichkeiten.» Etwas Neues«: Wenn jedoch alles alt und bekannt ist, wird die regelmäßige Wiederholung dessen bald dazu führen, daß der Funken verlorengeht. Das Experimentieren mit neuen Orten, Stellungen, Möglichkeiten der Stimulation und der Ausstattung bringt mehr Abwechslung hinein. Wenn Sie es nicht gewohnt sind, Neues in Ihr Sexualleben einzubringen, mag es nicht leichtfallen, damit anzufangen. Sie fühlen sich vielleicht unangenehm berührt, und Ihr Partner fragt sich, was mit Ihnen wohl los sei. Wir schlagen Ihnen eine vorausgeplante Begegnung wie die folgende vor.

Übung

Kreativität leicht gemacht

Schritt 1: Lesen Sie diese Anweisungen und die zugrundeliegenden Prinzipien für die Körperberührung aus Kapitel 13. Besprechen Sie, was Sie verstanden haben.

Schritt 2: Baden oder duschen Sie beide, so daß es Ihnen Entspannung und Vergnügen an Ihren Körpern bringt.

Schritt 3: Jeder von Ihnen bringt in diesem Fall ein oder mehrere Dinge ein, die er sonst benutzt, um seinem Partner eine Freude zu machen. Nehmen Sie besonders etwas, was sich auf der Haut angenehm und sinnlich anfühlt. Aber machen Sie für den anderen eine Überraschung daraus. (Dies können ein bestimmer Stoff, ein Fell, ein Haar, eine Bürste, eine Feder usw. sein.)

Schritt 4: Einer von Ihnen fängt an, indem er seinen Partner bittet, sich auf den Bauch zu legen. Streicheln Sie sachte seinen Rücken mit dem ausgewählten Gegenstand. Sobald sowohl Sie als auch Ihr Partner dieses bestimmte Gefühl genießen, machen

Sie damit am ganzen Körper weiter. Sind Sie damit fertig, so tauschen Sie die Rollen. Der andere Partner macht nun das gleiche mit dem von ihm gewählten Gegenstand. Jeder sollte aufhören, wenn er den Körper des anderen tief genug genossen hat.

Schritt 5: Sprechen Sie über Ihren Eindruck bei dieser Übung. Was haben Sie genossen? Wovon hätten Sie gerne mehr gehabt? Womit könnten Sie sich noch vorstellen, daß Ihnen Streicheln gefallen würde? Was haben Sie gelernt?

Ein weiterer Weg, diese Übung zu variieren, besteht darin, daß Sie abwechselnd die Atmosphäre verändern. Jeder Partner kommt einmal dran und darf dann etwas Neues, Sinnliches zur Umgebung für den Liebesakt hinzufügen. »Etwas Geliehenes« – unser Sprichwort eingangs noch einmal – erinnert uns an die nötige Offenheit für die Ideen anderer. Es kann durch das Gespräch mit einem Freund kommen, aus einem Buch oder einem Seminar – durch irgendeine äußere Quelle erhalten Sie Informationen, die sich in Ihr Liebeserleben einfügen lassen. »Etwas Blaues« spricht von der heute kaum noch bekannten Tradition in Form des blauen Strumpfbandes bei der Hochzeit. Traditionen zu schaffen, die für Sie etwas Besonderes sind, bedeutet Kontinuität und Vorfreude. Traditionen für ein besonderes Ereignis, wie z. B. einen Geburtstag, schaffen ebenso eine Umgebung für ein sexuelles Erlebnis. Vielleicht kauft der Mann Rosen für seine Frau, oder sie gehen in ein besonderes Restaurant aus, zum Beispiel wo sie sich das erste Mal getroffen haben. Dies sind dann angenehme Erfahrungen, auf die Sie immer zählen können und die Ihrer sexuellen Begegnung zugute kommen. Wenn Sie derjenige sind, der Ihre nächste gemeinsame Zeit plant, denken Sie an diese vier Bereiche – »etwas Altes, etwas Neues, etwas Geliehenes, etwas Blaues.« Jeder Mensch ist kreativer, als er vielleicht glaubt.

Geplante Überraschungen

Das ganze Ereignis, das Babsi in Erwartung von Martins Rückkehr geplant hatte, war eine Überraschung für ihn. Vorsätzliche Überraschungen sind oft amüsanter für den, der sie ausführt, als für den, der sie empfängt. Der Überraschende hat Zeit, sich in die Details des Ereignisses hineinzuversetzen. Er oder sie genießt die Vorfreude. Die Person, die überrascht werden soll, verpaßt den Spaß der Vorbereitung und der Vorfreude und fühlt sich vielleicht für die Überraschung gar nicht bereit. Trotzdem kann die richtige Art der Überraschung ein Genuß sein. Eine Überraschung muß nicht unbedingt physisches Berühren umfassen, um sinnlich zu sein. Sie planen vielleicht eine Wanderung durch die Berge, einen Spaziergang barfuß am Strand, eine Fahrt durch die Landschaft, einen Nachmittag mit einem kulturellen Ereignis, einen Abend im Kino, ein gutes Abendessen. Es gibt viele sinnliche Ereignisse ohne Berührung, die nicht weniger Intimität und Erregung mit sich bringen. Es kann einen neuen Ansporn in Ihre Beziehung bringen, solch ein Ereignis als völlige Überraschung für Ihren Partner zu planen. Nicht selten gibt es eine Aktivität, die Sie schon lange gemeinsam durchführen wollten. Aber aus irgendeinem Grund hat es bisher nie geklappt. Vielleicht erwarten Sie auch, daß Ihr Partner solche Pläne macht. Weshalb nehmen Sie es nicht in die Hand? Wechseln Sie von »Ich wünschte, er würde an so etwas denken« oder »Ich frage mich, weshalb sie dies nie macht« zu »Wenn es etwas ist, das ich gerne hätte, warum plane nicht ich es als Überraschung?« So wie es Spaß macht, sinnträchtige Begegnungen zu planen, so ist es auch mit sexuellen Erlebnissen. Gelegentlich ist es für den einen Partner geradezu ein Ansporn, den ganzen Plan für eine gemeinsame Zeit zu übernehmen. Sie sagen zum Beispiel nur, daß nächster Donnerstag abend ein Abend für Sie beide wird. Und sagen Sie, daß Sie sich um alles kümmern werden. Überlegen Sie, wie Sie die Atmosphäre gestalten können. Sie können auch in dem einfallsreich werden, was Sie gemeinsam tun möchten. Wenn Ihre sexuelle Beziehung auf Verkehr beschränkt ist, planen Sie eine Zeit mit Atmosphäre, die das Miteinander-Sprechen und das zärtliche Zusammensein ohne die Notwendigkeit des Vollzugs des Liebesakts fördert. Machen Sie alles zu einem Ausdruck Ihrer selbst, zugleich die Vorzüge und Abneigungen Ihres Partners einbeziehend.

Sicher mag man nicht immer die Energie oder das Interesse haben, solch einen Plan komplett als Überraschung zu gestalten. Die meiste Zeit über fügen Sie eher etwas Spannung zu einem bereits abgesprochenen und erwarteten Vorhaben hinzu. Vielleicht wollten Sie ja beide nur schon lange einmal eine neue Bettdecke kaufen. Jeder von Ihnen kennt des anderen Geschmack (hoffentlich), und einer kauft es und macht es zur Überraschung.

Überraschungen können auch ungeplant sein und damit oft ganz unerwartete Begeisterung auslösen. Die Spontaneität dabei kommt meistens daraus, daß einem plötzlich das eigene sexuelle Verlangen klar wird. Eine Überraschung, die wir beide beispielsweise einander gerne bereiten, ist, nackt ins Bett zu gehen. Wir tragen nachts normalerweise Pyjamas, so daß es eine angenehme Überraschung ist, einen warmen, nackten Körper im Bett vorzufinden. Solche unerwarteten Augenblicksüberraschungen signalisieren dem anderen ganz besonders, daß man begehrt wird.

Für manche ist es wichtig, daß man ihnen zeigt, wie wichtig es einem ist, sich vorzubereiten: Dies mag das Rasieren des Barts oder der Beine bei der Frau sein; dazu gehört ebenso ein frisch gebadeter, fein duftender Körper. Was es ausmacht, ist von Person zu Person verschieden. Dies ist ein sehr sensibler Bereich, in welchem sich mancher auf Anhieb auch gar nicht immer frei genug fühlt, um solche Wünsche mitzuteilen.

Eine Frau fühlte sich sexuell von ihrem Mann abgestoßen. Sie liebten sich stets am Abend. Der Mann hatte eine Arbeit, die ihn stark zum Schwitzen brachte, und er pflegte nach der Arbeit nicht zu duschen. So war er nicht gerade gut riechend und angenehm zu berühren. Er spürte, wie sie ihn mied, kam aber nicht darauf, warum. Der Kommunikationsprozeß hierzu benötigte einige schwere Arbeit. Er war nicht sehr offen dafür, seine Art zu ändern. Er sah sie als schwierig an, und sie meinte, er sei bockig und lieblos. Manchmal hebt schon allein das Reden über das Problem die Barriere auf. Andere Situationen erfordern eine größere Investition in das Problem. Normalerweise ist eine Person bereit und froh zu tun, was immer erforderlich ist, um einen unangenehmen Duft zu beheben oder sich so vorzubereiten, wie es dem Partner wichtig ist.

Ein weiterer Schritt berücksichtigt, daß man alles Nötige für eine sexuelle Begegnung bereithält. Dies umfaßt Empfängnisverhütung, Tempos, Gleitmittel oder spezielle Leintücher. Manche Ehepaare haben so ein »Liebesakt-Kit« immer bereit. Entweder ist er dort, wo man leichten Zugang dazu hat oder beide Partner teilen sich die Aufgabe, daran zu denken und ihn zu den gemeinsamen Augenblicken mitzubringen. Die Umgebung vorzubereiten ist ein Ausdruck von Mitdenken, selbst wenn es nicht als Überraschung passiert. Allein zu sehen, daß sich der andere Zeit nimmt, um die Heizdecke anzumachen, den Raum zu wärmen, die Tür zu verschließen, die Lichter zu dämpfen oder das Schlafzimmer aufzuräumen, ist ein Ausdruck der Liebe. Die sexuelle Beziehung zwischen Ihnen und Ihrem Partner ist Ihnen wichtig und etwas Besonderes. Sich selbst und dem anderen Genuß zu bereiten verstärkt das sexuelle Vergnügen, solange es nicht zur Forderung wird. Machen Sie so etwas, weil Sie es gerne tun, nicht um eine Reaktion zu erhalten. Sonst bauen Sie nur Anspannung auf, die Sie von dem anderen wegzieht, anstatt ihm Freude zu bereiten. Auch Erwartungen – natürlich auch gutgemeinte – können im Wege stehen. Genauso problematisch ist es, wenn Sie denken: »Ich habe sie das letzte Mal überrascht, nun ist sie dran.« Machen Sie sich frei von solchen Aufrechnungen und tun Sie einfach etwas als Ausdruck Ihrer Sinnlichkeit.

15

Gut stimuliert ist fast gewonnen

»Ich weiß, wie ich es erreichen müßte, sie zur Erregung zu bringen, aber sie ist anders. Sie reagiert nicht so, wie das Buch es sagt.«

Durch Stimulieren Vergnügen bereiten

Weshalb erst ein Kapitel über Vergnügen und dann noch eines über die Stimulation? Zwar hoffen wir, daß die sexuelle Stimulation, die wir erfahren, auch Lust bereitet. Aber selbstverständlich ist dies dennoch nicht in jedem Fall. Am Beispiel der Extremsituation: Eine Frau, die mit Gewalt genommen wird, mag physische, sexuelle Erregung erleben, aber sie empfindet im übrigen Angst und Schmerzgefühle; niemand wird erwarten, daß sie auch noch Freude daran hat. Auf der Seite des Mannes muß so etwas nicht unbedingt den Genuß einer sexueller Stimulation vermitteln, denn bei ihm ist sexuelle Erregung möglich, losgelöst von jedem partnerschaftlichen Einssein.

Kreative Abwechslung kontra stereotype Monotonie

Bevor die Forschung von Masters und Johnson die sexuellen Handbücher beeinflußte, beherrschte die Ansicht die vorehelichen Lehren, man müsse nur auf die richtigen »Knöpfe« drücken.

Der Mann mußte dies nur in der richtigen Reihenfolge tun, so hatte er den Schlüssel, um eine Frau glücklich zu machen. Mit Küssen, Streicheln der Brüste und Reiben der Klitoris sollte sie bereit sein. Das erinnert uns an die Gebrauchsanweisung für unseren neuen Toaster. Das Ehehandbuch, das wir vor unserer Hochzeit 1963 studierten, beschrieb es folgendermaßen:

»... Der Mann muß stets sein ungeduldiges Begehren vertagen ... und kontrollieren, bis er seine Frau durch eine ... angemessene Phase der Vorbereitung hindurchgeführt hat ... Die fast vollständige Reaktion erhält man am ... wahrscheinlichsten, wenn man bei der Liebkosung eine ... bestimmte Reihenfolge einhält, beginnend mit den Lippen ... und dem Nacken, den Brüsten und schließlich den ... Sexualorganen. Aber Frauen unterscheiden sich da, und ... der Mann muß die Vorlieben seiner Frau kennenlernen, ... anstatt sich auf die Theorie zu verlassen.« (Paul Popenoe, Sex Happiness or Tragedy? Los Angeles: Samuel Newman Productions, 1954).

Glücklicherweise oder leider funktioniert das nicht so. Eine lustvolle Stimulation tritt am wahrscheinlichsten auf, wenn zwei Menschen sich frei und unbefangen an ihrem Leib erfreuen. Jeder Körperteil kann schließlich auf sexuelle Stimulation reagieren. Wenn man an irgendeiner Stelle die Haut des anderen reibt, kann das schon sexuell anregend sein. Jeder neue Versuch und Impuls wirkt viel erotischer, weil es ein neues Gefühl bewirkt. Es gibt keine Norm dafür, was wirkt. Das hilft sicher einem unsicheren Menschen weniger. Die gute Seite ist, daß die Tür weit offen steht, den anderen zu entdecken.

Individualität verstehen und zulassen

Jede Abwechslung zwingt uns, individuelle Unterschiede anzuerkennen und zuzulassen; das heißt Unterschiede zwischen Mann und Frau, wieder anders bei jeder Frau, bei keinem Mann gleich, bei derselben Person von einem Mal zum anderen und von Zeit zu Zeit selbst beim gleichen Vorgang. Läßt man aber keine Abwechslung zu, wird es schnell langweilig.

Betrachten wir die Unterschiede, die wir jedem Menschen zugestehen müssen. Weil eine bestimmte Berührung für Sie stimulierend ist, heißt das nicht automatisch, daß es für Ihren Partner auch so ist. Jeder muß selbst bestimmen dürfen, was ihn stimuliert und ihm Lust macht. Auch deshalb ist es am besten, wenn jeder seinem eigenen Verlangen nachgeht. Es nimmt das Raten aus dem Spiel. Eine andere Art, wie wir uns selbst in Schwierigkeiten bringen können und keine Individualität zulassen, ist, wenn wir zuvor gelernte Lektionen aus früheren Erfahrungen zu sehr auf unseren jetzigen Partner übertragen. Wenn Sie mit jemand anderem vor Ihrem jetzigen Partner sexuelle Beziehungen hatten, ist es das Einfachste, die gleiche Reaktion wieder zu erwarten. Viele Paare haben Schwierigkeiten, diese Art sexueller Spannungen zu lösen. Die Situation mag folgendermaßen aussehen: Eine Frau hatte als Teenager sexuelle Erfahrungen. Diese Erlebnisse waren aufregend und voller Vitalität. Ihre Partner waren gewöhnlich etwas ältere Männer, die sie vom Boden abheben ließen und sie sehr erregten. Nachdem sie Christ geworden war, wurde sie wegen ihrer vergangenen Erfahrungen und ihrer intensiven sexuellen Lust von Schuldgefühlen geplagt. Sie beschloß, nie wieder in der Promiskuität Erfüllung zu suchen oder nie wieder dermaßen sexuell aktiv zu sein. Durch diese Entscheidung schaltete sie ihre sexuellen Gefühle weitgehend aus. Dann fand sie einen netten Mann gleichen Glaubens zur Ehe. Er war das Gegenteil ihrer vergangenen Liebhaber. Sie erwartete von sich selbst (einer »abgeschalteten« Person) jedoch die gleichen Reaktionen und Lustgefühle wie früher. Kein Wunder, daß sie enttäuscht wurde! Es bedurfte einer längeren Zeit der Therapie, um sie so weit zu lösen und zu befreien, daß sie wieder fähig war, lustvoll und erregt zu reagieren – dieses Mal auf ihren Ehemann. In einem anderen Fall heiratete ein Mann, nachdem seine erste Ehe gescheitert war, erneut. Seine erste Frau war schnell erregbar und intensiv orgastisch gewesen. Seine zweite Frau hatte dagegen als Kind ein sexuelles Trauma erlebt und konnte daher einen Orgasmus nicht so frei erleben. Sie erlebte viele Konflikte bezüglich ihrer sexuellen Reaktionsfähigkeit. Zwar konnte sie intensiv erregt werden, kämpfte aber dagegen an und brachte dadurch Anstrengung und Frust zum Ausdruck. Der Mann las daraus eine Botschaft bezüglich ihrer Gefühle für ihn ab und hatte Schwierigkeiten zu verstehen, wie ein Orgasmus für seine zweite Frau so schwer, während es bei seiner ersten doch so leicht war.

Neben der Tatsache, daß man die Unterschiede von einem Menschen zum anderen beachtet, ist es wichtig, sich darauf einzustellen, daß auch der gleiche Mensch von einem Mal zum andern anders reagiert. Dabei wird dies häufiger von Frauen als von Männern berichtet. Im allgemeinen sind Männer beständiger in dem, was sie erregt. Frauen berichteten uns, daß Küssen manchmal hocherregend sein kann, und ein anderes Mal möchten sie nicht einmal, daß man ihre Lippen berührt. Für den Mann, der glaubt, es sei seine Verantwortung, die Frau zu erregen und sie zu befriedigen, kann dies natürlich recht frustrierend sein. Gerade wenn er meint, er hätte es endlich herausgefunden, ändert es sich bei ihr. Auch das ist wieder ein Beispiel dafür, daß es am besten funktioniert, wenn jeder Ehepartner der eigenen Lusterfüllung gegenüber dem anderen nachgeht.

Wenn eine Frau sehr wechselhaft ist, besteht erst recht der einzige Weg für sie und ihren Partner darin, um von jeglichem Druck beim Liebesspiel frei und entspannt zu sein, daß sie selbst die Verantwortung für das übernimmt, was sie braucht. Es gibt keine Möglichkeit, wie ihr Mann entscheiden könnte, was jetzt gerade stimulierend ist. Aber auch Ihr Mann möchte sein Einfühlungsvermögen einbringen dürfen. Und wer die Männer kennt, weiß, wie leicht sich auch ein Mann einmal von einer Situation zurückzieht; das aber soll doch vermieden werden.

Dies trifft auch für Veränderungen innerhalb des sexuellen Erlebnisses zu. Frauen scheinen wechselvoller zu sein als Männer. Wir sind nicht sicher, ob dieses Phänomen angeboren, kulturell anerzogen oder bei einer speziellen Art von Menschen, die unsere Seminare besuchen, so häufig auftritt. Es scheint in unsere kulturelle Tendenz zu passen, daß Mädchen ihre Emotionen freier ausdrücken dürfen als Jungen. Wir hoffen, daß sich dies noch ändert. Ein allgemeiner Punkt der Unzufriedenheit, von dem Frauen berichten, ist, daß der Mann eine Stelle findet, die empfänglich ist, und darauf beharrt, bis »er sie abgenutzt hat«. Die Auffassung, daß man nur den richtigen Knopf drücken muß, läßt keinen Wechsel zu.

Wie können Sie beide nun in ein System hineinkommen, das Abwechslung und Individualität erlaubt? Die effektivsten Richtlinien, die wir Ihnen geben können, befinden sich in dem 13 Kapitel über das Genießen der Lust. Es ist besonders wichtig, daß Sie das dort beschriebene Wechselverhältnis lernen. Das heißt, daß jeder die Verantwortung übernimmt, seinen eigenen Bedürfnissen nach Stimulation nachzugehen, und jeder dafür verantwortlich ist, es irgendwie mitzuteilen, wenn er es anders wünscht. Wenn Sie einige der nonverbalen Signale (Kapitel 12) gelernt haben, haben Sie möglicherweise schon eine flexible Vorgehensweise entwickelt. Die richtige Einstellung, ohne Erwartung für beide Lust am Sex zu haben, ist Ihre wachsende Bereitschaft, darüber zu sprechen, was Sie wirklich stimuliert. In der einen Übung führten Sie die Hände Ihres Partners, um ihm zu zeigen, was sich für Sie angenehm anfühlt. Selbst wenn sich das von Zeit zu Zeit ändert, haben Sie dann doch eine Ahnung über des anderen Neigungen. Dieselbe Ahnung läßt sich ausweiten auf Ihre sexuelle Stimulation überhaupt, gerade auch, um sich auf ändernde Vorlieben aufmerksam zu machen.

Stimulierende Berührung kontra störende Berührung

In der Berührung liegt das größte Potential für die sexuelle Erregung, wenn der, der berührt, entspannt ist und den Körper des anderen zu genießen versteht. Je weniger Sorge und Streß überhaupt vorhanden ist, desto wahrscheinlicher ist es auch, daß es zur Erregung kommt.

Sorge und Spannung werden in der jeweiligen Reaktion übertragen, die wir durch die sexuelle Berührung vermitteln. Der Körper kann Berührung als störend signalisieren. Auch die Unterschiede, wie Menschen einander anfassen, können die Reaktion auf Berührung beeinträchtigen. Wenn Sie am meisten durch eine feste Berührung angeregt werden, ist es wahrscheinlich, daß Sie selber Ihren Partner auch fest anfassen. Nun kann es aber sein, daß Ihr Partner viel eher auf leichte Berührung reagiert. Haben Sie darüber aber noch nie gesprochen, mag jeder von Ihnen die Berührung des anderen als negativ statt als erregend empfinden. Zu viel oder zu wenig Druck kann schon einen großen Unterschied in Ihrer Reaktion auf Berührung machen. Wenn Sie nun Ihrem Partner entgegenkommen, um das Streicheln Ihrer beider Bedürfnisse anzupassen, kann schon das ein wirksames Mittel sein, die Flexibilität der Beziehung aufrechtzuerhalten.

Der Gebrauch von Feuchtigkeitsgel kann die Berührung noch steigern. Dies sowohl beim Streicheln des ganzen Körpers allgemein als auch beim Liebkosen der Geschlechtsorgane. Für Männer fühlt es sich am Glied fast so an, als wären sie in der Vagina und ist daher sehr erregend. Bei Frauen nimmt es die Reizung weg und fördert meist stark die Erregung. Die einzigen Personen, bei denen wir festgestellt haben, daß der Gebrauch von Feuchtigkeitsgel nicht gut ist, sind Männer und Frauen, die so etwas nicht mögen. Für sie sind die natürlichen Sekretionen der Geschlechtsorgane bereits unangenehm. Wir ermutigen solche Menschen, daran zu arbeiten, diese negative Reaktion zu desensibilisieren, weil es ihrem sexuellen Genuß entgegenwirkt. Es gibt bestimmte Probleme bei der Berührung, die noch tiefer liegen als das zu abrupte oder feste Streicheln, nämlich kitzlig sein und harte, beherrschende Berührung. Die harte Berührung wird oft von jemand angewendet, der dominieren muß oder irgendwie zornig ist. In jedem Fall ist derjenige noch zu unbeteiligt, um sein Bedürfnis so auszudrücken, wie es auch ihm guttäte. Der Partner erlebt das natürlich als seinen eigenen sexuellen Ausdruck hemmend. Kitzelig sein kann man als eine intensive erotische Empfänglichkeit verstehen, die blockiert ist. Mit anderen Worten, der extrem kitzlige Partner spürt die Berührung im Grunde sehr intensiv. Anstatt sie als Erregung zu erleben, ist das erotische Gefühl noch blockiert und durch das kitzlige Gefühl ersetzt.

Gerald hatte dieses Problem. Er und seine Frau kamen zu uns wegen seiner Impotenz. Während des Streichelns der Füße entdeckten wir, daß der Kitzel die Freude am Streicheln störte. Wir baten ihn, sich intensiv auf das Gefühl zu konzentrieren und sich gleichzeitig bewußt zu werden, es nicht zuzulassen, daß er diese Berührung als sinnlich empfand. Mit etwas Übung hatte er schließlich sinnliche Reaktionen auf das Streicheln der Füße. Dieselbe Reaktion trat auf, als Gerald und seine Frau Susanne die Anleitung für nichtfordernde, positive genitale Stimulierung durchgingen. Wir erfuhren, daß Susanne schon vor Jahren aufgehört hatte, Geralds Glied zu berühren. Es gab keine Möglichkeit, wie sie ihn positiv stimulieren konnte, ohne ihn zu kitzeln. Kein Wunder, daß er unfähig war, eine Erektion zu haben! Das Paar machte einige Übungen, die ihm halfen, sich auf die erotische Stimulation zu konzentrieren und sie zu empfangen. Mit der nachlassenden Sorge um die Erektion und der empfangenen Stimulierung wurden die Erektionen zur regelmäßigen Reaktion. Küssen ist eine weitere stimulierende Berührung. Wir waren überrascht, Paare zu finden, die noch nie leidenschaftlich geküßt hatten. Sie betrachteten Küssen nicht als stimulierend; es war für sie nur ein freundschaftliches Zeichen. Es war geradezu eine Herausforderung, Paaren das Küssen beizubringen! Wir entdeckten, daß Küssen nie zum stimulierenden Teil ihres Liebesakts gehörte. Keiner von ihnen hatte je zuvor leidenschaftliches Küssen erlebt! In unserer Rolle als

Berater sehen wir uns nicht als Vorbilder und schon gar nicht als Ersatz! So sind wir da, erklären wortreich, wie man es genießen kann, Zunge und Zähne zu benutzen. Es ist lustig und lohnenswert für uns, einem Ehepaar einen ganz neuen Bereich der Stimulierung aufzuschließen, nämlich ihren Mund. Wenn einer von Ihnen oder Sie beide in diese nichtleidenschaftliche Kategorie beim Küssen gehören, so sprechen Sie miteinander darüber, wie Sie Veränderung erfahren könnten, und probieren Sie es aus. Zuerst mag sich das sehr ungewohnt und nicht automatisch auch angenehm anfühlen, aber bleiben Sie dran! Beginnen Sie damit, daß Sie Ihren Partner küssen, indem Sie Ihre Zunge gegen seine Lippen führen, dann gegen seine Zähne und schließlich Zunge an Zunge. Dann kann der ganze Mund in Aktion treten. Werden die Leidenschaft und die Erregung erst einmal erlebt, wird es spontan geschehen, daß Sie richtig gern küssen.

Übertriebene kontra zurückgehaltene natürliche Körperreaktionen

Wenn wir spüren, daß unser Körper sexuell erregt wird, können wir auf zwei Weisen reagieren: Wir können mitschwingen und uns hineinsteigern oder uns anspannen und die natürliche Steigerung der Erregung bremsen. Derjenige, welcher Schwierigkeiten beim Mitfließen hat, muß versuchen, sein Wohlfühlen zu steigern. Dies muß gerade auch dann geschehen, wenn der Betreffende jahrelange darauf konditioniert worden war, die sexuelle Reaktionen müsse man zurückhalten.

Beginnen Sie, auch einmal auf Ihren Körper zu hören. Dies ist noch lange keine Überbewertung des Körperlichen. Statt dessen bedeutet dieses In-sich-Hineinhören, endlich einmal auch auf die guten Gefühle einzugehen und sich auf die guten Empfindungen der Berührung auszurichten. Dazu kann die Bewegung nach einem rhythmischen Muster gehören. Rhythmik mag eine Reaktion auf ein Reiben der Vagina oder des Penis sein. Es kann eine Reaktion Ihrer Klitoris sein, die einen rhythmischen Druck wünscht, oder des Penis, der ein rhythmisches Liebkosen möchte. Wenn Sie einen Wunsch danach haben, so werden sie aktiv, diesen Rhythmus in Gang zu setzen. Übertreiben Sie das natürliche Begehren Ihres Körpers, indem Sie einmal ganz gewollt anders als gewohnt reagieren. Das gleiche kann auf das Atmen zutreffen. Eine Reihe von Frauen, die Schwierigkeiten hatten, einen Orgasmus zu erleben, entdeckten, daß sie mit dem beim Sex gesteigerten Atmen aufhören, sobald sie zu erregt sind. Tieferes und schnelleres Atmen ist eine natürliche Reaktion unseres Körpers auf sexuelle Stimulation (vgl. Kap. 8). Wenn wir unsere Körperreaktionen abschneiden, schränken wir unser Erleben ein. Wenn dies bei Ihnen der Fall ist, atmen sie bewußt immer tiefer weiter, so wie sich Ihr Atem intensivieren würde, um so mehr sie erregt sind. Auch Geräusche können übersteigert oder zu sehr zurückgehalten werden. Manchmal behindern äußere Bedingungen Ihre Freiheit, alle Laute herauszulassen. Die häufigste Einschränkung sind Kinder in einem anliegenden Raum. Ist das Ihre Schwierigkeit, finden Sie Zeiten, in denen Sie wirklich ungehindert sind. Eine weitere natürliche Reaktion auf Stimulation besteht darin, daß wir unsere Körper dem stimulierenden Kontakt entgegenbewegen. Oft bedeutet es, daß man sein Becken zu einem Punkt der Stimulierung hinschiebt. Hören Sie auch darin in sich hinein. Sobald Sie merken, daß Sie sich von den Kontaktpunkten wegbewegen, bewegen Sie sich wieder dahin zurück, vor allem die Geschlechtsorgane. Je mehr wir uns öffnen, uns hineinnehmen lassen und auf die Erregung reagieren, desto empfänglicher werden wir. Es ist wichtig, mit unserem Körper zu gehen, Gottes Schöpfung in uns und unsere Sexualität in der Ehe frei zu genießen.

16

Nur mit Einladung

»Ich verstehe nicht, weshalb meine Frau so außer sich gerät, wenn ich in sie eindringe. Ich achte immer darauf, ob sie feucht ist, und doch sagt sie, ich würde sie nicht fragen, ob sie bereit sei oder nicht. Ich bin verwirrt.«

Wann?

Irgendwann während der sexuellen Erregung ist es wahrscheinlich, daß der Eintritt erfolgt. Der Akt des Eindringens ist das, was aus einem sexuellen Spiel sexuellen Verkehr macht. Vorweg jedoch kurz noch folgende Ausnahme: Das Eindringen ist zum sexuellen Genuß und zur Freisetzung nicht unbedingt notwendig. Für viele Paare gehört das Eindringen nicht automatisch zu jeder sexuellen Begegnung dazu. Wenn es nicht möglich ist, wie z. B. in Fällen der verlängerten Impotenz des Mannes oder des Vaginismus (Vaginismus ist eine feste Kontraktion oder Spasma der Vagina) der Frau, können Paare lernen, ein befriedigendes sexuelles Spiel zu haben, ohne daß ein vollständiger Verkehr stattfinden muß. Das sexuelle Spiel ohne Verkehr hat einige Vorteile. Jeder von uns könnte von den Erfahrungen dieser Spielart profitieren, weil die Körper ganz anders und viel völliger genossen werden. Das Eindringen sollte dann erfolgen, wenn beide Partner sich dazu bereit fühlen und den Wunsch danach verspüren. Und dieser Wunsch entsteht erst dann, wenn sowohl Mann als auch Frau intensiv sexuell stimuliert wurden. Frauen können sogar den Orgasmus durch äußere Körperstimulierung vor dem Eindringen erleben.

Es gibt keinen richtigen oder falschen Zeitpunkt für das Eindringen. Das einzige physische Kriterium ist die feuchte Vagina bei der Frau und der steife Penis beim Mann. Selbst diese sind nicht unbedingt nötig, denn ein Mann und eine Frau können lernen, einen nur leicht erigierten Penis in die Vagina einzuführen. Ein Feuchtigkeitsgel kann als Ersatz oder zur Förderung der vaginalen Lubrikation dienen. Der richtige Zeitpunkt hängt also von Ihnen ab.

Wichtig ist jedoch nun, daß die physischen Zeichen der Bereitschaft nicht immer die emotionelle Bereitschaft anzeigen. Der Mann kann lernen, das Liebesspiel noch auf einige Zeit nach seiner vollen Erektion auszudehnen. Frauen »fühlen« sich oft noch nicht bereit, obwohl die Vagina sehr feucht ist. Auch wenn sich eine Frau sehr angespannt fühlt, wünscht sie kein Eindringen. Die Frau braucht es, daß der Mann bereit ist, sich zurückzuziehen, wenn zwar ihr Körper, nicht aber ihre Gefühle dazu bereit sind. Sie braucht diesen gemeinsamen Raum, um ihre Gefühle mit ihrer Körperreaktion mithalten zu lassen. Das geschieht aber nur, wenn sie sich von jeglicher Erwartungshaltung, bereit sein zu müssen, frei fühlt. Die Frau weiß am besten, wann sie bereit ist. Physisch kann das als ein Öffnen und Hinausreichen der Vagina beschrieben werden. Während der Plateau-Phase (vgl. Kap. 8) treten eine Reihe von physischen Veränderungen auf, die diesem Öffnungsgefühl entsprechen. Eine Frau ist nur wenige Minuten von dem Orgasmus entfernt, wenn sie die Veränderungen in ihrer Vagina spürt. Sie kann dann den Verkehr wünschen oder auch nicht. Es ist ihre Entscheidung. Die Frau ist die einzige Person, die entscheiden kann, ob sie bereit ist oder nicht.

Weshalb auf eine Einladung warten?

Wir haben alle ein Bedürfnis, unser »Revier« zu bewahren. Wir sind besitzergreifend und abwehrend, wenn es um unsere Privatsphäre geht. Kinder erleben eine erstaunliche Phase im Alter von zehn Jahren, in der sie sich extrem bedroht fühlen, wenn Geschwister oder ein Elternteil unaufgefordert ihr Zimmer betreten. Befinden wir uns in unserem Schlafzimmer oder im Bad mit geschlossener Tür, erwarten wir, daß unsere Kinder klopfen und auf eine Antwort warten, bevor sie eintreten. Wir gewähren ihnen die gleiche Höflichkeit. Das bedeutet, daß wir das Territorium des anderen respektieren.

Hatten Sie je einen energischen Verkäufer an Ihrer Haustür? Kaum hatten Sie die Tür offen, stand er schon im Eingang. Um mit ihm reden zu können, mußten Sie noch einige Schritte zurücktreten. Als automatische Reaktion auf diese Art von Invasion möchte man den Mann gerne hinausschieben. Das gleiche Prinzip gilt für den sexuellen Verkehr. Das Eindringen ist der Akt, bei dem der Mann in den Körper der Frau eindringt. Um sich dort willkommen zu fühlen, sollte er auf ihre Einladung warten. Jeder von uns fühlt sich wohler, wenn wir jemanden in unsere Privat- und Intimsphäre einladen. Dies trifft auf unsere Häuser, unsere Zimmer, unsere Gefühle und natürlich unsere Körper zu. Die Einladung muß nicht formell erfolgen. Es kann eine nonverbale Botschaft sein, die von Ihnen beide verstanden wird. Die Frau reicht vielleicht mit ihrem Becken nach dem Glied. Oder sie führt es in ihre Vagina ein. Oder es ist ein Kosewort, das Sie beide mögen. Es gibt viele Möglichkeiten, wie eine Frau einen Mann wissen lassen kann, daß sie bereit ist.

Weshalb die Frau?

Durch die physische Konstellation ist die Frau die Empfängerin, die deshalb auch dazu tendiert, eine eher passive Haltung einzunehmen. Sie kann leicht das gleiche Gefühl der Invasion erleben, wie es bei dem aggressiven Verkäufer beschrieben wurde. Der Mann andrerseits neigt zu einer gewissen »aggressiven« Handlungsweise, wenn er in die Vagina eindringt. Doch Aggressivität ist nicht notwendig. Der Mann kann passiv auf seinem Rücken liegen, während die Frau ihren Körper über seinem erigierten Penis bewegt, und ihn so in die Vagina einführt. Die Positionen und Rollen sind dann etwas umgekehrt, selbst wenn die Vagina die Empfangende ist, die diesen »aggressiven« Teil des männlichen Körpers in sich aufnimmt. So wie ja auch das Eindringen »innen« erfolgt, so wird sich auch der Mann besser fühlen, wenn er ihre warme, begehrende Reaktion spürt, anstatt Ablehnung, weil sie sich überrumpelt fühlt. Männer mögen es nicht, von ihren Frauen hinausgeworfen zu werden!

Wie steht es mit der biblischen Symbolik?

Wir haben untersucht, wie Christus sich mit dem Bräutigam und die Gemeinde mit seiner Braut vergleicht. In Epheser 5 unterweist Paulus den Mann, seine Frau so zu lieben wie seinen eigenen Körper, so wie Christus die Gemeinde geliebt hat. Christus gibt sich selbst für uns hin. Er ist bereit, in unser Leben einzutreten und uns so zu führen, wenn wir, sein Volk, ihn darum bitten, hier mit uns und für uns dazusein. Christus überrumpelt uns nicht. Er gibt, liebt, sorgt sich und wartet darauf, eingeladen zu werden. Welch ein wundervolles Modell des »Eintretens« nach einer Einladung!

Nach dem Eintritt?

Ist das Eindringen der Beginn vom Ende? Nein, er ist kein abschließendes Ereignis. Es kann noch ein Liebesspiel stattfinden, nachdem das Glied in die Vagina eingeführt wurde. Das Glied kann wieder zurückgezogen werden, um das Liebesspiel weiterzuführen. Dann kann es wieder eintreten. Wenn das Paar sich so aneinander erfreut, liegt der Akzent auf dem totalen Genuß. Man braucht sich nicht auf das Eindringen und auf das

Reiben zu konzentrieren, damit Ejakulation und Orgasmus auftreten. Während eines ausgedehnten Liebesspiels, mit Hauptaugenmerk auf den Genuß, kann die Intensität der Erregung einer Person variieren. Sie wird oft in Wellen erlebt, mit intensiven Erhebungen und Nachlassen. Solange eine Person sich nicht zurücklehnt und die steigende und sinkende Erregung beobachtet, ist es angenehm, auf diesen Wellen zu reiten. Wenn sich jedoch eine Person in der wertenden Rolle befindet, mag ein Abfallen zur Angst führen, wodurch die Möglichkeit eines weiteren Anstiegs abgeschwächt wird. Es ist diese Angst vor einem Tief, nicht das Tief selbst, die eine weitergehende Reaktion beeinträchtigt. Die Freiheit, einzudringen, sich zurückzuziehen und wieder einzuführen, hilft einem Mann, die Erektion länger zu halten. So kann er mehrere Male einen Erregungsabfall erleben, damit er nicht ejakuliert, bevor er dazu bereit ist.

Flexibilität und Freiheit spenden dem Sexualerlebnis zusätzliche Freude und Genuß. Lassen Sie das Eindringen einen Teil des Spaßes an dem gesamten Ereignis sein. Dies kann am besten geschehen, wenn Sie Ihre Bereitschaftsgefühle mitteilen, gegenseitig Ihre Gefühle und Ihr Territorium respektieren und sich auf den Liebesakt an sich konzentrieren, anstatt auf ein spezielles Ziel des Verkehrs hinzusteuern.

17

Loslassen

»Ich glaube, ich erreiche den Orgasmus, aber ich bin nie ganz sicher. Wie fühlt es sich an? Mein Mann glaubt nicht, daß ich ihn jemals erreichte.«

Was geschieht?

Für die meisten Männer ist die orgastische Reaktion aufgrund der Ejakulation der Samenflüssigkeit völlig offensichtlich. Es gibt auch innere Gefühle, die das Ereignis begleiten. Einige Männer berichten sogar, daß sie das Gefühl des Loslassens, nämlich der orgastischen Freisetzung, ohne Ejakulation erleben können. Bei unseren Seminaren berichtet uns jedesmal mindestens ein Mann, daß er eine orgastische Freisetzung ohne Ejakulation erleben kann. Im Abschnitt über die physiologischen Körperreaktionen der sexuellen Erfahrung (vgl. Die orgastische Reaktion beim Mann, Kap. 8) wiesen wir darauf hin, daß der männliche Orgasmus zwei Stadien durchläuft. Das erste Stadium tritt zwischen dem Augenblick der Warnung, daß der Mann den Punkt erreicht, an dem es kein Zurück mehr gibt, und dem Punkt der Unvermeidbarkeit der Ejakulation auf. Die zweite Phase beginnt mit der Unvermeidbarkeit der Ejakulation oder dem Punkt, von dem ab es kein Zurück mehr gibt. Die

Gefühle des Mannes gehen mit diesen beiden physischen Stadien einher. Es gibt vorgreifende, intensiv prickelnde Gefühle, die den Mann warnen, daß er sich dem Punkt nähert, ab welchem es kein Zurück mehr gibt. Diese kann man als angenehmes, brennendes Gefühl beschreiben. Es ist das Gefühl, von dem man wünscht, es würde immer anhalten, und bei dem man doch gleichzeitig den Drang verspürt, mit intensivem Stoßen fortzufahren. Zur selben Zeit empfindet man, daß Wärme vom gesamten Körper in die Geschlechtsorgane hineingezogen wird; das Gefühl wird auf den Genitalbereich zentriert. Während der Mann von diesem Stadium zum nächsten gelangt, erlebt er ein momentanes Gefühl, in Spannung gehalten zu sein. Diesem folgt das Loslassen mit dem Fluß der Ejakulation und einem warmen fließenden Gefühl innerhalb des Glieds.

Weil die orgastischen Abläufe bei der Frau alle innerlich sind, gab es viel Verwirrung über den Orgasmus der Frau. Frauen fiel es schwerer loszulassen als Männern. Aus diesem Grund hat man sich mehr auf den Orgasmus der Frau konzentriert als auf den des Mannes. Graber und Graber haben das Erleben des Loslassens der Frau ausführlich in ihrem Buch »Woman's Orgasm« (Orgasmus bei Frauen; Indianapolis: Bobbs-Merrill Co., 1975) beschrieben. Sie vergleichen die orgastische Reaktion mit dem Kniescheibenreflex. Der Schlag (der sensorische Input) tritt an einem Punkt des Körpers auf, dem Knie. Der Reflex (die muskuläre Reaktion) tritt an einem anderen Punkt des Körpers auf, dem unteren Bein. Ähnlich kann die Klitoris stimuliert werden (sensorisch), und der Musculus pubococcygeus zieht sich zusammen (muskuläre Reaktion). Anfänglich tritt ein Krampf in der orgastischen Manschette auf (dem unteren Drittel der Vagina), der zwei bis vier Sekunden vor dem eigentlichen Orgasmus auftritt. Dieses Gefühl ist mit der Warnung beim Mann vergleichbar, daß er sich dem Punkt nähert, ab dem es kein Zurück mehr gibt. An diesem Punkt können Frauen ihre orgastische Reaktion abbrechen. Dieser Krampf ist die Warnung, die auch Panik, Angst oder den Konflikt des Loslassens auslöst. Graber und Graber beschreiben den Orgasmus in drei Phasen. Die erste beginnt mit einem anfänglichen Gefühl, man hänge in der Luft. Dann gibt es ein intensives, auf das Becken konzentriertes, sinnliches Bewußtsein. Schließlich gibt es das Gefühl des Öffnens. Wir betrachten es als sehr verletzliches Gefühl, bei dem alle Nervenendungen der Frau freiliegen. Für eine Frau, die sehr mißtrauisch ist, kann es angsteinflößend sein. Die Empfindlichkeit des Beckens und das Öffnen bringen die Frau in die zweite Phase, bei dem Wärme vom Becken zum restlichen Körper fließt. Diese Erfahrung ist gerade das Gegenteil von dem, was Männer berichten. Wir halten diesen Unterschied in einem Diagramm fest.

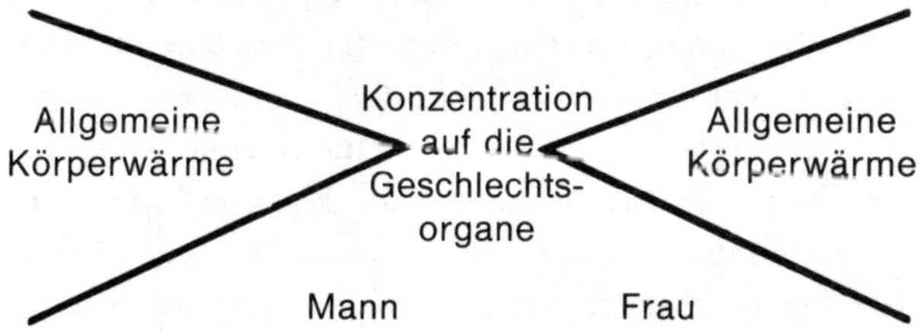

Der Wärmefluß beim Mann beginnt während des allgemeinen Liebesspiels und fließt dann in die Geschlechtsorgane. Bei der Frau ist es umgekehrt, die Wärme fließt von den Geschlechtsorganen in den gesamten Körper. Für die Frau gibt es jedoch eine Rückkehr der Aufmerksamkeit zum Becken mit stoßenden Kontraktionen der Beckenbodenmuskulatur, die auf die Vagina konzentriert ist. Dies ist die dritte Phase. Folgendes Diagramm veranschaulicht die Freisetzung bei der Frau.

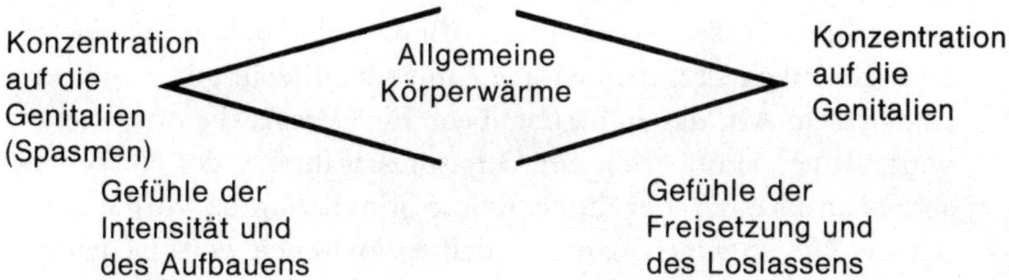

Wir möchten Ihnen zwei persönliche Beschreibungen der orgastischen Reaktion weitergeben. Die erste stammt aus dem Tagebuch einer Frau: »Es ist wunderbar! Es ist, als ob mein

Wesen sich von meinen Extremitäten wegzieht und alles in der Klitoris zusammenkommt. Alles tritt in den Hintergrund – es gibt nichts als dieses intensive Aufbauen von Befriedigung – nichts anderes existiert mehr. Dann gibt es diese großartige explosive Freisetzung, die in Wellen ausstrahlt. Ich atme in dem Rhythmus mit den Wellen, und meine Muskeln ziehen sich zusammen ...« Die zweite Beschreibung kam von unserer zwölfjährigen Tochter nach einem Sexualerziehungsabend für Eltern und ihre Teenager. Nach diesem Abend nahmen wir uns speziell Zeit, um mit ihr darüber zu sprechen. Wir wollten für sie offen sein, falls sie weitere Fragen haben sollte, und von ihr eine Reaktion darüber erhalten, was sie gehört und verstanden hatte. Ihre erste Frage lautete: »Als der Doktor die Fragen beantwortete, die wir ihm gestellt haben, benutzte er eine normale Sprache, außer bei der Frage zur Masturbation bei Mädchen und dem ›Organismus‹ der Frauen – oder wie das auch heißt. Da hat er komplizierte Wörter gebraucht, die ich nicht verstanden habe. Weshalb tat er das?« Unsere Erklärung lautete, einige Eltern wollten nicht, daß ihre Kinder darüber Bescheid wußten. Deshalb hatte der Arzt die Fachausdrücke benutzt, damit es die Eltern ihren Kindern erklären konnten, wenn sie es wollten, oder die Frage vermeiden, falls es ihnen unangenehm war. Dann kamen wir dazu, ihre Fragen über Masturbation und Orgasmus zu beantworten. Wir baten sie, uns das wiederzugeben, was sie von unseren Erklärungen verstanden hatte. Ihre Beschreibung eines Orgasmus war köstlich: »Man bekommt alle guten Gefühle hier unten (ihre Hand lag auf ihrem Becken). Dann wird man ganz schreiend (keuchend). Dann läßt man alles heraus (Seufzer), und schließlich sitzt man da und fühlt sich überall gut.« Gibt es eine bessere Art, das zu beschreiben? Eine Frage, die oft gestellt wird, lautet: »Fühlt sich ein Orgasmus während des Verkehrs anders an als einer, der durch äußere Stimulation hervorgerufen wird?« Wir sprachen darüber, daß es zwischen verschiedenen Orgasmen keinen physischen Unterschied gibt (vgl. Vaginaler und klitoraler Orgasmus, Kap. 8). Körperlich gesehen ist ein Orgasmus ein Orgasmus. Frauen berichten jedoch von Unterschieden.

Viele Frauen sagen, daß ein Orgasmus, durch eine äußere Stimulation hervorgerufen, intensiver, emotionell aber nicht so zufriedenstellend ist. Es gibt mögliche Erklärungen für diese Unterschiede. Nach unserem Verständnis sind die vaginalen Kontraktionen intensiver, wenn kein Penis in der Vagina ist. Der Muskel hat nichts, gegen das er reibt. Deshalb sind seine Ausdehnungsweite und die Kontraktion größer. Das leere Gefühl scheint sich auf die Bereitschaft für den Eintritt zu beziehen, die wir im letzten Kapitel beschrieben haben. Wenn die äußeren Schamlippen aus dem Weg und die inneren angeschwollen sind und einen Tunnel in die Vagina bilden, erleben viele Frauen ein intensives Verlangen danach, ihren Mann in sich zu spüren. Ist das nicht möglich, läßt es manche Frauen frustriert und unbefriedigt zurück. Für Frauen von impotenten Männern ist dies ein schwieriges Gefühl. Es scheint weniger von Frauen festgestellt zu werden, die einen Orgasmus durch äußere Stimulation anstatt einen durch den Verkehr wählen.

Wann geschieht es?

Ein Orgasmus kann während des Liebesspiels vor dem Eindringen, nach dem Eindringen in die Vagina oder nach dem Rückzug aus der Vagina erfolgen. Lassen Sie uns über die drei Möglichkeiten sprechen. Für die Freisetzung kann die Art der Stimulation vor dem Eindringen verschieden sein. Sie kann bei der Frau eine manuelle Erregung um die Klitoris herum und beim Mann auf dem Schaft des Penis sein. Es könnte einen oral-genitalen Kontakt geben oder auch eine Freisetzung während der allgemeinen Körperliebkosung erfolgen. Oder es gibt gar keine direkte physische Stimulierung. Manche Frauen erleben Orgasmen, während sie Liebesgeschichten lesen. Manche Männer ejakulieren, wenn sie Bilder nackter Frauen ansehen. Deshalb gibt es für ein Loslassen vor dem Eindringen viele mögliche Herkunftsquellen. Die Reaktionen der Menschen auf einen Orgasmus vor dem Eindringen sind unterschiedlich. Vielleicht wird der Verkehr als eine Forderung erlebt und ist mit vielen negativen Gefühlen verbunden. Ein Mittel, um diesen Druck abzubauen, besteht für das Paar darin, den Orgasmus ohne das Eindringen zu genießen.

Manche Frauen stellen fest, daß sie vor dem Eindringen freier reagieren können. Sobald das Eindringen erfolgt, fühlen sie sich mehr unter Druck gesetzt. Oder sie sorgen sich, ob der Mann ejakuliert, bevor sie eine Möglichkeit zum Loslassen haben. Diese Gefühle stören die natürlichen sexuellen Reaktionen und bald ist es diesen Frauen unmöglich, eine Freisetzung während des Geschlechtsverkehrs zu erleben. Deshalb ist der Orgasmus vor dem Eindringen für solche Paare eine gute Alternative. Andererseits fühlt sich ein Mann, der vor dem Eindringen aus Versehen schon ejakuliert, wie ein Versager und hinterläßt seine Partnerin frustriert. Keiner von ihnen wollte es so früh. Man nennt es eine verfrühte Ejakulation. Wir werden darüber noch ausführlich in einem späteren Kapitel (29) sprechen.

Orgasmus nach dem Eindringen wurde traditionell als ideal angesehen. Viele Paare bevorzugen dies. Die Frau kann das Gefühl, daß das Glied in der Vagina ist, während der Kontraktionen ihres Orgasmus genießen. Wenn ein Mann jedoch darauf besteht, daß die Freisetzung der Frau zu diesem Zeitpunkt geschehen muß, ist dieses Bedürfnis normalerweise eng mit seinen Sorgen um seine Männlichkeit verknüpft. Es bestätigt ihn als Mann, wenn dieser Zeitplan für den Orgasmus bei ihr möglich ist. Aber für die Frau, die Schwierigkeiten hat, während des Geschlechtsverkehrs einen Orgasmus zu erleben, stellt dieses Bedürfnis eine unglaubliche Forderung dar. Es legt die Verantwortung auf sie, zu einer bestimmten Zeit einen Orgasmus zu haben. Dies ist ein sicherer Weg, um die Frau von einem Orgasmus während des Verkehrs abzuhalten. Diese Reaktion trifft ein, ob die Erwartung nun von ihrem Mann oder von ihr selbst kommt.

Viele Frauen wünschen sich nach dem Rückzug des Penis aus der Vagina noch mehr sexuelle Stimulierung – vielleicht deshalb, weil der Mann die Ejakulation nicht kontrolliert. Er kann nicht lange genug in der Vagina bleiben, ohne zu ejakulieren, damit sie ihre aufgebaute Erregung loslassen kann. Dies ist unabhängig davon, ob sie davor schon einen Orgasmus erlebt hat oder nicht. Wurde sie erneut erregt, mag es sein, daß sie nochmals einen Orgasmus wünscht. Ein weiterer Grund dafür, daß die Frau nach dem Rückzug des Penis aus der Vagina noch mehr Stimulierung wünscht, mag ihr innerer Trieb nach weiteren Orgasmen sein. Oder sie hatte keinen Orgasmus vor oder während des Eindringens, und so war es das erste Mal während der sexuellen Erfahrung, daß sie zu einem bereit wäre. Der Mann, der schon ejakuliert hat, kann das Bedürfnis der Frau ebenfalls als eine Forderung erleben. Er ist so entspannt, daß es für ihn schwer ist, die Energie aufzubringen, um den Körper der Frau wahrzunehmen. Die Tendenz geht eher dahin, daß er einschläft. Es ist eine natürliche Reaktion. Sollte jedoch dies ein regelmäßiger Konflikt zwischen Ihnen beiden ist, sprechen Sie darüber. Suchen Sie mögliche Wege für die Frau, zufriedengestellt zu werden, ohne daß es für den Mann zu einem Anspruch wird. Vielleicht muß der Mann lernen, die Ejakulation zu kontrollieren. Oder will die Frau seinen Körper ganz nahe spüren, in seinen Armen liegen und seine Hand spüren, damit sie einen Orgasmus erlebt. Entdecken Sie Ihre Möglichkeiten, dieses Problem zu lösen.

Es ist wichtig, zu erwähnen, daß manche Männer nach Alkoholgenuß oder bei Müdigkeit eine verspätete Ejakulation erleben. Ein geringer Prozentsatz von Männern braucht eine lange Zeit, um loslassen zu können. Manchmal muß der Mann sich zurückziehen, ohne einen Orgasmus erlebt zu haben, weil die Frau müde oder vom Stoßen wund ist. Die Freisetzung, die er sich immer noch wünscht, kann ihm durch manuelle Stimulation gebracht werden. Wenn dies nicht möglich ist, braucht er vielleicht Hilfe.

Wie oft?

Männer sind normalerweise auf eine Freisetzung pro Begegnung begrenzt und brauchen eine Ruheperiode von mindestens 20 bis 30 Minuten beziehungsweise meistens eher mehrere Stunden, bevor sie nach einem Orgasmus wieder erregt werden können. Männer, die einen Orgasmus ohne Ejakulation erleben, bilden eine Ausnahme. Sie berichten, daß sie ihre Erektion nach dem Orgasmus beibehalten und weiterhin mit wiederholten Freisetzungen lieben können. Frauen sind in dieser Hinsicht anders als die Männer. Physisch haben sie das Potential zu mehreren Orgasmen hintereinander, die sogar in schnellen Folgen ohne Entspannung der sexuellen Erregung auftreten können. Sie können auch nach einem kurzen Abklingen gefolgt von einer erneuten Stimulierung auftreten.

Es ist wichtig, zu erkennen, daß wiederholte Orgasmen ein physisches Potential bei Frauen darstellen, nicht aber das Ziel sein sollten. Sobald nämlich ein Orgasmus zum Ziel wird und nicht als natürlicher Teil der Begegnung betrachtet wird, ist es möglich. daß es zu gar keinem Orgasmus kommt. Dasselbe Prinzip gilt für Paare, die sich den Orgasmus gleichzeitig wünschen. Obwohl es ein sehr schönes Erlebnis ist, wenn Ihre sexuelle Aktivität sich so abspielt, sind gleichzeitige Orgasmen alles andere als notwendig für eine völlig zufriedenstellende sexuelle Beziehung. Sie müssen eine Option bleiben und zu keinem geforderten Ziel werden. Das Loslassen beim Orgasmus ist ein wichtiges Gefühl im gesamten sexuellen Erleben. Es ist der individuellste Aspekt und Teil der sexuellen Begegnung, wenn die Partner sich am wenigsten gewahr sind, daß sie zusammen sind. Eine Person wird völlig in ihrem eigenen Wesen gefangengenommen. Es erinnert uns an das Aufsteigen eines Vogels. Loslassen erfordert die Fähigkeit, ein Risiko einzugehen und sich in der Gegenwart einer anderen Person völlig gehenzulassen.

Wir fuhren letzten Winter zum ersten Mal Abfahrtsski. Joyce erinnert sich. »Das der orgastischen Freisetzung am vergleichbarsten Gefühl erlebte ich beim Skifahren. Es gibt einen Moment, der für mich diese Erfahrung des Loslassens besonders widerspiegelt. Ich war auf der Spitze eines großen Hügels, vor mir eine flache Gegend und dann ein weiterer Hügel. Das Gefühl der aufbauenden Erregung entstand, als ich mit meinen Skiern, gebeugten Knien und mit meinen Stöcken bereit war, mich so schnell wie möglich hinunterbringen zu lassen. Die Fahrt war ein wunderschönes Gefühl des Risikos, des Durch-die-Luft-Fliegens, des Außer-acht-Lassens aller Stopps. Der flache Teil war wie ein Aufsteigen auf offenem Gebiet. Ich war das Risiko eingegangen, aber es gibt noch mehr Geschwindigkeit zu genießen. Die Neigung fühlte sich wie ein zufriedener Seufzer an; ich schaffte es und fühlte mich gut dabei.« Welche Erfahrung hatten Sie in Ihrem Leben, als Sie etwas riskiert haben, in die Höhe geschnellt sind und die Befriedigung hatten, sich dieser Situation völlig hinzugeben?

18

Zeit der Bestätigung

»Nach der sexuellen Begegnung dreht er sich um und schläft ein. Ich liege da und möchte mehr Kontakt. Ich brauche es, daß er mich berührt und noch mit mir spricht. Ich muß in dem Moment noch einmal hören, daß er mich liebt. Wenn er einschläft, habe ich das Gefühl, daß er bekommen hat, was er wollte, und ich ihm gleichgültig bin. Ich bin zuerst verletzt, werde wütend, und schließlich weine ich.«

Die emotionelle Bestätigungsphase entspricht der physischen Rückbildungsphase. Einander bestätigen heißt, den emotionellen Bedürfnissen gerecht zu werden. Die Rückbildung ist das, was im Körper vor sich geht, um in seinen Zustand vor der Stimulierung zurückzukehren (vgl. Kap. 8). Lassen Sie uns nun betrachten, was auf emotionellem Niveau geschieht.

Nach der physischen und emotionellen Freisetzung fühlen sich sowohl der Mann als auch die Frau entspannt und friedvoll. Je mehr die Spannung nachläßt, desto schläfriger wird man und desto weniger braucht es weitere Berührungen. Manche fühlen ihr Absinken sehr schnell. Männer berichten das häufiger als Frauen. Es gibt eine intensive Freisetzung und ein fast sofortiges Einschlafen. Das Nachlassen der Spannung einer Frau kann genauso intensiv und schnell auftreten wie beim Mann oder eher graduell sein. Interessant ist nun, und das muß man wissen, je weiter der weibliche Körper in seinen Zustand vor der Stimulation zurückkehrt, desto mehr benötigt eine Frau Bestätigung und Berührung. Die Bestätigungszeit ist eine Phase, in der man die Nacktheit des anderen wirken läßt. Nackt bedeutet, jetzt nach dem eigentlichen Intimkontakt offen und verletzlich zu sein und sich nicht zu schämen. Das ist Grundlage des sexuellen Vertrauens. Dies war die Art der Mann-Frau-Beziehung vor dem Sündenfall. Diese große Intimität, die zuläßt, daß man sich einer anderen Person gegenüber völlig gehenläßt, kann sehr starke Gefühle der Verletzlichkeit hervorrufen. Es schafft ebenfalls das Bedürfnis zu wissen, daß der andere immer noch da ist, mich liebt und keinen Vorteil daraus zieht, daß ich mich völlig nackt und offen zeige. Womit die Bedürfnisse nach Bestätigung gestillt werden, kann von einem Menschen zum anderen ganz unterschiedlich sein. Auch hier ist Kommunikation ein wichtiger Anfang. Welches sind Ihre Gefühle? Was wünscht sich jeder von Ihnen gerne? Wie könnten Sie die Unterschiede klären oder den Bedürfnissen gerecht werden, die Sie beide haben?

Wann wird Bestätigung gebraucht?

Das Bedürfnis nach Bestätigung hängt – beim Mann und bei der Frau – von dem Grad der physischen Freisetzung und dem emotionalen Bedürfnis ab. Die sexuelle Freisetzung wurde oft mit dem Niesen verglichen. Da gibt es das volle, kitzelnde Gefühl des Bluts, das sich in einem Bereich anstaut. Dann folgt ein gutes befreiendes Gefühl mit lautem Hatschi! Je intensiver eine Person das Niesen herausläßt, desto schneller tritt Erleichterung auf. Ähnlich ist es mit dem Orgasmus: Je intensiver der Orgasmus ist, desto schneller tritt Erleichterung im Beckenbereich ein. Wenn man ein Niesen zurückhält, hat man einige Minuten danach ein unangenehmes Gefühl in der Nase. Ein ähnliches unangenehmes Gefühl tritt im Beckenbereich auf, wenn man keine Freisetzung zuläßt.

Da mehr Frauen mit dem Loslassen Schwierigkeiten haben und sie zu mehreren Orgasmen stimuliert werden können, befinden sie sich öfter als Männer nach dem sexuellen Erlebnis in einem Erwartungszustand. Sie wünschen entweder weitere Stimulierung, wie wir es im vorhergehenden Kapitel erwähnten, oder sie möchten gehalten und bestätigt werden. Wenn sie erregt waren, aber keinen Orgasmus erlebten, entsteht ein Gefühl der Anspannung und Gereiztheit. Sie kann sich nicht entspannt fühlen und hat kein Schlafbedürfnis. Emotionell gesehen hängt das Bedürfnis nach Bestätigung davon ab, wie sehr man seinem Partner bereits vertraut und man seiner eigenen Reaktionen sicher ist. Ein Mann kann die Bestätigung genauso brauchen als eine Frau. Das Vertrauen und die Sicherheit sind Themen, die eine Person gewöhnlich aus ihrer Kindheit und vorhergehenden Erfahrungen mitgebracht hat.

Die Vorstellung, daß alle Frauen am Ende des Liebesakts liebkost werden möchten, stimmt nicht unbedingt. Frauen brauchen es öfter als Männer, wenn sie unerfüllt geblieben sind. Ist aber eine Frau physisch befriedigt, weil sie eine Freisetzung hatte, ist es sehr wahrscheinlich, daß sie bald sehr schläfrig ist. Andererseits kann sich ein Mann unsicher in sich selbst und in seinem Vertrauen zu seiner Frau fühlen und so ein allmähliches Abflauen der Gefühle wünschen. Manche Erlebnisse schaffen eine intensivere Freisetzung als andere, und eine Person kann mehr oder weniger verletzlich sein. Diese Bedingungen beeinflussen das Bedürfnis einer Person nach Nähe und Berührung bei jeder Begegnung. Jedes Paar braucht deshalb eine weitergehende Kommunikation.

Welche Probleme treten auf?

Spannungen innerhalb der Beziehung bezüglich der Bestätigungsphase sind gewöhnlich auf ein Versagen in der Kommunikation und der Lösung individueller Unterschiede zurückzuführen. Das allgemeine Dilemma ist, daß der Mann einschläft und die Frau mit ihrem Bedürfnis zurückläßt. Im vorigen Kapitel sprachen wir über verschiedene Wege, das herauszuarbeiten. Beide Reaktionen sind völlig legitim. Nach einem völligen Loslassen der Spannung ist der Körper des Mannes bereit, in friedlichen Schlaf zu fallen. Der Körper der Frau, der mehr Freisetzung benötigt, ist reizbar, angespannt und hellwach. Diese Situation entsteht durch die gegensätzlichen Bedürfnisse in einer Beziehung. Beide müssen sehen, was sie tun können, um mit diesen Unterschieden richtig umzugehen.

Es können auch andere individuelle Bedürfnisse oder Unterschiede auftreten. Manche Männer haben nach dem Verkehr ein dringendes Bedürfnis zu urinieren und springen nach dem Verkehr schnell auf. Der Mann hat vielleicht seiner Frau nie gesagt, weshalb er so handelt. Sie fühlt sich verletzt und gekränkt. Sie hat das Gefühl, sich ihm voll ausgeliefert zu haben, und er empfindet nicht einmal genug Liebe, um bei ihr zu bleiben; alles, was er möchte, ist der Orgasmus. Das Mitteilen des Grunds, warum er so schnell aufsteht, und ein Plan, wie man mit diesem Problem umgeht, können diese unangenehme Empfindung zu einer aufbauenden Zeit machen. Manche Männer empfinden nach der Freisetzung Schmerz. Sie müssen das mitteilen und ihren Rückzug planen, aber nahe bleiben. Aufgrund der Anatomie der Genitalien mancher Frauen sind sie sehr empfindlich für Blasenentzündungen, wenn sie nicht aufstehen und sich gleich nach dem Verkehr waschen. Dies mag vom Mann als Verlassen aufgefaßt werden. Er hat das Gefühl, die Frau war mit dem sexuellen Erlebnis unzufrieden, und fühlt sich auch dadurch unzulänglich. Spannungen wegen des Wunschs nach Bestätigung nach dem Orgasmus oder nach einer Erregung ohne Orgasmus können normalerweise gelöst werden – vorausgesetzt, man spricht offen darüber und es gibt eine liebevolle Beziehung.

Diese Bestätigung kann der wertvollste und schönste Teil der sexuellen Erfahrung sein: eine Zeit der Zärtlichkeit, der Nähe, des Mitteilens. Sexuelle Freisetzung ist der kompletteste Ausdruck des emotionalen und geistlichen Seins ohne geistige Kontrolle. Deshalb beinhaltet sie ein starkes Gefühl der Verletzlichkeit und gleichzeitig tiefe Liebe und Intimität.

19

Hygiene – ganz normal

Es war unser erstes Seminar über »Christliche Perspektiven für die sexuelle Befriedigung«, das wir für eine Gruppe junger, frisch verheirateter Paare abhielten. Bei der ersten Pause kam eine junge Frau auf Joyce zu. Sie sagte, daß sie und ihr Mann seit drei Monaten verheiratet seien. Nach der sexuellen Begegnung wäre da immer so »ein Dreck« aufzuwischen. Sie fragte sich, ob das normal sei und was andere Paare damit machten. Seit dieser Zeit ist das zu einer häufigen Frage geworden. Wir sprechen jetzt routinemäßig, wie man die persönliche Hygiene gestaltet.

Wieviel Ausfluß sollten Sie erwarten? Die Samenflüssigkeit des Mannes beträgt ungefähr einen Teelöffel voll. Die vaginale Lubrikation der Frau variiert beträchtlich. Es ist schwierig, auch nur ein ungefähres Maß anzugeben. Vielleicht können wir es Ihnen veranschaulichen. Zieht sich der Mann aus der Vagina zurück, wird sein Penis aufgrund der Sekrete tropfen. Wenn die Frau auf einem Tuch säße und ihren Ausfluß heruntertropfen ließe, würde es wahrscheinlich eine Fläche von ungefähr 12 cm Durchmesser aufsaugen. Dies ist eine Kombination ihrer eigenen vaginalen Flüssigkeit und der Samenflüssigkeit, die von ihrem Mann während der Ejakulation in der Vagina abgegeben wurde

Schreckt das ab? Sollte Ihr Partner es sehen? Die meisten Männer werden dadurch angeregt. Es ist ein Zeichen der

Reaktion der Frau, was viele Männer als Kompliment empfinden. Außerdem werden die meisten Männer gerade durch eine erregte Frau erregt. Eine Ausnahme bilden einige Männer, die sogar Schwierigkeiten haben, den vaginalen Bereich zu berühren. Sie finden die Vagina schleimig, und das mögen sie nicht. Manche Frauen haben ähnliche Reaktionen auf das Ejakulat des Mannes. Für sie ist es abstoßend. Sie vermeiden es, als ob es ansteckend wäre. Dies sind aber eher Ausnahmen als die Regel.

Für die meisten Frauen vermittelt die Ejakulation ein warmes, gutes, intimes Gefühl. Es ist ein Symbol für geteilte Intimität. Da die normale Reaktion eben positiv ist, ermutigen wir Sie, darüber offen zu reden. Diese Ausscheidungen sind sauber und bakterienfrei. Es ist nichts Peinliches oder Abstoßendes daran. Es ist das Ergebnis eines wunderbaren Akts, der Leben schenken kann. So hat Gott uns geschaffen und es beabsichtigt. Wenn es Sie abschreckt, sollten Sie externe Hilfe in Anspruch nehmen. Das Entfernen einer solchen negativen Barriere von ihrer sexuellen Beziehung kann Ihnen beiden eine neue Welt eröffnen.

Es gibt kein Rezept, wie man damit am besten umgeht. Als erstes sollte man darüber reden, was man damit tun möchte (wenn überhaupt). Was ist für Sie beide angenehm? Manche Paare bringen eine Packung Papierhandtücher mit in ihr Liebesnest, andere ein Handtuch oder einen Waschlappen. Manche haben eine spezielle Decke oder Leintuch für diese Gelegenheit. Wieder andere haben kein Bedürfnis, das wegzuputzen. Sie lieben sich im Bett mit einem Leintuch darunter, das die Flüssigkeit absorbiert, und das reicht ihnen. Manchmal wird das Saubermachen zu einem lustigen, angenehmen Ritual. Die Gegenstände, die in diese Erfahrung eingebracht werden, können in den Teil »etwas Altes« bei dem Aufbau einer Atmosphäre eingegliedert werden (vgl. Kap. 14).

Abweichungen

Ein kleiner Prozentsatz von Frauen kennt einen Ausfluß einer Flüssigkeit, die keine vaginale Lubrikation ist. Robert C. Kolodny vom Institut Masters und Johnson hat dieses Phänomen untersucht. Eine größere Menge Flüssigkeit – ungefähr eine Tasse – wird von der Blase abgegeben, es ist aber kein Urin. Sie kann jeden Tropfen Urin aus der Blase durch eine Röhre, den Katheter, entfernt haben. Und doch, wenn sie einen Orgasmus, einige Minuten nachdem sie eine völlig leere Blase hatte, erlebt, fließt diese klare, wäßrige Flüssigkeit aus ihrer Blase. Dies geschieht offensichtlich bei intensiv orgastischen Frauen. Anscheinend verursacht die Hirnanhangdrüse (Hypophyse), daß Flüssigkeit aus den Zellen gezogen, in das Blut gegeben und von da in die Blase gelangt. Auch wenn dieser Ausfluß bei den meisten Frauen nie auftritt, muß es auch für die Betroffenen keine negative Erfahrung sein. Es müssen besondere Vorbereitungen getroffen werden, um die Oberfläche zu schützen, auf der der Geschlechtsverkehr stattfindet. Ansonsten wird es sehr naß werden. Die Flüssigkeit ist sauber und warm und muß nicht abstoßend sein. Manche Frauen, die diese Flüssigkeitsabsonderung erleben, haben ihren Orgasmus zurückgehalten, um dieser Peinlichkeit zu entgehen. Sie haben das Gefühl, als hätten sie die Kontrolle über ihre Blase verloren. Die richtige Information und der Austausch mit anderen kann solchen Frauen helfen, die entsprechenden Vorbereitungen vor dem Liebesakt zu treffen und sich wirklich gehenzulassen. Manchen Frauen hat es auch geholfen zu denken, sie lassen sich mit dem Fluß dieser Flüssigkeit los. Dies hilft ihnen, eine warme, positive Assoziation mit ihren Körperreaktionen zu verbinden, anstatt sich anzuspannen, wenn diese auftreten. Für sie ist es dadurch eine normale Reaktion.

Zusammenfassend sei gesagt, daß die Geschlechtsorgane und sexuell bedingten Ausflüsse an sich steril und deshalb von krankheitserregenden Mikroorganismen frei sind. In dem Maße, wie Sie die sexuellen Teile Ihres Körpers in Ihr gesamtes Wesen integrieren, entwickeln Sie ein positives Gefühl allen Aspekten Ihres sexuellen Ausdrucks gegenüber, anstatt sich zögernd oder zurückweisend zu verhalten. Ihre positiven Gefühle tragen dazu bei, daß Sie die sexuelle Dimension Ihres Lebens mit natürlicher Sicherheit angehen können.

20

Die sexuelle Reaktion fördern

In Form bleiben

Es werden noch dringend weitere Untersuchungsdaten gebraucht, um den Einfluß von Schlaf, Ernährung und körperlicher Betätigung auf die sexuelle Empfänglichkeit zu belegen. Wir sind davon überzeugt, daß diese drei Bereiche ziemlich wichtig sind und mehr Aufmerksamkeit seitens der Forscher verdienen, als dies bisher geschehen ist.

Eine Frau kam mit Orgasmusschwierigkeiten zu uns. Anfangs und durch den Therapieprozeß hindurch wurden wir uns des Ungleichgewichts in ihrem System bewußt. Sie hatte Schwierigkeiten, nachts einzuschlafen, wurde vor ihrer Menstruation depressiv und wies schon auf Zeichen einer verfrühten Menopause hin. Beruhigungspillen wurden eingesetzt, um diese Symptome zu schwächen. Wir überwiesen sie zu einem Endokrinologen und zu einem Ernährungswissenschaftler, der feststellte, daß ihre Hormonproduktion zu gering war. Ihr Östrogenwert war zu niedrig. Es gab auch Anzeichen dafür, daß ihr Körper die Nährstoffe nicht richtig aufnahm. Mit einer speziellen Diät, einem Übungsprogramm und der Regelung des Schlafs ohne Tabletten zeigte ihr System Anzeichen von Verbesserung. Damit verbunden war eine gesteigerte sexuelle Empfänglichkeit. Wir können nicht beweisen, daß diese gesteigerte Empfänglichkeit durch die Veränderungen in der Ernährung, der körperlichen Betätigung und der Regelung des Schlafs hervorgerufen wurde. Aber das Wissen, wie unser Körper funktioniert, ließ uns darüber folgende Theorie formulieren.

Ernährung und Schlaf

Häufig wird betont, daß Ernährung unsere körperliche und emotionelle Gesundheit stark beeinflußt. Ein besonderes Augenmerk richtet sich dabei auf Zucker und seine Beziehung zu hypoglykämischer Depression, Schlafstörung und Lernproblemen bei Kindern. Auch über Farbstoffe und weitere Zusätze in Lebensmitteln wurden schon zahlreiche Untersuchungen veröffentlicht. Wir wissen seitdem, daß unmäßiger Verzehr von Kohlenhydraten (Zucker und Stärke) unsere Insulinproduktion beeinträchtigt und unseren Stoffwechsel in Mitleidenschaft zieht, und damit unsere ganze Energie. So ist man sich auch mehr und mehr des Einflusses unserer Ernährung auf die Hormonproduktion bewußt geworden. Wenn unser Körper nicht die nötigen Nährstoffe erhält, werden die Sexualhormone als erstes betroffen. Eine vorzeitige Menopause kann auf eine verringerte Östrogenproduktion zurückgehen, die wiederum mit auf schlechter Ernährung beruht. Schlechte Ernährung kann auf schlechten Essensgewohnheiten oder auf einer schlechten Nährstoffaufnahme beruhen.

Oft taucht auch die Frage auf, welche Wirkung denn Alkohol auf die sexuelle Reaktion habe. Alkohol ist ein Hemmstoff. Ist eine Person ängstlich, kann sie diese Angst durch geringe Mengen Alkohol reduzieren. Angst und Sorge sind immer sexuell hemmend. Der Abbau von Angst hilft einem Menschen, seine natürliche Körperreaktion zuzulassen. Große Mengen an Alkohol blockieren jedoch die sexuelle Reaktion. Viele Männer hatten, nachdem sie zuviel getrunken hatten, Schwierigkeiten mit der Erektion oder Ejakulation. »Chronischer Alkoholmißbrauch führt häufig zu einer Verschlechterung der sexuellen Funktionen bei Männern und Frauen ... Chronisch alkoholkranke Männer weisen eine Reduzierung der Libido im Vergleich zu ihrem vorherigen sexuellen Verlangen auf, selbst wenn man den Altersunterschied miteinbezieht. Ungefähr 40 % der alkoholkranken Männer sind impotent und 5 bis 10 % haben eine verspätete oder eingeschränkte Ejakulation.« Frauen werden durch Alkohol ebenso beeinflußt. »30 bis 40 % der alkoholkranken Frauen berichten, daß sie Schwierigkeiten haben, sexuell erregt zu werden, und ungefähr 15% der weiblichen Alkoholiker weisen einen Verlust oder einen beachtlichen Rückgang in der Häufigkeit oder Intensität des Orgasmus auf.«

Achten Sie einmal genauer darauf, in welcher Weise das, was Sie zu sich nehmen, Sie beeinträchtigt. Was sind Ihre sexuellen Empfindungen nach einer schweren Mahlzeit? Wie beeinflußt solch eine Mahlzeit Ihren Schlaf? Wie steht es bei Ihnen mit dem Alkoholkonsum? Wein ist normalerweise besser verträglich als destillierte, starke Alkoholika, welche direkt in die Blutbahn gelangen. Protein, das vor dem Trinken aufgenommen wurde, wird in seiner Aufnahme und Wirkung gehemmt.

Der Bereich der Ernährung und der sexuellen Reaktion beschäftigt uns sehr. Wir glauben, daß die Ernährung einen größeren Einfluß auf uns hat, als man sich bewußt ist. Unsere Überzeugung über die Auswirkungen der Ernährung auf unseren Körper hat sich im Laufe einer familiären Erfahrung entwickelt, die zugleich immer mehr auch zu einer Herausforderung für uns wurde. Der Bericht dieses Erlebnisses wird uns zu den Auswirkungen des unterbrochenen Schlafs auf das sexuelle Verlangen führen.

Als unser jüngstes Kind, Kristine, zehn Tage alt war, begannen wir, ihr Vitamine zu geben. Sie schrie stundenlang. Da sie bis dahin normalerweise nur selten geschrien hatte, fiel uns das bald auf. Als sie zwei Monate alt war, nahmen wir sie zu einem Seminar mit, da meine Frau sie noch stillte. In dem Glauben, es würde ihr durch unsere Vorlesungszeiten hindurchhelfen, gaben wir ihr Babyfertignahrung. Eine Stunde nach ihrem ersten Teelöffel Fertignahrung fing sie an zu schreien und schrie dann stundenlang. Wir versuchten es mit anderer Fertignahrung. Diese schien sie nicht so sehr zu beeinträchtigen.

Jedoch änderte sich ihr Schlafmuster. Sie hatte immer von ihrer 22-Uhr-Mahlzeit bis zu ihrer 6-Uhr-Mahlzeit geschlafen. Als wir für diese Reise bereit waren, wachte sie zwischen fünf- bis zehnmal pro Nacht auf. Auf der Reise entwickelte sie Atemprobleme. Offensichtlich hatten wir ein Kind mit starker Nahrungsmittelunverträglichkeit. Unser Kinderarzt war uns sehr behilflich und gab uns gute Anweisungen. Trotzdem schien nichts wirklich zu helfen. Sogar Nahrung speziell für allergische Kinder konnte sie nicht vertragen. Als sie sieben Monate alt war, überwies uns unser Kinderarzt zu einem der besten Kinderallergologen im Land. Wir waren völlig erschöpft. Kristine war die meiste Zeit dieser fünf Monate krank gewesen. Der Allergologe reduzierte Kristine auf eine sehr eingeschränkte Diät. Joyce sollte derselben Diät folgen oder mit dem Stillen aufhören. Es schien nichts im Haus zu geben, was Joyce essen konnte. Sie war schwach, müde und überfordert, so daß sich die Entscheidung aufdrängte, mit dem Stillen aufzuhören.

Kristines Gesundheit begann endlich sich zu bessern, aber der Kampf war noch lange nicht vorüber. Nahrungstests waren schlimm. Die meisten Nahrungsmittel, die wir ausprobierten, verursachten immer noch Reaktionen bei ihr. Reaktionen bedeuteten Schlafunterbrechung, Anfälligkeit für Infektionen, die bis zu zwei Wochen andauern konnten. Durchfall wurde fast ein konstantes Problem. Wir hatten den Eindruck, die wirkliche Lösung noch nicht gefunden zu haben. Eine Spezialklinik war unser nächster Versuch, als Kristine ungefähr 18 Monate alt war. Die Ärzte schlugen einen längeren Klinikaufenthalt vor. Wir konnten es nicht akzeptieren, unsere Kleine dem emotionalen Trauma einer solchen Trennung auszusetzen. Eines Tages ging Joyce in die Boutique, in der sie gewöhnlich ihre Kleider kaufte. Sie hatte keine Energie, sich zu entscheiden, was sie kaufen wollte, und teilte ihre Frustration über Kristines Gesundheit und unseren gestörten Schlaf der Verkäuferin mit. Diese Frau war mit den Jahren, in denen Joyce dort eingekauft hatte, zu einer Freundin geworden. Als sie unsere Geschichte hörte, schlug sie uns vor, zu einem Biochemiker und Ernährungsspezialisten zu gehen, der ihrem Mann eine große Hilfe gewesen war, als er selber einmal unter Nahrungsmittelunverträglichkeiten gelitten hatte.

Ein Biochemiker! Das war's! Wir hatten oft den Eindruck gehabt, daß eine chemische Analyse uns irgendwie helfen würde, die Nahrung für Kristine auszuwählen. Es mußte etwas geben, das funktionierte. Unsere nächste Reaktion war: »Wie lächerlich! Wir haben Zugang zu der besten medizinischen Versorgung der Welt. Und da hören wir auf eine Verkäuferin, die von Medizin keine Ahnung hat.« In unserer Verzweiflung beschlossen wir, es zu probieren. Außerdem hatten wir auch genug Vertrauen in unser eigenes Wissen, um nicht irgendeinen schädlichen Rat anzunehmen. Bis zu jenem Zeitpunkt hatten wir zum Beispiel kein Protein finden können, das Kristine vertragen hätte. Wir hatten alle Molkereiprodukte schon ausgeschaltet aufgrund ihrer Milchunverträglichkeit. Wir lernten bald, daß Hüttenkäse und Joghurt keine Laktose enthalten – den Zucker in der Milch, der sie für viele Menschen unverträglich macht. Die erste Änderung, die wir einführten, war, daß wir aus Kristines Diät jeglichen Zucker herausnahmen und ihr sechsmal am Tag Käse verabreichten. Dies basierte auf der Vermutung des Biochemikers, daß Kristines Proteinmangel und ihre hohe Kohlenhydrataufnahme eine Überproduktion an Insulin verursachten, was zu einem niedrigen Blutzuckerspiegel führte, weshalb sie nachts oft aufwachte. Innerhalb einer Woche schlief sie fast die ganze Zeit. Welch einen Einfluß mußten wir daraufhin auf beiden Gebieten entdeckten – den Unterschied, den das ernährungsbedingte und biochemische Gleichgewicht bei Kristine ausmachte, und wie unser ununterbrochene Schlaf unser sexuelles Interesse beeinflußte.

Wir berichten Ihnen das alles, um Ihnen zu zeigen, wie wir am eigenen Leibe die Auswirkung der Ernährung auf den emotionalen Zustand erlebt haben. Als Ergebnis davon und von den vielen schlaflosen Nächten, die wir erlebten, wissen wir auch, wie Schlafmangel uns sexuell beeinträchtigen kann. Untersuchungen des Schlafs haben gezeigt, daß sich unser Schlaf in Zyklen abspielt. So wie bestimmte sexuelle Reaktionen, wie die vaginale Lubrikation und die Erektion des Penis, in einem normalen Schlaf eines Erwachsenen alle 80 bis 90 Minuten auftreten, gibt es andere physiologische und psychologische vegetative Prozesse, die in zyklischen Mustern im Schlaf auftreten. Wenn der Schlaf unterbrochen wird, verlieren wir mehr als nur die Zeit, die wir wach sind. Wir unterbrechen den Rhythmus unseres Körpers. Dies kann unseren Energiehaushalt, unsere emotionale Stabilität und unsere sexuelle Empfänglichkeit beeinträchtigen.

Sportliche Betätigung

Wir wurden oft gefragt: »Verstärkt eine gute physische Form, etwa regelmäßiger Sport, die sexuelle Empfänglichkeit?« Es gibt viele andere Faktoren, welche die sexuelle Empfänglichkeit beeinflussen können, wenn ein körperliches Übungsprogramm begonnen wird. So ist es immer ein wenig schwierig, genau zu sagen, ob die körperliche Betätigung den Unterschied ausmacht. Körperliche Betätigung ist jedoch in vielfacher Hinsicht hilfreich, und wir vermuten, daß sie noch mehr Auswirkungen hat, als nur diese. Zuerst einmal fördert körperliche Betätigung Ihren Kreislauf, erhöht die Gehirntätigkeit, vermindert Streß und verbessert den Muskeltonus. Da ein Körpersystem sich nicht verändert, ohne auch das andere Körpersystem zu beeinflussen, werden diese Veränderungen die sexuellen Funktionen beeinflussen. Außerdem sind Kreislauf, muskuläre Reaktion, Wachheit und Streßabbau alles direkte Bestandteile der sexuellen Empfänglichkeit. Zweitens verbessert Sport das Gefühl, das die Menschen ihrem Körper gegenüber haben. Diese Aufwertung des eigenen Körperbilds wird oft auch ihre allgemeinen Gefühle des Selbstwerts und der Sexualität beeinflussen. Drittens werden die Menschen so mit ihren Körperempfindungen besser in Berührung kommen. Dies steigert unmittelbar auch das Bewußtsein des sexuellen Gefühls. Es ist gut, regelmäßig Sport zu betreiben, wie Jogging, Wandern, Schwimmen oder was Ihnen sonst gefällt, um die Herz- und Gefäßsysteme zu stärken. Im folgenden haben wir eine Liste aufgestellt, was zur Stärkung Ihres Körperbewußtseins beitragen kann – und auch spezielle

Atemübungen für Frauen. Natürlich sind diese auch für Männer hilfreich. Sicher, Männer haben keine Vagina, die sie kontrahieren müssen, aber der Musculus pubococcygeus ist auch bei ihnen vorhanden, um das Urinieren zu starten und zu stoppen. Dieser Muskel kann angespannt werden, um das zu üben, was wir hier »vaginale Kontraktionen« nennen.

Übung

Bewußtwerden seines Körpers und des Atmens

Atmen:

1. Pusten (verbessert das Sauerstoff- und Energieniveau): Ziehen Sie Luft in Ihre Brust, oberhalb des Zwerchfells; pusten Sie sechsmal aus, als ob Sie eine Kerze ausbliesen; atmen Sie langsam und vollständig aus. Wiederholen Sie das zu Anfang der Übungen zehnmal.

2. Brust – langsames, regelmäßiges, ruhiges, entspanntes Atmen. Es ist gut, dies zwischen den einzelnen Übungen zu tun, es kann auch beim Verkehr hilfreich sein.

3. Tiefes Atmen mit dem Zwerchfell: Ziehen Sie eine maximale Menge an Luft langsam durch die Nase ein, indem Sie zuerst die Brust erheben, dann den Bauch. Halten Sie den Atem an, und zählen Sie bis vier. Atmen Sie langsam durch die leicht geöffneten Lippen aus. Lassen Sie die ganze Spannung weichen und alle Luft heraus. Dieses Schema sollte bei allen noch folgenden Übungen berücksichtigt werden. Und: Versuchen Sie es während des Verkehrs.

Körperbewußtsein und verstärkte Muskelspannkraft im Beckenbereich:

1. Das Becken: Legen Sie sich auf den Boden, die Knie leicht gebeugt, das Gesäß auf dem Boden. Pressen Sie mit Ihren Füßen, indem das Gesäß sich leicht auf und ab hebt.

2. Das Becken wiegt hin und her:

a) Stützen Sie sich auf Hände und Knie.

b. Atmen Sie langsam durch die Nase ein, beugen Sie Ihren Rücken und spannen Sie ihn an; halten Sie in dieser Position den Atem an, und zählen Sie bis vier.

c. Atmen Sie langsam durch leicht geöffnete Lippen aus, während Sie sich allmählich aufrichten.

d. Wiederholen Sie das zehnmal.

3. Das Becken erhebt sich (sehr gut zur Erhöhung der orgastischen Spannkraft):

a. Lassen Sie sich auf Knien auf eine feste Unterlage runter.

b. Atmen Sie langsam ein und legen Sie sich mit Ihrem Rücken sachte ganz auf den Boden. Beginnen Sie das Hinunterlassen des Rückens beim unteren Wirbel und hinauf bis zu den Halswirbelsäulen.

c. Während Sie durch den halboffenen Mund bedächtig ausatmen, heben Sie Ihr Becken und Ihren Rücken vom Boden, indem Sie beim Steißbein beginnen und Wirbel für Wirbel bis zum Hals anheben (Vielleicht schaffen Sie eine schildkrötenartige Position, bei der Sie sich nur noch mit Kopf und Füßen abstützen, wobei Ihre Hände zugleich Ihre Fersen halten).

d. Lassen Sie sich wieder herab, indem Sie langsam einen Wirbel nach dem anderen, vom Hals zum Steißbein, bewegen.

4. Vaginale Kontraktionen (extrem wichtig, um die Sensibilität während des Verkehrs zu erhöhen und Komplikationen zu vermeiden, die durch eine schlaffe Beckenmuskulatur, verursacht durch Geburt oder durchs Alter, auftreten können):

a. Kontrahieren Sie den Musculus pubococcygeus.

b. Halten Sie so lange fest, wie Sie können, und zählen Sie bis zehn.

c. Entspannen Sie den Muskel.

d. Machen Sie das mindestens 25 mal am Tag (bei einer Person mit einer extrem lockeren Vagina wären bis zu 200 mal am Tag angebracht).

e. Verbinden Sie diese Übung mit einer anderen Aktivität – Autofahren, Bügeln, Waschen usw.

Regelmäßiger Sport, gute Ernährung und ausgewogener Schlaf sollten helfen, um extreme Müdigkeit zu vertreiben, die das Zusammensein verhindert. Wenn Sie in Form sind und entdecken, daß Sie und Ihr Partner immer noch nicht sexuell zusammenkommen, müssen Sie vielleicht daran arbeiten, in Berührung zu bleiben.

Auf dem laufenden bleiben

So wie ein Gourmetkoch immer nach neuen Rezepten sucht, so ist ein sexuell aufgeweckter Mensch immer offen, neue Gefühle, Empfindungen und Wege zu entdecken, die Genuß bringen. Der Koch erfindet vielleicht ein neues Rezept oder experimentiert mit einem, das ihm ein anderer geraten hat. Genauso können Ihre neuen Entdeckungen aus dem Experimentieren in Ihrer eigenen Beziehung entstehen oder aus Ideen, die Sie von woanders übernommen haben. Bücher sind ein Weg, um neue Ideen zu finden. Lesen Sie jeder für sich, damit neue Erkenntnisse in Gang und Sie mit Ihren eigenen sexuellen Gefühlen in Berührung kommen. Lesen Sie zusammen als Paar – aus Spaß, zum Lernen, zur Stimulierung oder als Experiment. Das Hohelied Salomos ist unter der Nicht-Fachliteratur die beste klassische Literatur, doch es gibt auch andere Bücher.

Das Planen von speziellen Zeiten für sich selbst – Zeit zum Ausruhen und Entspannen und zur Körperpflege – kann bei Männern und Frauen das sexuelle Bewußtsein aufbauen. Das wird besonders gebraucht, wenn der Druck Ihres Lebens Ihnen keinen Raum läßt, um mit Ihrer Sexualität in Einklang zu kommen. Es gibt Zeiten, in denen Sie sich einfach nach hinten lehnen und entspannen müssen. Solche Zeiten kommen nicht von selbst, deshalb müssen Sie sie einplanen und sich die Zeit dazu nehmen. Lassen Sie es einfach zu einer Priorität werden!

Spezielle Zeiten für Sie als Paar sind ein absolutes Muß! Sie sagen nun, daß Sie nicht können, weil Sie kleine Kinder haben. Diese Kinder können gut mit einem anderen Erwachsenen, der sich um sie kümmert, ein oder zwei Tage regelmäßig alleine gelassen werden – und es ist auch besser für sie, als mit Eltern zu leben, deren Beziehung vernachlässigt ist. Oder Sie sagen: »Ich kann nicht von meiner Arbeit weg«. Wo liegt Ihre Priorität? Was wäre, wenn Sie voraussagen könnten, daß regelmäßige Zeit, in der Sie von Ihrem Arbeitsdruck losgelöst und voll auf Ihre Beziehung konzentriert sind, Ihrer Ehe helfen würde zu überleben? Würden Sie dann die Zeit dazu finden?

Keiner ist von äußerem Druck, der unsere Beziehung stört, ausgenommen. Es bedarf ständig einer gewissen Voraussicht, um sicherzugehen, daß wir wirklich einmal genügend freie Zeit für uns und füreinander haben. Ed Dayton, ein Freund von uns, der über Zeitmanagement schreibt, lehrte uns vor Jahren, daß die Zeit, die wir füreinander und für Familienmitglieder einplanten, wie ein geschäftlicher Termin zu behandeln sei. Wenn uns jemand während dieser Zeit sehen möchte, geben wir diesen Termin ganz einfach als schon verplant an. Diese gemeinsame Zeit muß bei den meisten Paaren in ihr Leben fest eingeplant werden, wenn sie weiterhin in Berührung bleiben wollen. Vielleicht haben Sie einen Lebensstil, der Ihnen natürlicherweise jede Woche einige Stunden gestattet, die Sie füreinander haben. Sie sind dann aber eher die Ausnahme als die Regel. In den meisten Haushalten stehen Aktivitäten, die Gemeinde, Kinder, Arbeit, Fernsehen, Bücher und Sport eher im Weg, als daß diese Priorität den ihr zukommenden Raum einnehmen darf. Wir sprachen schon in Kapitel 11 darüber, wie man gemeinsame Zeiten einplant und organisiert. Benutzen Sie das dort Gesagte, um Zeit zur Kommunikation, zum Berühren und gemeinsamen Spaßhaben einzuplanen. Verwenden Sie äußere Aufhänger, um sexuell in Form zu bleiben; Musik kann innere Gefühle aufleben lassen. Schaffen Sie diese spezielle Umgebung für Ihr sexuelles Erlebnis. Ein schnuckelig hergerichtetes, wohltemperiertes Zimmer mit der Gewißheit, daß man nicht unterbrochen wird – all das kann den Unterschied ausmachen. Manche Menschen sind sich fast ständig ihrer sexuellen Gefühle bewußt. Andere müssen daran arbeiten. Sie müssen sich darauf konzentrieren, mit den natürlichen Reaktionen ihres Körpers in Einklang zu sein. Es bedarf einiger Anstrengung, mit sich selbst und Ihrem Partner in Berührung zu sein, so wie es Disziplin erfordert, physisch in Form zu bleiben. Aber es ist die Anstrengung ja auch wert.

21

Ich bin nicht interessiert

Damit zwei Personen sexuell zusammenkommen, müssen sie sich dafür entscheiden. Menschen wählen normalerweise das, was sie wünschen. Wenn sie also schon bisher nicht allzuviel Verlangen nach Sex verspürten, werden sie es mit Sicherheit auch weiterhin nicht anders handhaben wollen. Dieser Mangel an Verlangen oder an Interesse ist ein häufig auftretendes sexuelles Problem. Damit jemand Interesse daran behält, muß er eine gewisse Befriedigung aus den sexuellen Begegnungen erhalten. Mangel an Befriedigung führt zu mangelndem Interesse. Dieser Mangel wiederum führt zu einem Defizit an Sex – es sei denn, jemand entscheidet sich für eine sexuelle Begegnung aus Pflichtgefühl oder aus Gewohnheit oder aus dem Wunsch, seinem Partner zu gefallen. In diesem Kapitel geht es um die verschiedenen Situationen, die zu einem Interessedefizit führen, und um einige Wege, um diese verbreiteten und zuweilen schwer faßbaren Probleme zu lösen.

Die desinteressierte Frau

In der Vergangenheit bezeichnete man eine Frau, die an keiner sexuellen Aktivität interessiert ist, pauschal als frigide. In den letzten Jahren, besonders seit den Untersuchungen von

Masters und Johnson, haben wir uns bemüht, diesen Ausdruck immer seltener zu verwenden. »Frigide« ist ein kritischer und abwertender Ausdruck, wohingegen wir gerne schon von der Begriffswahl her unterstützend sein wollen. Außerdem wurde dieser Ausdruck so sehr mißbraucht, daß er inzwischen schon fast für jedes sexuelle Problem, das eine Frau haben könnte, eingesetzt wird – für Probleme des Interesses, der Erregung oder der Freisetzung. Aus diesem Grund bezeichnen wir normalerweise keine Frau als frigide, sondern definieren ihr Problem präziser.

Angenehme sexuelle Gefühle werden oft als erotische Gefühle bezeichnet. Erotische Gefühle sind eine Kombination aus physischen und emotionalen Gefühlen. Die Frau, die wenig Interesse oder Verlangen hat, ist manchmal ein Mensch, der wenig oder keine physische Erregung und fast kein emotionales Vergnügen an Sex empfindet. Sie erlebt den Sexualakt nicht als einen echten Weg, um Liebe zu geben und zu empfangen. Gewöhnlich ist sie nicht bestrebt, ein sexuelles Erlebnis zu haben, und tut es nur, um ihrem Partner zu gefallen. Gemessen an den physischen Zeichen der Erregung empfindet sie geringe Lustgefühle, aber diese werden normalerweise von den widerstrebenden emotionalen Gefühlen, die damit verbunden sind, noch weit überwogen.

Wir könnten fragen, weshalb eine Frau sich auf etwas einläßt, das wenig Positives und so viel Negatives für sie beinhaltet. Wir könnten es mit dem Zahnarztbesuch vergleichen. Nichts gegen die Zahnärzte! Menschen gehen zum Zahnarzt – obwohl sie es hassen, daß man ihnen die Zähne aufbohrt –, weil sie erkennen, daß die Folgen, wenn man nicht hingeht, noch weit unangenehmer sind. Sie unterwerfen sich dieser meist unangenehmen Behandlung beim Zahnarzt zum langfristigen Vorteil, daß der Zahnverfall so unter Kontrolle gehalten wird. Ähnlich hat eine Frau verständliche Gründe, weshalb sie sich auf Sex einläßt, auch wenn sie es als eine schwere Prüfung ansieht. Der Hauptgrund ist, sie will ihre Pflicht als Frau erfüllen; sie hat das Gefühl, die Bedürfnisse ihres Partners befriedigen zu müssen, um die Ehe zu erhalten. Wenn sie gläubig ist, mag sie es nicht nur als ihre eheliche, sondern auch als ihre christliche Pflicht ansehen.

Andere Frauen, die den Liebesakt nicht genießen, bevorzugen es, ihn zu vermeiden, anstatt ihn aus Pflichtbewußtsein heraus zu tun. Aber sie sind oft nicht sehr direkt. Wenige Frauen werden sagen, »Ich hasse den Geschlechtsverkehr, also vergiß es, mein Freund.« Sie finden subtilere Wege, um ihn zu umgehen. Die Standardentschuldigung ist Migräne. Obwohl viele Witze darüber gemacht werden, ist ein solches körperliches Leiden oft die Entschuldigung, um den Kontakt zu vermeiden. Ein weiterer Weg, um den sexuellen Kontakt zu vermeiden, ist, daß die Frau einen sehr beschäftigten Zeitplan entwickelt. Die Frau geht später oder früher ins Bett als ihr Mann und vermeidet, dazusein, wenn er sexuell interessiert sein könnte. Ein dritter Weg ist, einen Streit zu dem Zeitpunkt anzufangen, an dem eine sexuelle Begegnung stattfinden könnte. Viele Paare berichten, daß bei ihnen die größten Streitigkeiten zu den Zeiten auftreten, wenn eigentlich die sexuelle Begegnung am wahrscheinlichsten wäre. Nach einer Weile rutscht der Mann, ohne es zu merken, ebenso in dieses Schema hinein.

Lassen Sie uns einige spezifische Gründe betrachten, weshalb eine Frau an der sexuellen Begegnung nicht interessiert sein kann. Ein Grund, weshalb eine Frau Geschlechtsverkehr zu vermeiden sucht, mag sein, daß sie nicht das Gefühl hat, einen warmen, liebevollen, für ihr sexuelles Vergnügen sorgenden Partner zu haben. Wie wir schon gesagt haben, ist es wesentlich für eine Frau, sich in jeder sexuellen Begegnung geliebt und umsorgt zu fühlen, Zärtlichkeit zu spüren und Interesse an ihren Gedanken und Gefühlen in ihrer Situation zu finden. Ohne solch eine Atmosphäre ist es ziemlich unwahrscheinlich, daß sie diese Intimität zuläßt und sich dadurch auch noch emotional verletzlich macht. Wenn diese emotionale Unterstützung regelmäßig fehlt, wird sich ein ebenso regelmäßiges Desinteresse manifestieren. Eng verbunden mit diesem Mangel an emotionaler Befriedigung ist der Mangel an Interesse aufgrund von Problemen im Bereich der Erregung oder Freisetzung. Wenn die Frau während des sexuellen Zusammenseins nicht erregt wird, von der Erregungsphase nicht in die Plateau-Phase übergeht, wird jegliches Interesse, das sie hatte, vergehen. Und falls sie Erregung erlebt, wird die ständige Unfähigkeit, den Höhepunkt zu erreichen, früher oder später ihr Interesse am Liebesakt ganz schwinden lassen. Es macht keinen Spaß, immer wieder seinen Körper und seine Gefühle für einen Orgasmus vorzubereiten und Frustration zu erleben. Es verursacht solch ein tiefes Unwohlsein, daß es kein Wunder ist, wenn das Interesse der Frau nachläßt. Die Grafik für eine Frau, die oft ohne Freisetzung erregt wird, sieht wie folgend aus. An einem Punkt gleicht ihr Erleben der Kurve 1, in anderen gleicht es der Kurve 4.

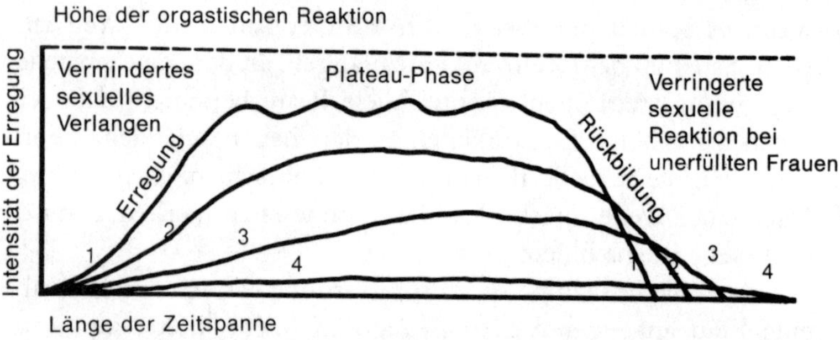

Erlebt eine Frau, auch wenn sie erregt ist, keine Befriedigung, schwindet die Erregung nach einer Weile. Sie werden feststellen, daß die untere Linie der Grafik fast ganz gerade ist. Oft geht es so vonstatten: Die frisch verheiratete Frau ist erfreut und begeistert, mit ihrem Partner zusammenzusein, und wird sehr erregt. Sie hat vielleicht schon ähnliche Erregung während des Küssens und Umarmens vor der Hochzeit erlebt. Sie hat jedoch keine orgastische Reaktion und erlebt keine Befriedigung, daher war die Erregung umsonst. Aufgrund dessen beginnt sie abzusinken.

Sie sehen auf der Grafik, daß es ein wenig länger dauert, bis sie erregt wird, und die Erregung nicht mehr so stark ist. Mit der Zeit braucht es immer länger bis zur Erregung, und diese ist insgesamt schwächer. Es dauert auch länger, bis sie wieder in den unerregten Zustand zurückkehrt. Schließlich erlebt sie fast keine Erregung mehr und so auch kein Verlangen. Dieses Abflachen der Kurve ist oft zwischen dem 5. und 10. Ehejahr zu beobachten. Der Zeitpunkt ist manchmal mit anderen Lebensbereichen wie Kinder-Bekommen und neuen Pflichtfeldern verbunden. Glücklicherweise läßt sich jedoch jedes Schema rückgängig machen, die Frau braucht aber möglicherweise fachliche Hilfe. Wenn Sie sich in solch einer Situation befinden und sie ändern möchten, müssen Sie erst anerkennen, daß Sie sich in diesem Muster wiederfinden. Ihr Partner und Sie müssen miteinander darüber sprechen, wie es dazu kam und was Sie dagegen unternehmen möchten. Das Schema kann auch dadurch verursacht sein, daß der Mann verfrüht ejakulierte und der Frau nicht genügend Zeit ließ, einen Orgasmus zu bekommen. Oder es mag daran liegen, daß die Frau nie einen Orgasmus zugelassen hat, oder sie wurde im präorgastischen Stadium zurückgelassen, gleichgültig, wie lange der Mann seine Erektion aufrechterhalten konnte. Was auch der ursprüngliche Grund war, dieses Schema muß storniert werden, wenn Sie wieder sexuelles Verlangen empfinden möchten.

Ein weiterer häufiger Grund für ein nachlassendes sexuelles Interesse bei der Frau mag Langeweile sein, die sich eingeschlichen hat, weil die sexuelle Aktivität mechanisch oder zu zielorientiert geworden ist. Damit meinen wir, daß das Interesse einer Frau nicht aufrechterhalten werden kann, wenn das Paar eine Standardroutine für den Liebesakt entwickelt hat – worüber wir bereits gesprochen haben als die »Knöpfchen-Drück-Methode« –, die Frau ist passiv, während der Mann die Standardprozedur durchgeht wie ein Pilot, der durchcheckt, ob das Flugzeug zum Flug bereit ist. Wenn ein Mann diese Vorgehensart anwendet und die Frau nicht nach Varianten sucht oder kreativ wird, wird ihr Interesse mit Sicherheit abnehmen. Mit zielorientierter Aktivität meinen wir die sexuelle Aktivität, die nur auf den Orgasmus ausgerichtet ist, anstatt als Ziel den Ausdruck von Liebe, Sorge und Zuneigung ins Auge zu fassen und auf die Freude und den Genuß der Beziehung zu setzen. Mangelndes Interesse entwickelt sich häufig, nachdem ein Paar einige Zeitlang unter diesen Umständen zusammen funktioniert hat.

Ein weiterer Grund für zu wenig Interesse bei Frauen ist eine emotionale Ambivalenz. Eine Frau mag sehr empfänglich sein, aber sie kann diese Reaktion nicht als Teil ihrer selbst akzeptieren. Etwas in ihrer Erziehung oder Ausbildung, eine Furcht, ein Erlebnis in der Vergangenheit oder ein allgemeines Unwohlsein bei Vergnügungen stört ihre Freude am Sex. Sie wünscht wahrscheinlich keine Aktivität, die ihr inneren Aufruhr bereitet. Aufgrund dieses Konflikts wehren manche Frauen ihre natürlichen und von Gott geschenkten Reaktionen ab. Als Ergebnis davon werden sie weniger Lust erleben, und daher wird auch ihr Interesse nachlassen. Schließlich enden sie emotional an der gleichen Stelle wie die Frauen, die schon von Anfang an keine oder wenig Intensität in ihrer Erregung erfahren. Andere Frauen genießen volle, intensive Erregung und Reaktionen, wenn sie einmal sexuell aktiv sind. Jedoch führen diese wunderbaren erotischen Gefühle der Erregung und der Freisetzung nicht zu weiterem Interesse oder sexueller Initiative. Der Konflikt, diese Gefühle zuzulassen, scheint das Verlangen zu blockieren. Ihre Grafik mag folgendermaßen aussehen:

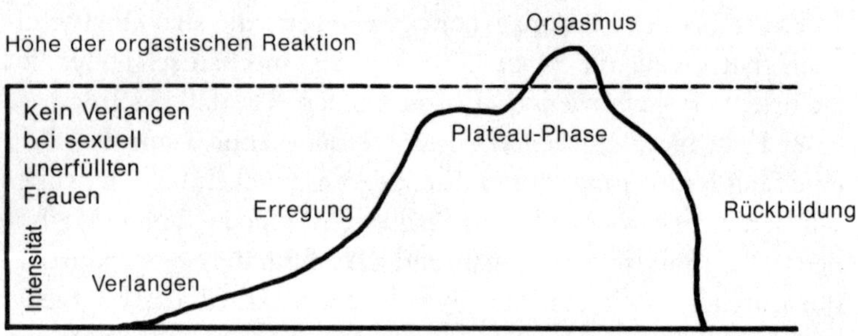

Es besteht kein Interesse oder Verlangen, sondern kontinuierlicher Widerstand. Es benötigt viel Zeit, um den Wunsch nach Erregung zu spüren. Die Erregung mag langsam vonstatten gehen. Doch wenn die Frau einmal erregt ist, ist die Erregung intensiv und die Freisetzung eher schnell. Die Rückbildung folgt natürlich.

Es gibt noch andere psychologische Gründe für ein mangelndes Interesse. Dazu gehören Angst und Depression. Ständiger Druck oder Streß können das Verlangen verringern. Manchmal sind die Gründe viel tiefer gelagert. Es gibt unbewußte Barrieren. Helen Singer Kaplan, eine Forscherin und Therapeutin auf sexuellem Gebiet, hat unbewußte Gründe aufgelistet, wie Angst vor Erfolg, Angst vor Intimität, Ödipuskonflikte, langzeitiger, tiefer Zorn und andere verflochtene, komplizierte Probleme.

Der desinteressierte Mann

Es wird manchen überraschen, daß wir die Kategorie des desinteressierten Mannes hier überhaupt mit einschließen, da allgemein alle Männer sexuell interessiert sind und stets daran denken. Wie kann es sein, daß es desinteressierte Männer gibt? Wir haben festgestellt, daß Männer, die ein mangelndes sexuelles Interesse aufweisen, sich in drei Hauptgruppen unterteilen. Die ersten sind die, die wir als sexuell »naiv« und uninformiert bezeichnen würden. Dann gibt es diejenigen, die ernsthafte emotionale Barrieren haben, und schließlich die unternehmerischen oder zielorientierten Männer, deren Interesse an sexueller Aktivität sich mit dem Finden einer Frau verringert. Lassen Sie uns einmal diese Gruppen im Detail betrachten.

Der sexuell naive oder uninformierte Mann ist normalerweise einer, der sehr beschützt aufwuchs, fast in einer überbeschützenden Umgebung. Er war entweder ein »Mamakind« oder ein ängstliches Kind. Solch ein Junge hatte relativ wenig Zugang zu den normalen sexuellen Stimuli, welche die meisten Kinder während ihres Aufwachsens zu Hause, in der Schule oder auf der Straße erhalten. Vielleicht wurde zu Hause auch wenig körperliche Zuneigung gezeigt: zwischen Vater und Mutter oder zwischen Eltern und Kindern. Er hat eventuell auch einige Warnungen vor der Gefahr der Masturbation gehört; jede Art von sexuellem Interesse oder sexueller Entdeckung wurde kurz, aber bestimmt behandelt.

Ein Mann, der in seiner professionellen Karriere sehr erfolgreich und seit 15 Jahren verheiratet war, und in seiner Gemeinde als Diakon diente, hatte ernsthafte Impotenzprobleme. Diese Impotenz hatte ihn fast schon von Anfang seiner Ehe an begleitet. Als wir die Situation mit ihm und seiner Frau durchgingen, entdeckten wir, daß ihm viel von der grundsätzlichen Information fehlte, die für eine normale sexuelle Erfahrung wichtig ist. Er empfand jegliche Art der genitalen Berührung als geschmacklos; Geschlechtsverkehr hatte er nur wegen seiner Frau. Diese berichtete über ihn, daß er jemand sei, der bei der sexuellen Begegnung fast nichts zu tun wußte. Er wußte nicht, wie man küßte, und ließ sich von ihr auch nicht belehren; er berührte sie nicht so, wie es für sie oder für ihn angenehm gewesen wäre. Offensichtlich hatte er diese Dinge nicht zum richtigen Zeitpunkt in seinem Leben gelernt. Nun fand er es extrem schwer, sich zu verändern und endlich nachzureifen.

Der sexuell naive Mann wird von seiner Frau oft als schwerfälliger und unzulänglicher Liebhaber angesehen, der sie nie auf zufriedenstellende Weise küssen wird. Es ist lohnend, diesen Paaren zu helfen, über diesen Punkt hinauszukommen. Der wichtigste Bestandteil zur Veränderung ist die Bereitschaft, seine Begrenzungen anzunehmen und diese Grundlagen zu lernen – was auch eine kooperative Frau erfordert.

Eine weitere Gruppe von Männern, die am Liebesakt kein Interesse haben, besteht aus denen, die ernsthafte emotionale Blockaden oder Barrieren haben. Oft ist die Barriere dem Mann unbekannt und für den Seelsorger nicht leicht zu entdecken. Meistens sind sie ein Ergebnis von Verdrängung in einer frühen Periode seines Lebens. Ein Beispiel ist ein gutaussehender junger Jugendleiter, der seine Jugendliebe heiratete. Sie trafen sich auf der Bibelschule. Während ihrer Freundschaftszeit schienen sie beide ein großes sexuelles Interesse zu haben, aber aufgrund ihres christlichen Glaubens beschlossen sie, ihre Beziehung erst nach ihrer Hochzeit ganz auszukosten. Bereits zu Beginn ihrer Hochzeitsreise spürte die neue Braut, daß ihr Mann nicht wirklich an einer sexuellen Beziehung interessiert war. Es war für sie völlig überraschend und bereitete ihr viel Not. Als wir den Hintergrund des Mannes untersuchten, stellten wir fest, daß er in einer gespaltenen Familie aufgewachsen war. Die Kinder standen auf der Seite ihrer Mutter gegen ihren Vater. Er identifizierte sich niemals richtig mit seinem Vater und hatte nicht gelernt, ein Mann zu sein. Daher hatte er auch große Probleme, nun seiner Frau gegenüber ein Mann zu sein. Es gibt andere Gründe für emotionale Barrieren bei Männern. Es handelt sich oft um die gestörte Beziehung der Mutter oder einer anderen wichtigen Frau zu ihm, die der Mann als kleiner Junge erleben mußte.

Der dritte Typ von Mann, der an der sexuellen Aktivität uninteressiert ist, ist der zielorientierte oder »unternehmerische« Mann. Er hat es sich als Ziel gesteckt, eine Frau zu finden. Wenn er das erreicht hat, geht er zu anderen Projekten über, so wie er von einem Geschäftserfolg zum anderen geht. Diese Männer sind sehr erfolgreich als Initiatoren von Projekten, die sie bald einem anderen in der Firma übergeben, während sie ein neues Projekt wagen. Es ist nicht ungewöhnlich, daß solche Männer extrem attraktive und selbstsichere Frauen ausgewählt haben, die gute Mütter für ihre Kinder sind und ihre soziale Rolle bestens erfüllen. Aber eine solche Frau fühlt sich emotional verkümmert, weil der Mann, den sie heiratete und in den sie sämtliche Hoffnungen steckte – der Mann, der ihr auf erfolgreiche Weise den Hof machte –, nun wenig Zeit und Energie damit verbringt, ihr auch eine beständige emotionale Erfüllung zu geben. Dieser Mangel an Energie in der Beziehung schließt auch ein mangelndes Interesse an der sexuellen Energie ein. Die Energie, die der Mann einst für sexuelle Aktivitäten aufbrachte, wird nun in andere Unternehmungen investiert.

Manche Männer – wenn man sie mit ihrer unternehmerischen Ansicht konfrontiert – beschließen, ihre Prioritäten zu ändern und weniger geschäftsorientiert, dafür aber menschlicher zu sein. Sie beschließen, sich mehr mit der liebenden Seite, anstelle der materiellen Seite des Lebens zu beschäftigen. Dies paßt offensichtlich in die christliche Perspektive: Wir sind mehr mit menschlichen Beziehungen und sorgender Liebe beschäftigt als mit geschäftlichem Erfolg. Andere Männer sagen: »Nein, wenn sie mit mir leben will, muß sie erkennen, daß das Leben so sein wird«. Die Frau befindet sich in einem Dilemma und wird gezwungen, eine schwere Wahl zu treffen. Solch ein Mann kann sich verändern – wenn er will. Seine Veränderung braucht dabei jedoch eine Unterstützung, die ihm gewachsen ist.

Wie zeigt sich das mangelnde Interesse eines Mannes an sexueller Aktivität? Da in unserer Gesellschaft der Mann sowieso als der Initiator für den Liebesakt gilt, läßt sich die Frage nach der Initiative für sexuelle Aktivität nicht immer leicht aufwerfen. Ein Mann, der sexuell seiner Initiativpflicht nicht nachkommt, scheint gar nicht denkbar, meint man. Die unzufriedene und unerfüllte Frau ist über seine und ihre eigene Attraktivität besorgt und konfrontiert ihn damit. Vielleicht versucht der Mann nach diesen Vorwürfen, das Problem zu regeln, und wird demzufolge einige Male die Begegnung initiieren und so der Frau zeitweilig Befriedigung verschaffen. Doch nach einer Weile gleitet alles wieder in das alte ursprüngliche Schema zurück, über das sie ihn zuvor informiert hatte. Über eine Zeitspanne hinweg wird die unzufriedene Frau regelmäßig alle paar Monate explodieren, darauf antwortet der Mann mit sexueller Aktivität, die nicht anhält. Dann folgt wieder eine Periode mangelnden Interesses, in welcher die Frau immer unzufriedener wird, bis sie schließlich erneut explodiert. Der Unterschied zwischen einem desinteressierten Mann und einer desinteressierten Frau ist, daß eine Frau dem Mann trotzdem Befriedigung verschaffen kann. Doch bei Desinteresse von seiten des Mannes bleibt die Frau gewöhnlich frustriert zurück.

Spannung und Sorgen, die mangelndes Interesse hervorrufen

Ist das Schlafzimmer so dunkel wie der Raum eines Beerdigungsinstitutes, entsteht mit Sicherheit wenig sexuelles Interesse. Aufgrund der verschiedenen Faktoren, die zu dem Problem geführt haben, gibt es bei vielen Paaren so eine Art von dunkler, ernster, heiliger Atmosphäre in bezug auf jegliche Art von sexueller Aktivität, die ein Ergebnis von sexuellem Streß und Unzufriedenheit oder auch von Spannung innerhalb der Beziehung ist.

Es ist wichtig festzuhalten, daß jede Form von Streß oder Spannung in der Familie oder in der Beziehung zwischen Mann und Frau das sexuelle Interesse belastet, auch wenn das Paar in normalen Zeiten zufriedenstellend und begeistert reagiert. Ist die Beziehung zwischen zwei Menschen im allgemeinen nicht harmonisch, ist es unwahrscheinlich, daß sie beim Liebesakt auf eine angenehme, entspannte und freisetzende Art für sie beide zusammenkommen können.

Ein weiterer Grund für Spannung und Sorge, die das Interesse herabsetzt, ist die Angst vor einer Schwangerschaft. Bei vielen Paaren, insbesondere bei Frauen, gibt es eine starke bewußte Angst davor. Andere sind sich dessen vielleicht nicht bewußt, bis sie schwanger sind oder eine andere Verhütungsmethode wählen und merken, welch ein Nachlassen der Spannung sie erleben. Wenn Sie sich Sorgen über eine eventuelle Schwangerschaft machen und kein großes Vertrauen in Ihre Verhütungsmethode setzen, merken Sie, daß aufgrund dieses Faktors Ihr sexuelles Interesse nachgelassen hat oder Ihre Erregung nicht so stark ist, wie sie es zuvor war.

Häufig ist auch eine bestimmte, größere Aufgabe, in die wir unsere ganze Energie gerade stecken, ein Faktor, der das Interesse reduziert. Es mag sich dabei um eine Weiterbildung handeln oder den Aufbau eines Geschäfts, zusätzliche Arbeitsstunden, Renovierung des Wohnzimmers, Anpassung an ein Baby, ein neuer Arbeitsplatz oder eine Veränderung der Rollen, wie z. B. eine Mutter, die wieder arbeiten geht. Alles, was einen Großteil unseres Interesses und unserer Energie in Anspruch nimmt, führt auch nicht selten dazu, daß unser sexuelles Interesse weniger verfügbar ist. Die einzige Gegenaktivität ist, daß Mann und Frau begeisternd etwas zusammen unternehmen. Solch ein gemeinsames Engagement bringt eine größere Nähe mit sich und Nähe führt bei zwei Menschen, die sich ja eigentlich kennen und vertraut sind, oft sehr schnell wieder zu verstärkter Intimität.

Was aber, wenn bei Ihnen das Verlangen gar nicht oder nur sporadisch auftritt? In Kapitel 10 erläuterten wir, wie man Verlangen aufbaut. Wir betonten, daß sexuelles Verlangen ein natürliches Körpergefühl ist. Es kann auftreten, sobald man alle Ablenkungen wegnimmt und herausfindet, was sexuelles Verlangen weckt, die Bedürfnisse offen seinem Partner mitteilt und dann die Verantwortung für das übernimmt, was das Interesse wach werden läßt. Die Themen des Empfindens und des Ausdrucks sexuellen Verlangens müssen klar und offen zwischen den Ehepartnern besprochen werden können. Dies ist der erste Schritt, um einem Problem aufgrund zu wenig Verlangens abzuhelfen.

Gehen wir einmal davon aus, daß dem Mann das Interesse an der sexuellen Begegnung fehlt. Wir würden da empfehlen, eine offene Diskussion darüber zu führen, wie sich der Mann in der Situation fühlt, was seiner Meinung nach sein Verlangen verhindert und was er als seine Pflichten und Aufgaben als Ehemann, Liebhaber und Christ ansieht. Seine Frau sollte ihm klar mitteilen, wie sie sich aufgrund des wenigen Interesses fühlt. Manchmal wird so deutlich, was im Wege steht und dieses Defizit verursacht. In anderen Situationen ist es schwieriger, weil der Mann auf der bewußten Ebene meint, er sei interessiert. Doch in Wahrheit zeigt er selten Interesse. Eine unbewußte Barriere verursacht seinen Mangel an sexuellem Verlangen.

Bei einer unbewußten Blockade, bei der die Paare nicht herausfinden, was sie daran hindert, sexuelles Verlangen zu empfinden, sollten sie professionelle Hilfe suchen. Es ist bekannt, daß unbewußte Barrieren oft von früher Kindheit her stammen. Durch diesen starken Einfluß solcher Faktoren ist es nicht sehr wahrscheinlich, daß jemand solch ein Problem ohne professionelle Hilfe lösen kann. Sollte das fehlende Verlangen mit offensichtlichem Streß zusammenhängen, muß es zwischen Ihnen beiden ausdiskutiert werden. Sprechen Sie über den Mangel an Verlangen und wie jeder von Ihnen das empfindet. Dann beschließen Sie zusammen, wie Sie die Veränderungen durchführen werden, damit ein natürliches Verlangen fließen kann.

Wenn man Verlangen einfach zuläßt, gibt man demjenigen, dem es fehlt, wieder genügend Freiraum. Freiraum geben bedeutet aber auch, daß der andere Partner zu vermeiden versucht, den Liebesakt zu initiieren oder Erwartungen zu vermitteln, die als Forderungen aufgefaßt werden könnten. Die Schritte in Kapitel 11, um die Rollen des Initiators zu tauschen, können dabei hilfreich sein.

Merkt derjenige, der eine Blockade hat, daß man wieder genügend Freiraum hat, ist es wichtig, daß man Wege findet, um die Sensibilität für sexuelle Gefühle zu fördern. Sie müssen dafür Zeit finden oder schaffen. Oder auch den Druck von außen verringern. In dieser von spannungsfreien Zeit suchen Sie nach Sinnlichkeit in Ihrer Welt. Verwenden Sie einige der Stimuli, die wir in Kapitel 10 nannten. Lesen Sie jeden Tag das Hohelied Salomos. Denken Sie daran, sinnliche Musik einzuschalten, wenn Sie von der Arbeit nach Hause fahren oder im Garten arbeiten. Als Frau sollten Sie Ihre eigenen Geschlechtsorgane kennenlernen (Kapitel 6). Bitten Sie Gott, Ihre Gefühle für sexuelle Aktivität freizusetzen, und preisen Sie ihn jedes Mal, wenn Sie auch nur ein kleines Bedürfnis empfinden. Verbringen Sie Zeit damit, in den Spiegel zu sehen und Gott dafür zu danken, wie er Sie geschaffen hat. Konzentrieren Sie sich darauf, auf Ihren Körper zu hören. Seien Sie sich der Berührungen bewußt, die ein prickelndes Gefühl auslösen. Was wir sagen möchten, ist einfach, daß Sie sich selbst in eine gute Stimmung hineinversetzen. Da jedes Interessedefizit einzigartig ist, muß auch jedes Paar selber kreativ sein, um seine Variationen zu finden und die Details herauszuarbeiten. Und wenn Sie es zusammen nicht schaffen, weiterzukommen, lassen Sie sich doch gerne von geeigneten Personen helfen, die Ihnen noch etwas sagen können.

22

Unterschiedliche Bedürfnisse

Keine zwei Menschen sind gleich. Es gibt keine zwei, die unter den genau gleichen Umständen aufgewachsen sind. Wir haben alle unterschiedliche Erfahrungen gemacht. Drei Hauptbereiche – unser genetisches Erbe, unser familiärer Hintergrund und unsere Erfahrungen – bewirken, daß wir mit einem unterschiedlichen Grad an Bedürfnissen in jedem Aspekt unseres Lebens in die Ehe gehen. Bei manchen Paaren zeigen sich diese Unterschiede sofort nach der Hochzeit. Häufiger jedoch brauchen unterschiedliche Bedürfnisse Zeit, um an die Oberfläche zu gelangen. Die Jahre vergehen, und die Ehe bewegt sich von der Erregung der ersten Jahre zu Beschäftigungen wie das Erziehen der Kinder, Hausbau, Karriere oder der Aufbau einer soliden finanziellen Basis. Während dieser Jahre kommen unterschiedliche Bedürfnisse – einschließlich verschiedener sexueller Bedürfnisse – an die Oberfläche und werden erkannt.

Grundsätzliche Unterschiede

Zu Anfang müssen wir festhalten, daß es bereits bei normalen, gesunden Menschen einige sehr grundsätzliche Verschiedenheiten gibt. Und man kann nicht behaupten, mit einer Person sei etwas nicht in Ordnung, nur weil sie ein größeres oder geringeres sexuelles Bedürfnis hat. Solch eine Differenz ist nicht unbedingt das Ergebnis von positiven oder negativen Lebenserfahrungen. So wie Menschen in ihren Ernährungsbedürfnissen, Aktivitäten oder Hobbys unterschiedlich sind, haben sie auch größere oder kleinere Bedürfnisse nach Sex. Wenn wir das zu verstehen versuchen, müssen wir die Normalität solcher Unterschiede betrachten.

Da ist einmal die unterschiedliche Energie, die wir beobachten. In den ersten Ehejahren treten bei den Paaren Veränderungen auf bei der Energie, die sie für ihre sexuelle Aktivität zur Verfügung haben. Oft ist es so während der ersten Ehejahre, weil sie voneinander begeistert sind und die Flitterwochen nicht vorüber sind, daß die vorhandene Energie für sexuelle Aktivitäten fast unbegrenzt ist – vor allem, wenn beide Partner Befriedigung erleben. Aber dann kommen Kinder. Die Frau arbeitet vielleicht noch einen Teil ihrer Schwangerschaft und wäre sowieso schon oft sehr müde. Sie zieht sich wegen Müdigkeit und anderer physischer Probleme zurück, selbst in dem Teil der Schwangerschaft, in dem sie immer noch sexuell aktiv sein könnte. Sie hat einfach keine Energie dazu.

Nach der Geburt dauert die Periode der physischen Erholung mindestens vier bis sechs Wochen, bevor der Geschlechtsverkehr wieder empfehlenswert ist. Aber nach einer Geburt müssen viele Mütter oder Väter mehrere Male nachts wegen ihres Säuglings aufstehen. Anpassungs- oder Schlafprobleme mit dem Kind kommen also hinzu. Die Mutter paßt sich zwar zwangsläufig an die zusätzliche Arbeit und den Streß an, aber selbst ein oder zwei Jahren nach der Geburt hat sie meist noch nicht wieder die nötige Energie für sexuelle Aktivität. Es muß nicht so sein, aber oft, wenn wir die Geschichte zweier Menschen zurückverfolgen, wird uns berichtet, daß die Änderung ihrer sexuellen Aktivität nach der Geburt des ersten, zweiten oder dritten Kindes aufgetreten ist.

Menschen, die ein Geschäft oder eine Karriere aufbauen oder kämpfen, damit das Geld für die wachsende Familie reicht, haben verständlicherweise weniger Energie für sexuelle Aktivitäten übrig. Vielleicht versucht der Mann, ein Geschäft aufzubauen. Er geht früh aus dem Haus, arbeitet stundenlang, kommt müde nach Hause mit unterschiedlichen Problemen. Er stellt fest, daß er für Sex nicht mehr die Energie von einst aufbringen kann, als er nur geregelte acht Stunden arbeitete und relativ wenig Verantwortung hatte. Das gleiche kann auch für die Frau zutreffen. Wenn sie versucht, ihre berufliche Karriere aufzubauen, wird ihre ganze Energie darauf gerichtet sein, und sie bewegt sich von sexueller Aktivität weg.

Zum anderen gibt es Unterschiede in der Erfüllung: die Stärke des sexuellen Triebs hängt zum Teil auch mit dem Maß an sexueller Erfüllung zusammen. Es ist nicht ungewöhnlich, daß bei einer Frau, die sich nie sexuell erfüllt fühlt, das Bewußtsein ihres sexuellen Bedürfnisses schwindet. Vom logischen Gesichtspunkt her ist das verständlich. Weil die sexuelle Aktivität mit ihrem Partner nicht befriedigend ist und ihr die Selbststimulation unangenehm ist, wird sie ihre sexuellen Gefühle zurückschalten. Das heißt nicht, daß ihr das grundsätzliche, von Gott geschenkte, sexuelle Verlangen fehlt. Doch, weil es nie befriedigt wird, bleibt sie mit diesem Verlangen nicht in Berührung. Lassen Sie es uns an einem Vergleich klären.

Jeder von uns braucht sozialen Kontakt, und in der Gemeinde zum Beispiel haben wir ein Bedürfnis nach Gemeinschaft. Wenn ich in eine Gemeinde gehe und mich keiner grüßt, gehe ich nochmals hin, und falls mich da keiner grüßt, wird mein Interesse etwas nachlassen. Ich frage mich dann, was mit mir los ist und weshalb sich keiner für mich interessiert. Nach einigen Wochen gehe ich eventuell wieder hin, und wenn wieder keiner auf mich zugeht, beschließe ich, daß ich am falschen Platz bin, und mein Interesse an dieser Gemeinde läßt nach. Das heißt aber nicht, daß mein Bedürfnis nach sozialen Beziehungen, mein Bedürfnis nach Gemeinschaft und nach Freundschaft nachgelassen hat. Ich habe einfach nichts Erfüllendes in dieser einen Gemeinde erlebt. In gleicher Weise ist es, wenn eine Frau nie etwas Erfüllendes im Sexualakt erlebt, gleichgültig wie groß ihr Bedürfnis ist, so wird sie zwar ein Nachlassen im Bewußtsein dieses Bedürfnisses erleben, weil es ihr keine Befriedigung bringt, nicht aber ein Nachlassen, als Frau gesehen werden zu wollen.

Ist es ein unerfüllter Mann, so mag er ein starkes sexuelles Verlangen erleben. Dieses Verlangen kann extremer sein als sein normales Verlangen, weil er es immer nur wünschen kann und selten sexuelle Befriedigung erlebt. Auch scheint es so, als ob er nur bei einem von zehn Liebesakten Befriedigung erlebt. Er befindet sich in dem Zustand ständigen Hungers wie eine Person, die sich selten satt essen kann. Er ist immer hungrig, und selbst nach einer üppigen Mahlzeit hat er schon Angst vor der folgenden Hungerperiode.

Wir wissen nicht genau, weshalb Frauen zurückschrauben, wenn sie sexuell unerfüllt sind, und Männer in diesem Fall dazu neigen, einen stärkeren sexuellen Hunger zu verspüren. Wir vermuten, daß dies auf die Gewohnheiten der Selbststimulierung zurückgeht. Wesentlich mehr Männer als Frauen tendieren zur Masturbation. Die uns bekannten Männer, deren sexuelles Verlangen aufgrund mangelnder Erfüllung nachgelassen hat, fühlten sich alle bei Selbststimulation unwohl. Die wenigen uns bekannten Frauen, die unerfüllte sexuelle Beziehungen mit ihren Männern haben, aber doch ein intensives sexuelles Bedürfnis empfanden, masturbieren sich alle. Eine Erläuterung unserer Ansicht von Masturbation können Sie in Kapitel 24 lesen.

Bei den mehr emotional bedingten Unterschieden kann es diese einmal aufgrund der variierenden emotionalen Intensität der Partner geben. Manche Menschen sind zurückhaltend, entspannt und unbeschwert, erleben wenig Streß oder Spannung. Gleichzeitig erleben sie alles auch nicht so intensiv. Dies ist der Typ von Mensch, der selten wütend oder überhaupt aufgeregt ist. Seine Erlebnisse im Leben werden relativ streßfrei, aber auch frei von allzuviel Enthusiasmus sein. Andere Menschen erleben alles sehr intensiv in ihrem Leben. Sie gehen von einem intensiven Erlebnis zum anderen. In der sexuellen Begegnung sind sie mit ihrem ganzen Wesen und mit großer Intensität dabei. Wenn sie ein Spiel spielen, eine Mahlzeit kochen, die Bibel studieren oder was auch immer, tun sie es mit einer Hingabe, die ihr ganzes Wesen miteinschließt. Wenn zwei Menschen mit diesen emotionalen Unterschieden zusammenkommen, erleben sie unterschiedliche Bedürfnisse, die Spannungen in einer Beziehung hervorrufen können – besonders dann, wenn das geringe Bedürfnis des einen als Zeichen fehlender Liebe abgewertet wird.

Anpassung an die Unterschiede

Ein Paar mit unterschiedlichen sexuellen Bedürfnissen, das überleben will, muß Wege finden, um sich anzupassen, damit die Auswirkung auf seine Beziehung reduziert wird. Wie bei jedem Problem muß der Anfang beim Miteinander-Reden geschehen. Solange das Paar das Problem nicht klar definiert hat, gibt es keinen Weg, um es zu lösen. In dieser Art von Kommunikation ist es wichtig, daß jeder die Verantwortung für sich selbst und seine eigenen Gefühle übernimmt. Jeder muß diese Gefühle deutlich definieren, anstatt seinen Partner zu kritisieren. Offenheit ist hier unabdingbar. Alles, was getan werden kann, um die Defensive zu verringern, wird dazu beitragen, das Gespräch produktiver zu gestalten. Menschen, die sich angeklagt fühlen, gehen in die Defensive. Haben sie jedoch das Gefühl, daß das, was sie sagen, angenommen und verstanden wird und man darüber nachdenkt, sind sie fähig, die Entdeckungsreise fortzusetzen (vgl. Kap. 12 über Kommunikation).

Nach einem offenen Gespräch muß das Paar die notwendigen Veränderungen in seinem Lebensstil identifizieren, die es befähigen wird, seine unterschiedlichen sexuellen Bedürfnisse abzustimmen. Ist ein Mann frustriert, weil seine Frau immer zu müde ist, hilft es recht wenig, ihr zu sagen, sie solle nicht mehr müde sein. Statt dessen müssen beide Wege finden, die ihre Müdigkeit verringern, so daß sie mit ihren eigenen Bedürfnissen in Berührung kommen kann. (Falls die Müdigkeit nur eine Ausrede ist, ein Mittel, um ein mangelndes Interesse zu verdecken, muß ein solches Schema schnell aufgedeckt werden.) Wenn eine Frau frustriert ist, weil ihr Mann seine gesamte Energie am Wochenende beim Fußball, mit seinem Auto in der Garage oder bei irgendwelchen Ereignissen im Fernsehen verbraucht, muß eine Veränderung erfolgen, an die sich beide anpassen können. Radikale Lösungen funktionieren normalerweise nicht: Den Fernseher in die Garage zu stellen bewirkt nur Ärger und Frustration anstatt größeres sexuelles Verlangen.

Sie sollten noch etwas anderes im Auge behalten, wenn Sie sich an unterschiedliche Bedürfnisebenen anpassen. Es gibt viele Wege, um sexuelle Bedürfnisse zu befriedigen, und viele Arten von sexuellen Bedürfnissen. Zahlreiche Frauen berichten, daß sie nicht unbedingt Geschlechtsverkehr brauchen, sondern sich nach Kuscheln und Berührung sehnen. Viele Männer wären bereit und beglückt über solche Begegnungen, würden sie wissen, daß das alles ist, was die Frauen möchten. Das gleiche trifft auf Frauen zu. Oft wären sie bereit, an einem Erlebnis teilzunehmen, wenn sie wüßten, daß keine Forderung nach einer Reaktion aufkäme, zu der sie sich in jenem Moment nicht bereit fühlen.

Falls eine Frau sich nach keinem sexuellen Erlebnis sehnt, kann sie aber vielleicht gerne ihrem Mann durch manuelle Stimulation einmal Freisetzung verschaffen. Manche können das dabei sogar genießen. Es gibt mehr als eine Art, wie eine Frau ihren Mann sexuell befriedigen kann, ohne daß sie zu etwas gezwungen wird, zu dem sie sich nicht bereit fühlt. Viele Frauen berichten, daß sie bereit sind, ihre Männer auf die eine oder andere Weise zu befriedigen. Ähnlich ist es bei einem Mann, der kein Bedürfnis empfindet: Er kann vielleicht seine Frau gerne zum Orgasmus stimulieren, wenn sie das braucht.

Zu beachten bleibt immer wieder, daß eine Lösung der Unterschiede im sexuellem Verlangen darin gefunden werden muß, indem man Wege sucht, die Bedürfnisse des anderen zu befriedigen, ohne ihm gleichzeitig eine Forderung zu stellen. Wie es bei vielen Beziehungsproblemen der Fall ist, muß das Paar über das Thema sprechen, Pläne machen, ausprobieren und offen sein, sich ohne Forderung zur Erfüllung hin zu bewegen. Sogar in bezug auf die sexuelle Erfahrung kann man Philipper 2,4+5 als Richtlinie nehmen: ». . . und ein jeder sehe nicht auf das Seine, sondern auch auf das, was dem andern dient. Seid so unter euch gesinnt, wie es auch der Gemeinschaft in Christus Jesus entspricht . . .«

23

Zeitmangel

Auf unseren Reisen durch das Land, bei denen wir zu den verschiedensten Gruppen über sexuelle Anpassung sprechen, führen wir immer eine Umfrage durch. Eine der Fragen, die wir stellen, bezweckt, daß die Betroffenen verschiedene Bereiche durchgehen, an denen sie arbeiten und ihre Beziehung verbessern möchten. Eine Frage betrifft die gemeinsam verbrachte Zeit. Ungefähr 75 % von einigen tausend Menschen, die diese Fragebögen ausgefüllt haben, berichten, daß der Zeitfaktor einer der größten Faktoren an Frustration in ihrer sexuellen Beziehung darstellt. Es ist schwierig für die Partner, ausreichend Zeit zu finden, um beisammenzusein. Genauso schwer ist es schließlich, das dann auch noch regelmäßig zu tun, es sei denn, sie wird fest eingeplant. Dieses Kapitel konzentriert sich auf die Zeit – nicht wie man die Zeit verbringt, sondern wie man für beide Zeit findet.

Definition des Zeitkonflikts

Vor allem zwei Dinge bewirken Zeitkonflikte: Der Zeitplan wird so überfüllt, daß es gleichbedeutend ist mit einem Meiden sexueller Begegnungen, oder aber er wird unbeabsichtigt überladen. Man kann sein Timing überfüllen, um der sexuellen

Begegnung aus dem Weg zu gehen. Da es für Menschen nicht so einfach ist, mit Gefühlen umzugehen, die sie veranlassen, Sex aus dem Weg zu gehen, gestalten sie ihr Leben derart, daß die nötige Zeit einfach ausgeht. Auch Zeitmangel ist nämlich ein nicht leicht durchschaubares Alibi. Die Ablenkungen, die verwendet werden, sind oft gute Zwecke. Eine Frau mag sich als notorisch perfekte Hausfrau geben. Immer ist sie so beschäftigt damit, das Geschirr gleich nach dem Essen zu spülen, das Vesper der Kinder noch am Abend zu bereiten und ihre Kleider schon herzurichten, zu sorgen, daß alles für den nächsten Morgen bereit ist. Ist sie dann endlich bereit, ins Bett zu gehen, ist es spät. Sie ist als gute Hausfrau angesehen und ist stolz auf diesen Ruf, schließlich verlangt so ein Haushalt auch, daß einer dahinter bleibt. Aber wenn solch eine Beschäftigung vor der gemeinsamen Zeit des Ehepaares überrangig wird, kann sie offensichtlich vorgeschoben sein, um dem Intimkontakt zu entgehen.

Vielleicht hat der Mann gerade einen Job angetreten oder ein Geschäft gegründet. Die Probezeit verlangt unausgesprochen, daß er bis spätabends im Büro ist, kommt er nach Hause, verbringt er noch etwas Zeit mit den Kindern, ißt zu Abend und ist bereit, ins Bett zu fallen. Alles durchaus lobenswerte und wichtige Aktivitäten, doch schnell führen sie absichtlich oder oft auch unbeabsichtigt dazu, daß sich das Paar sexuelle Kraftanstrengungen nicht zumuten möchte, und das Problem ist da. Und wie schnell hat man dann als Paar auch noch ein unbewußtes Teamwork, daß beide das Problem zudecken, beide führen ein beschäftigtes Leben, und man lebt ganz gut damit, weil die bisherigen Erfahrungen auch nicht mehr Befriedigung geboten haben. In Familien sorgen ganz natürlich die Kinder, soziale Engagements, Gemeindetätigkeiten, Schule und Erziehung, Sport und Unterhaltung dafür, daß die Zeit für sexuelle Erfahrungen zu einem schnellen Austausch zweier erschöpfter Menschen am Ende des Tages wird.

Wir sollten nicht zu hart mit uns selbst ins Gericht gehen, daß wir dies selbst zugelassen haben. Die Dinge, die unsere Zeit in Anspruch nehmen, sind normalerweise gute und gesunde Aktivitäten. Sie haben sich ja alle irgendwie entwickelt und ergeben. Manches läßt sich ja auch nur allzuschwer richtigstellen: Ein Mann geht immer um 20 Uhr ins Bett, damit er gegen 4 Uhr morgens Stille Zeit mit Gott haben kann. Eine offensichtlich gute, fromme Beschäftigung, die aber erst dann auch wirklich Sinn macht, wenn er seiner Verpflichtung zur Gemeinschaft mit seiner Frau ebenso ausreichend nachzukommen weiß.

Unterschiedliche Zeitbedürfnisse

Im Laufe einer Ehe geschieht es unwillkürlich, daß ein Ehepartner durch reichlich Verpflichtungen in Anspruch genommen wird. Ein Mann war für ein wachsendes Geschäft verantwortlich. Er verdiente ausreichend Geld, so daß seine Frau nicht arbeiten mußte, sondern sich um ihre beiden Kinder kümmern konnte. Sein Geschäft war gerade dabei, sich zu erweitern, und es kostete ihn viel Zeit, es richtig zu führen, und er konnte aus dieser Verantwortung auch nicht einfach zurück. Seine Frau aber hatte gerade jetzt viel Zeit und Kraft für die sexuelle Gemeinschaft zur Verfügung. Allein diese Art von Unterschied in den zeitlichen Anforderungen führt schon gehörig zu Streß, insbesondere wenn derjenige, der mehr Zeit hat, auch mehr sexuelle Aktivität wünscht. Der Mann, den wir gerade beschrieben haben, war vielleicht genauso am Liebesakt interessiert wie seine Frau, hatte aber gerade mehr Verpflichtungen. Er war für seine Frau einfach zu wenig verfügbar.

Der andere Fall kommt ebenso vor, daß die Frau zeitlich sehr in Anspruch genommen ist, weil sie aufgrund der heute oftmals ungenügenden männlichen Einkommen nebenbei berufstätig sein muß und nach der Arbeit noch kochen, putzen und für die Familie sorgen muß. Der Mann hat vielleicht seine Mitverantwortung für den gemeinsamen Haushalt noch nicht wahrgenommen, läßt Dinge liegen und ist nicht in der Lage, seine Abende auch ein- oder mehrmals mit Aufräumen zu verbringen. Er hat also eine völlig erschöpfte Ehefrau und wundert sich noch, was er dazu tun kann.

»Ich bin ein Nachtmensch, und er ist ein Morgenmensch« – so definieren Paare oft ihr Problem. Manche wachen bei Anbruch der Morgendämmerung auf und sind bereit, sich ins Leben zu stürzen. Bis 8 Uhr waren sie schon seit drei Stunden aktiv. Wir werden nie die Frau vergessen, die um 8 Uhr zu einer psychotherapeutischen Sitzung kam. Sie hatte schon ihre üblichen Runden gejoggt. Dann wieder kommt zu uns eine andere Person eine Stunde später, die immer noch versucht, ihre Augen richtig aufzumachen.

Es gibt nichts Falsches oder Richtiges dabei, ein Morgen- oder Nachtmensch zu sein. Entscheidend ist die Kunst, daraus einen gemeinsamen Rhythmus zu machen. Manche Menschen sind Nachtmenschen. Sie werden abends so richtig fit und können bis 2 Uhr morgens weitermachen. Es sind ihre produktivsten Stunden. Wir könnten zwar die Gründe erforschen, weshalb Menschen unterschiedliche körperliche Naturen haben, aber der Unterschied bleibt. Menschen heiraten andere Menschen, die einen anderen Lebensrhythmus haben. So hätten dann manche Männer es gerne, morgens aufzuwachen und sich zu lieben. Ist ihre Frau ebenfalls ein Morgenmensch, gibt es da keine Probleme. Aber die Chancen stehen minimal. Viele Frauen beschweren sich über ihre Männer, die sie morgens aufwecken, um ihren Tag mit einer sexuellen Begegnung zu beginnen. Oft sind es jene Männer, die abends um 21.30 Uhr vor dem Fernseher eindösen. Das ist jedoch die Zeit, in der die Frau zu einer sexuellen Begegnung bereit wäre. Was tun?

Die sexuelle Begegnung: eine zeitliche Priorität

Um das Zeitproblem zu lösen, müssen beide Partner sich verpflichten, ihre sexuelle Erfahrung als Priorität zu sehen. Es ist von allergrößter Wichtigkeit, daß dies keine einseitige Entscheidung ist, sondern von beiden Partnern kommt. Es ist leicht, verbal ein Engagement zu treffen, aber etwas ganz anderes, es im täglichen Leben durchzusetzen. Wie reagiert der Mann, der versprochen hat, um 18 Uhr zu Hause zu sein, aber um 17.30 Uhr noch ein wichtiges Ferngespräch erhält, das eine Stunde dauern wird? Sagt er dann, »Tut mir leid, ich habe eine Verabredung?« oder bleibt er im Geschäft? Es ist leicht, im voraus zu beschließen, eine bestimmte Zeit zu reservieren – dagegen ist es gar nicht so einfach, sie auch einzuhalten. So auch für die Frau. Sie kann eine Verabredung treffen, aber ist sie dann auch bereit, die Arbeit im Büro sein zu lassen? Oder den Stapel der ungebügelten Wäsche ruhen zu lassen?

Der Mann und die Frau müssen es lernen, diese Priorität auf eine Reihe zu kriegen – trotz ihres bisherigen Umgangs mit der Zeit. Das Paar kann sich genau aufschreiben, wie es praktisch geschehen soll. Manche beschließen, zu Hause kurze Erlebnisse zu haben, und dann alle paar Wochen für einige Tage wegzufahren, um intensiv Zeit füreinander zu haben. Andere finden das viel zu anstrengend oder können es aufgrund familiärer oder finanzieller Einschränkungen nicht tun. Es hilft alles nichts: Was wichtig ist, kostet Zeit. Und mein Partner darf nicht auf unauffällig praktische Alltagsweise um diesen seinen Wert gebracht werden.

Sagen Sie auch: »Weshalb diese Sorge mit der Zeit? Ist es einem Paar wichtig, kommen sie schon zusammen.« Das mag sein, und doch hilft das den meisten noch lange nicht. Wenn wir für eine Firma arbeiten, erwartet man von uns, daß wir zu bestimmten Zeiten dort sind oder ein vorgegebenes Projekt durchführen. Bei fast jedem Kontakt außerhalb der Familie haben wir es mit anderen Menschen zu tun, denen gegenüber wir verantwortlich sind, und das bedeutet terminliche Verbindlichkeit. Sport zwingt zu regelmäßigem Training. In der Liebe jedoch liegt es anders, Termine hierbei müssen von Herzen kommen, lassen sich nicht ganz so einfach wie Termine außer Haus handhaben. Entscheidungen, den Liebesakt zur Priorität zu machen, müssen aus dem Wunsch und der Erkenntnis kommen, daß hier unser Organisationsvermögen mindestens genauso gefordert ist wie für andere Lebensbereiche. Ein übervoller Terminkalender macht es erforderlich, daß man die Zeiten zu zweit »verabredet«. Dies trifft für die Freizeit ebenso wie für die der sexuellen Begegnung zu. Die erste Reaktion auf solche Gedanken ist oft: »Aber das nimmt doch die ganze Begeisterung und Spontaneität«. Aber probieren Sie es erst einmal. Sexuelle Begegnungen sind nicht allein deshalb erfüllend, weil sie spontan angefangen haben. Sie funktionieren aufgrund dessen, was zwischen zwei Menschen geschieht, wenn sie zusammen sind, ob es spontan oder aufgrund ihrer Planung geschehen ist. Normalerweise, wenn die Ehepartner ihre Paar-Zeit planen, geschieht es, daß die Qualität solcher Zeiten und die Befriedigung sich steigert. Wir schließen die Möglichkeit des spontanen Zusammenseins nicht aus. Das Planen ist nur deshalb wichtig, damit man auch einmal wirklich ausgedehnte Zeitspannen zu zweit haben kann. Spontane Zeiten zu zweit sind oft sehr kurz. Sie befriedigen häufig nur die physischen Bedürfnisse, anstatt rundherum dem Paar zu dienen. Da geht es dann auch um das Mitteilen, Berühren, einfach Zeit haben, gerade auch zur Erregung, für wiederholte Erregung und Freisetzung, wenn die Frau es wünscht, und Zeit zur Bestätigung danach. Auch für diese geplante Zeit gilt wieder, daß sie ohne eine Forderung nach Verkehr vorgenommen wird. Natürlich kann es immer sein, daß sich aus solch einer vorgeplanten Zeit eine sexuelle Erfahrung wird.

Ein weiterer wichtiger Bestandteil bei der Schaffung einer sexuellen Beziehung ist, daß die gemeinsamen Zeiten ohne Unterbrechungen ablaufen. Es ist erstaunlich, wie viele Paare berichten, daß ihre sexuellen Erfahrungen von dem Klingeln der Türglocke, des Telefons, einem weinenden Kind oder einem Haustier gestört wurden. Es ist notwendig, diese Störquellen so gut wie möglich auszuschalten. Das Telefon abzuschalten ist heute kein Problem mehr. Wenn bei Ihnen die Menschen ein und aus gehen, kleben Sie ein Schild »Bitte nicht stören« neben ihre Klingel. Bringen Sie Ihren Kindern bei, daß es Zeiten gibt, in denen man Mama und Papa nicht stören darf. Es ist für die Kinder sowieso wichtig, zu lernen, die Wünsche ihrer Eltern zu respektieren. Und es ist noch wichtiger, daß sie lernen, daß ein Mann und seine Frau zusammen sein müssen und diese Zeit Vorrang hat. Statt sie aus Ihrer Welt auszuschließen, geben Sie ihnen ein gutes Modell, das sie für ihr späteres Eheleben zum Vorbild nehmen können.

Es liegt in der Verantwortung beider Partner, darauf zu achten, daß sie ausreichend Zeit haben. Wie gesagt, es erfordert ein Vorausdenken, Planen und manches an Anstrengung und Engagement. Es wird keinesfalls automatisch geschehen. Ihre Ehe: Nur Sie haben es in der Hand. Nicht weniger betrifft dies unser Zeitgefühl: Beherrscht das Leben mich oder stehe ich zuweilen auch noch darüber?

24

Wie es Ihnen gefällt

Es gibt fast nichts, was der sexuellen Freude nicht im Weg sein kann, aber noch weniger gibt es, was sich nicht auch umwandeln und verändern ließe in neuen Genuß. Um es auf eine Formel zu bringen: Entspannung ist spannender als Anspannung. In diesem Kapitel sollen einige weitere aus der Vielzahl der Fragen angegangen werden – und wenn Sie als Paar zu etwas auch noch Ihre ganz persönliche Antwort finden, werden Sie manchen Konflikt eines Tages sogar vergessen haben. Aber reicher um die wertvolle Erfahrung, daß sich aus jedem Konflikt auch etwas Neues und Positives für Sie als Paar finden läßt. Oder wie man auch sagt: Konflikte sind zum Überwinden da. Auch in diesem Kapitel wird manches die in Verbindung mit Sexualität häufige Frage, ob richtig oder falsch, berühren. Wir möchten uns auch weiterhin – auch wenn es ein sehr interessantes und nicht minder wichtiges Gebiet der Erörterung ist – darauf beschränken, ganz einfach danach zu forschen, was für jeden der Partner angenehm ist. Wir sprechen hier primär über das emotionale und persönliche Bejahen der unterschiedlichen Arten sexueller Aktivität, nicht über ihre Richtigkeit oder Falschheit aus moralischer oder biblischer Sichtweise. Falls gewisse sexuelle Aktivitäten dennoch Wahrheitsfragen betreffen, ziehen wir die biblische Sichtweise vor.

Traditionelle kontra experimentelle Sichtweise

Ob etwas noch angemessen ist, kann sowohl von einem mehr als traditionell zu bezeichnenden oder von einem eher experimentellen Standpunkt aus beurteilt werden. Manche häufige Arten sexueller Betätigung haben sich im Laufe der Jahre als »natürliche« Positionen, Stile und Stimulierungen verallgemeinert. Diese traditionellen Ansichten werden somit schnell als die »richtige« Art, sich zu lieben, vermittelt, während alles andere als seltsam oder abweichend definiert wird. Nicht wenige Menschen fühlen sich mit Praktiken wie oraler Sex, Masturbation und Freikörperkultur sehr unwohl.

Der richtige Ort

»Jeder weiß, daß es nur einen richtigen Ort gibt, um sich zu lieben: im Bett, unter der Decke, mit Nachtgewändern.« Stimmt das? Nicht unbedingt. Dies mag der häufigste Ort für den Liebesakt sein. Es ist vielleicht der intimste und bequemste Ort, aber es ist nichts Heiliges an diesem Ort.

Ein frisch verheiratetes Paar hatte Schwierigkeiten, die von der Auseinandersetzung zwischen Tradition und Experimentierfreude herrühren. Die Frau probierte gerne aus, während der Mann eher Traditionalist war. Sobald seine Frau versuchte, etwas vom Gewöhnlichen abzuweichen, fühlte sich der Mann unwohl. Eines Tages fing sie auf dem Bärenfell vor dem Kamin ein Liebesspiel an. Als Reaktion zu ihrem Versuch fing der Mann zu Lachen an. Sie fühlte sich verurteilt.

Ist es wirklich so ungewöhnlich, daß man etwas ausprobieren möchte? Eine Liebesbeziehung am Leben zu erhalten erfordert eine gewisse Aufgeschlossenheit für Neues. Doch solange nicht beide Personen dafür offen sind, sind solche Versuche schnell erst einmal ein Schuß nach hinten. Es ist gewöhnlich am besten, wenn derlei Betätigung aus der beidseitigen Kommunikation heraus erwächst. Hat man sich für eine Idee entschieden, kann man zusammen probieren. Das heißt nicht, daß nicht einer den anderen auch noch überraschen kann. Überraschungen sind etwas Wunderschönes, solange man die Vorlieben des Partners berücksichtigt.

Schon ein Wechsel des Platzes für die Liebe zeigt oft sehr schnell große Unterschiede in dem, was man möchte. Das Schlüsselkriterium hier ist, daß man die Intimität vor der Außenwelt wahrt und daß beide Partner sich an einem solch neuen Platz wohl fühlen. Mit diesen Richtlinien gibt es wirklich keine Grenzen. Manche Paare genießen es, in ein anderes Schlafzimmer zu gehen und ein anderes Bett zu haben. Andere bevorzugen Kissen auf dem Schlafzimmerboden oder vor dem Kaminfeuer, wer eines hat. Oder Plätze in einer sonnigen Landschaft, am Strand oder im Wald etc. Sofern es dort genügend Intimität gibt, können diese Orte eine vorzüglich erregende Note einbringen. Alles ist möglich, auch wenn das Schlafzimmer ihr Lieblingsort bleibt. Selbst die Richtung im Bett zu wechseln kann eine neue Perspektive sein, die Sie aus der Routine herausholt.

Dieses Suchen nach neuen Orten ist gut, vorausgesetzt beide Partner beteiligen sich. Dem anderen etwas aufzudrängen verursacht nur Anspannung. Im Fall, daß Sie beim Experimentieren Streß erleben, sollten Sie darüber sprechen. Das Gespräch ist die beste Möglichkeit, Lösungen zu finden. Viele Paare stellen fest, daß einer von ihnen mehr experimentieren will als der andere. Der Probierfreudige muß bereit sein, die Initiative zu ergreifen, aber gleichzeitig rücksichtsvoll genug sein, auf den anderen zu warten, bis er sein Zögern überwindet. Ob es also Ihr Wohnmobil oder Ihr Speicher ist, der eine muß sich zurückhalten, während der andere sich vorzutasten lernt.

Positionen

In der diesbezüglichen Literatur wurde schon mehr als genug über die verschiedenen Stellungen geschrieben, deshalb ist es gut, dieses Kapitel mit einem Wort der Warnung zu beginnen. Oft erscheint es wichtig, Positionen zu variieren, um das

Sexualleben vor Langeweile zu bewahren. Wir beide sind in sehr eingeschränkten Umständen groß geworden und waren entschlossen, daß unsere Ehe in kein langweiliges Schema übergehen sollte. Während der ersten fünf Tage unserer Hochzeitsreise versuchten wir, jede Stellung zu probieren, über die wir gelesen hatten oder die wir uns vorstellen konnten. Bevor wir die grundlegenden Dinge sexueller Tätigkeiten begriffen hatten, experimentierten wir schon mit mehr fortgeschrittenen Möglichkeiten. Es war so, als ob ein Klavierspieler versucht, Chopin zu spielen, bevor er überhaupt die C-Dur-Tonleiter beherrscht. Es hat uns zwar nicht geschadet, aber es war sicherlich nicht notwendig und zu diesem Zeitpunkt für unsere Beziehung nicht bereichernd.

Eine extreme Betonung der Positionen vermittelt zuweilen eine Haltung, die nicht sehr hilfreich ist. Liegt die Betonung darauf, die verschiedenen Positionen auszuprobieren, sie zu beherrschen, eine Checkliste der 47 wünschenswertesten Stellungen durchzugehen, ist der Liebesakt kein Ausdruck von Liebe zwischen zwei Menschen. Solch eine Überbewertung ist vielleicht gut für ein Foto – still und leblos. Aber wenn das Experimentieren mit Positionen aus der natürlichen Freude des Paares an dem Zusammensein entspringt, so ist es wie ein Kinofilm, der mit Bewegung und Leben gefüllt wird.

Die traditionellste Stellung für den Liebesakt wird manchmal als die »Missionarsposition« bezeichnet. Dieser Name kam von den Hawaiianern, die irgendwie das Verhalten der amerikanischen Missionare beobachteten und es sehr seltsam fanden. In dieser Position ist der Mann über der Frau, während diese auf ihrem Rücken liegt. Dabei ist nichts Falsches, viele Paare bevorzugen diese Stellung. Einer der Vorteile ist, daß somit ein festerer klitoraler Kontakt ermöglicht wird, wenn der Mann in der Frau ist. In jedem Fall gilt, wählen sie die Position, die Ihnen gefällt, und kümmern Sie sich nicht um irgendwelche Vorlieben nationaler Art oder den Tagestrend.

Es gibt jedoch wichtige Gründe, um dem Drang, mit anderen Stellungen zu experimentieren, gerecht zu werden. Wenn Sie bei einer Aktivität sind, selbst einer angenehmen, und sie jedes Mal auf exakt die gleiche Weise durchführen, wird es langweilig. Wenn Sie jedes Mal, wenn Sie ein Konzert hören wollten, in Beethovens Fünfte Symphonie gingen, so großartig dieses Musikstück auch ist, wäre es Ihnen doch irgendwann langweilig. Würden Sie in der Kirche immer die gleichen alten Hymnen und die gleiche Predigt hören, wäre es Ihnen langweilig. Ebenso wenn Sie in Ihrem Lieblingsrestaurant dreimal pro Woche Ihr Lieblingsessen essen würden, hätte auch das bald keinen Reiz mehr. Mit der sexuellen Begegnung ist es nicht anders. Verhalten Sie sich jedes Mal gleich, wird es zu einer Gewohnheit. Viele Paare stellen fest, daß sie nach dem ersten Vertrautwerden miteinander und mit dem Liebesakt gerne ausbrechen und kreativ werden möchten.

Der erste natürliche Versuch ist, daß die Frau oben ist – die Umkehrung der Missionarsposition. Es gibt viele Vorteile für diese Position. Oft benötigt die Frau viel mehr Stimulation und auch viel spezifischere als der Mann. Der Mann kann durch allgemeine, unspezifische Stimulierung hoch erregt werden. Wenn die Frau in der oberen Position ist, kann sie viel mehr der Art Stimulierung nachgehen, wie sie sie benötigt.

Manche Frauen und Männer haben ernsthafte Zweifel daran, ob das richtig ist, daß eine Frau durch diese Position ihrem Genuß nachgeht. Sie akzeptieren zweierlei Normen: für einen Mann ist es akzeptabel, aktiv der sexuellen Stimulierung nachzugehen, für eine Frau aber weniger. Ist die Frau in der oberen Position, liegt es bei ihr, wie sie ihr eigenes Vergnügen beeinflußt. Ist ihr das jedoch unangenehm, fühlt sie sich sowieso in einer anderen Position freier. Jedes Paar muß seine eigene Ansicht über das Recht auch der Frau, den Liebesakt zu genießen, herausfinden.

Ein weiteres Problem ist manchmal, daß der Mann sich in seiner Männlichkeit und Führerschaft bedroht fühlt, wenn die Frau die reitende Stellung einnimmt. Dieser Mann würde sich nicht beherrscht fühlen, wenn er mit seiner Frau tapezieren würde und sie auf der Leiter stände, während er unten steht. Aber irgendwie hat die Symbolik, daß die Frau im Sexualakt über dem Mann ist, mehr Bedeutung. Sehr oft wird das Konzept der Unterordnung, über das Paulus in Epheser 5 schreibt, benutzt, um die Gefühle der Unsicherheit des Mannes noch zu verstärken. Dieser Abschnitt wird mißbraucht, um die Unterordnung der Frau als eine physische Stellung zu interpretieren, anstatt als Reaktion auf die Leiterschaft des Mannes. Falsche Vorstellungen über die Unterordnung haben schon viel Streß und Unruhe in das Leben der Menschen gebracht. Ehepaare müssen offen über ihre Ansichten und neue Wege des Verständnisses sprechen, vor allem daß Unterordnung ein Vorbild des Mannes voraussetzt, das Unterordnung verdient. Treten Verhärtungen auf, weil einer auf seiner Rolle besteht, dominant zu sein oder seine Dominanz vom andern einzufordern, ist eine Korrektur dieser Haltung, gegebenenfalls auch durch Mithilfe kompetenter Bezugspersonen, unbedingt notwendig.

Dominanz eines Partners verbirgt allzuoft eine Unsicherheit oder soll eine Lücke in der Persönlichkeit füllen, die aber anders gefüllt gehört.

Andere Positionen liegen zwischen diesen beiden, in denen entweder der Mann oder die Frau sich oben befindet. Eine der häufigsten und hilfreichsten wird die laterale Position genannt. Beide Partner liegen auf der Seite, wobei ein Partner eines der Beine über das des anderen spreizt, anstatt zwischen seinen Beinen zu sein. Der Grund, weshalb diese Position vorteilhaft sein kann, liegt darin, daß manche Frauen mehr stimuliert werden, wenn das männliche Glied die Seiten der Vagina direkt berührt. Es gibt vier Variationen der lateralen Position. Der Mann kann oben sein und das rechte oder linke Bein der Frau spreizen, oder die Frau ist oben und spreizt das rechte oder linke Bein des Mannes.

Stehen oder Sitzen können nicht weniger interessante Variationen sein. Eine hochschwangere Frau kann auf ihrem Rücken liegen, während der Mann entweder kniet oder an der Bettseite steht und ihre Beine hält, so daß er nicht auf ihr liegen muß. Manchmal finden Paare, daß die Position, in welcher der Mann in die Vagina von hinten eintritt, anstatt von vorne, für die Frau am erregendsten ist. Es gibt einige Vorteile dieser Stellung. Sie ermöglicht leichten Zugang zu den Brüsten und der Klitoris.

Jedoch gibt es den Nachteil, daß der direkte Kontakt von Angesicht zu Angesicht fehlt, was für ein Gefühl der Intimität entscheidend sein kann.

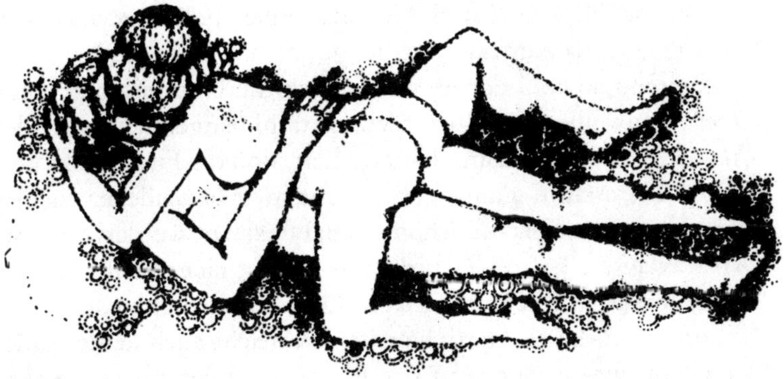

Abb. 9
Stellung beim Liebesakt (liegend)

Entwickeln Sie eine offene und freie Haltung, so daß die Wahl der Stellung aus den Gefühlen des Augenblicks herauswachsen kann. So werden Sie nicht zu sehr mit der Frage der zu wählenden Stellung beschäftigt sein. Wir denken, daß die Stellungen aus der Erfahrung kommen sollten, anstatt daß man »in die Position gelangt«, als ob Sie auf der Startlinie in einem amerikanischen Fußballspiel wären und auf den Startpfiff warteten.

Wie begegnet sich das Paar

Ein weiterer Aspekt im Liebesakt ist der »Stil« der Begegnung. Ein Paar, das ernsthafte Schwierigkeiten hat oder dessen sexuelle Begegnung es nicht gerade antörnt, hat gewöhnlich eine Routine im Liebesakt entwickelt. Um 5 Uhr wacht der Mann auf und rollt sich zu seiner Frau hinüber. Er nähert sich seiner Frau mit bestimmten Berührungen, die ihr die Botschaft vermitteln, daß er interessiert ist. Dann durchlaufen sie ein Ritual, der Eintritt erfolgt, und sie bewegen sich zum Orgasmus – zumindest tut er es. Sie gehen selten von diesem Schema ab, es sei denn, sie sind alleine in einer anderen Umgebung – z. B. in den Ferien. Die Menschen verhalten sich oft bemerkenswert anders während der Ferien, sobald sie aber nach Hause kommen, fallen sie wieder in das alte Schema zurück.

Während sowohl der Mann als auch die Frau leicht in solch einen langweiligen Stil des Liebesakts hineingeraten, wird der Akt selbst meistens vom Mann initiiert, und die Frau macht mit. Wenn ein Mann glaubt, er sei für das Sexualleben beider verantwortlich, kann er schon einmal unsicher werden über die Art, »wie sie es tun«. Findet er dann eine Methode, die »funktioniert«, bleibt er dabei. Die Frau beteiligt sich, sie widerspricht dieser Routine nicht und macht auch keine Änderungsvorschläge. Somit ist das Ritual gefunden und wird sehr sorgfältig beibehalten.

Ist dies Ihre Situation? Ob Mann oder Frau, seien Sie kein Frosch! Wenn das Ritual Ihnen zu offensiv ist, sprechen Sie darüber. Aber wenn es langweilig ist, ergreifen Sie die Initiative, ohne zu sprechen. Wenn Ihr Mann sich vor dem Ins-Bett-Gehen duscht, so bereiten Sie den Raum vor, indem Sie Kerzen anzünden und Ihre Lieblingsmusik einschalten. Oder Sie warten nicht bis zur Bettzeit. Verführen Sie ihn bereits zu einem anderen Zeitpunkt. Beginnen Sie, seinen Körper zu streicheln und zu genießen, anstatt zu warten, bis er es bei Ihnen macht. Wenn Sie sich normalerweise im Dunkeln lieben, machen Sie das Licht an – oder umgekehrt. Alles, was irgendeine Veränderung mit sich bringt, kann einen neuen Funken anfachen.

Stimulieren

Die Art und Weise der Stimulierung entspringt den jeweiligen Gewohnheiten und dem Ritual. Sehr oft wird das Ritual bei der Stimulierung ganz genau befolgt. Wir haben an anderer Stelle in diesem Buch über die Annäherung mit der »Knöpfchen-Drück-Methode« gesprochen, aber wir möchten es hier nochmals erwähnen. Viele der älteren Ehehandbücher gehen davon aus, daß es die Pflicht des Mannes sei, die Frau zu erregen. Das geschieht mit Küssen, Streicheln ihrer Brüste und der Klitoris. Dann sollte sie erregt und zum Geschlechtsakt bereit sein. Dies ist eine sehr unpersönliche und uneffektive Weise, seine Frau zu lieben.

Tatsache ist, daß die meisten Frauen weder durch dieses besondere noch durch überhaupt ein Schema erregt werden. An einem Tag mag eine Frau das Küssen genießen, am anderen nicht. Manchmal genießt sie die direkte Brustberührung, manchmal mag sie es lieber auf andere Weise. An einem Tag mag sie, daß man ihre Brüste an den Warzen streichelt oder daran saugt, in der nächsten Nacht kann es für sie schmerzhaft sein. Manchmal ist die direkte klitorale Stimulierung angenehm, dann wieder eher die indirekte. Diese schrittweise Entdeckung von sich und dem anderen fügt der sexuellen Begegnung an Spannung und Leben hinzu.

Die Art der Stimulation, die eine Person genießen wird, variiert von einer Person zur anderen, von Tag zu Tag und von Augenblick zu Augenblick. Dies kann für Männer und Frauen zutreffen, obwohl es verstärkt von Frauen berichtet wird. Am Anfang des Liebesakts hat ein Mensch Lust zu küssen, am Ende braucht er vielleicht mehr Freiheit zum völligen Körpergenuß. Küssen mag dann zu einschränkend sein. Andererseits kann jemand anders sich anfangs nicht nach Küssen fühlen, und später dann doch, weil das Küssen der einzig richtige Ausdruck eines Menschen ist. Es ist nichts falsch oder richtig an diesem Wechsel. Es ist sogar sehr normal. Jeder Mensch und jedes Paar muß lernen, mit diesen unterschiedlichen Gefühlen und Stimmungen umzugehen, die während eines Liebesakts auftreten. Wenn jeder die Verantwortung dafür übernimmt, seinem eigenen Verlangen nachzugehen, um mit diesen variierenden Bedürfnissen mitzugehen, gibt es weniger Spannungen zwischen den Partnern. Es wird dann kein Ratespiel sein, wo man versucht, herauszulesen, was der andere wünscht.

Manche Männer sind vielleicht mit einem Routineschema des Liebesakts zufrieden. Doch lernt ein Mann erst einmal die Freuden der Variation, des Neckens und das Abwechseln von einer Art der Stimulierung zur anderen kennen, wird er normalerweise so zu lieben bevorzugen.

Eine weitere Form der Stimulation, die viel Streß hervorrufen kann, ist, daß der Mann oder die Frau eine Stelle findet, die den Partner erregt, und er immer nur diese eine Stelle stimuliert. Es ist besonders frustrierend für die Frau, wenn der Mann sich auf die klitorale Stimulierung konzentriert und dabei bleibt, bis die Frau eine orgastische Reaktion hat. Damit kann man fast sichergehen, daß es eher eine Reizung als einen Orgasmus bringt. Die meisten Frauen finden die Stimulation am anregendsten, wenn Stelle und Intensität variieren. In unseren Seminaren bitten uns Frauen stets, den Männern drei Dinge zu sagen: 1. Es nicht so eilig zu haben, 2. nicht an den »heißen« Punkten zu kleben, bis sie ausgedient haben und 3. zu streicheln und zu liebkosen, ohne eine besondere sexuelle Erwartung daran zu knüpfen.

Für einige Menschen erscheint die Methode der Stimulation relativ unwichtig. Andere erleben so viel Enttäuschung und Not, daß sie das Gefühl haben, »wenn ich noch einmal diese Routine erleben muß, so schreie ich oder gebe es für immer auf«. Statt zu schreien, versuchen Sie es mal mit richtiger Kommunikation: mit einem Brief, einer Kassette oder einer direkten Botschaft. Kommunikation wird Ihren Partner nicht so schnell schockieren wie ein Schrei. Er wird Ihnen auch besser zuhören. Sie müssen dies wahrscheinlich mehr als einmal wiederholen. Erwarten Sie nicht, daß Sie nicht wieder in die alten Gewohnheiten hineinrutschen werden, bloß weil Sie eine Woche lang Ihre Routine geändert haben. So wie jedes Lernen benötigt auch die sexuelle Veränderung Zeit und findet nicht in einem Augenblick statt.

Hilfsmittel

Damit meinen wir besondere kleine Dinge, die eine spezielle Fürsorge und Aufmerksamkeit ausdrücken. Manche Menschen sind besonders empfänglich für die sanfte Berührung durch Wolle oder Fell. Ihren Partner mit einem kleinen Stück Fell zu streicheln kann eine spezielle Freude und Genuß bedeuten. Es ist wichtig, Dinge zu benutzen, die dem anderen gefallen.

So wie Sie am meisten Erfüllung erfahren, wenn Sie in die sexuelle Begegnung mit Hingabe hineingehen, werden Sie auch viel Erfüllung erleben, wenn Sie völlige Ungeniert- und Nacktheit zulassen, wenn Sie wirklich ganz unter sich sind. Nur wenige Paare kennen am Anfang ihres Ehelebens eine solche Freiheit, aber mit der Zeit werden sie immer intimer. Die zufriedensten Paare sind solche, die zu einer immer größeren Freiheit im Umgang miteinander gelangen. Völlige Freiheit bedeutet, daß es keine Grenzen, keine Einschränkungen, keine verbotenen Bereiche gibt – ein völliger Widerspruch für diejenigen, die sich am wohlsten unter der Bettdecke, im Nachthemd, im Dunkeln und mit zugezogenen Vorhängen fühlen.

Umstrittener Oralverkehr

»Gibt es biblisch gesehen einen Aspekt des Sexuallebens, der nicht akzeptabel ist, z. B. Oralverkehr?« Überall, wo wir sprechen, ob es vor einer Gruppe von Müttern, Studenten, Doktoranden, Ehepaaren oder bei einem Interview mit einem konfessionellen Journalisten ist, können wir stets mit einer Frage rechnen: »Wie steht es mit oralem Sex oder oraler Stimulierung?« Für viele interessant, für nicht wenige zweifelhaft.

Im Hohelied bezieht sich Salomo ständig darauf, daß man die Freuden des Körpers seiner Geliebten genießt. Er spricht davon, daß man sich unter den Lilien ernährt (4,5). Seine Freundin sagt: »Steh auf Nordwind, und komm, Südwind, und wehe durch meinen Garten, daß der Duft seiner Gewürze ströme! Mein Freund komme in seinen Garten und esse von seinen edlen

Früchten!« (4,16). Der Geliebte antwortet: »Ich bin gekommen ... in meinen Garten ... Ich habe meine Myrrhe samt meinen Gewürzen gepflückt, ich habe meine Wabe samt meinem Honig gegessen; ich habe meinen Wein samt meiner Milch getrunken« (5, 1). Seine Freundin antwortet: »Eßt, meine Freunde, und trinkt und werdet trunken von Liebe!« Viele sehen hierin die Rede vom oralen Genuß des gesamten Körpers. Über jeden Teil wird gesprochen: Haare, Lippen, Nacken, Brüste, Bauch, Schoß, Hüften, Beine und Füße. Das Buch spricht von der Beteiligung des ganzen Körpers. Für manche von uns scheint diese Beteiligung seltsam, ungewohnt und nicht Teil der natürlichen Ordnung.

Wenn wir über orale Stimulierung nachdenken, gibt es gewöhnlich drei Fragen, die uns gestellt werden. Zuerst: Ist es normal? Dann: Kann es richtig sein? Und drittens: Ist es hygienisch?

Bei der Frage, ob etwas normal und natürlich ist oder nicht, versuchen wir, den inneren Sinn unserer Schöpfung zu entdekken. Damit meinen wir nicht einfach nur das, was einer von sich aus als natürlich empfindet. Aber wie bestimmen wir objektiv, was natürlich ist? Die Bibel ist sehr genau darin, wenn es darum geht, daß sich sexuelle Aktivität auf die Ehe beschränkt, aber innerhalb der Ehe gibt es keine solchen Richtlinien für die Eheleute, was sie miteinander tun und lassen dürfen. Hier kann uns nur eine gute Mischung weiterhelfen: Was wir aus Gottes Wort wissen, was uns sein Geist sagt, was wir in unserem Gewissen verantworten können und was sich gegenüber dem Partner ziemt und für diesen noch gut anfühlt.

Aus unserer Perspektive ist orale Betätigung unnatürlich, wenn einer der Partner dazu gezwungen wird. Es tut keinem etwas, wenn man Oralverkehr vermeidet, aber ganz gewiß wird jemand verletzt, wenn er dazu gedrängt wird. Hier folgen wir wieder dem Prinzip, die Wünsche des Partners zu respektieren. Man kann es mit der Sorge von Paulus vergleichen, einen Bruder nicht zu verletzen, indem man Götzenopferfleisch ißt – selbst wenn Paulus das an sich gesehen nicht als einen sündigen Akt betrachtet. Die Sünde liegt im Verletzen der anderen

Person, nicht in dem Akt selbst. So ließe sich Natürlichkeit zwischen zwei Partnern definieren.

Ist es richtig? Wir beziehen uns auf die Bibel als unsere Autorität für Richtigkeit. Wie wir schon früher gesagt haben, hebt die Bibel den Bezug des Liebesaktes zur Ehe gar nicht erst gesondert hervor, wenn er auch vom Verständnis her eindeutig nur zu dieser gehört, ähnlich ist es mit dem Oralverkehr. Er wird nirgends explizit artikuliert, kann aber z. B. aus genannter Stelle im Hohelied eindeutig – auch exegetisch – impliziert werden. Wenn wir also sagen möchten, ob es richtig oder falsch ist, so müssen wir nach indirekten biblischen Lehren suchen, statt nach einem Zitat über Oralverkehr. Doch bleibt jede Praktik abhängig von dem anderen Prinzip, daß man voller Liebe und Fürsorge mit dem anderen umgeht. Ebenso muß man auch den Umstand berücksichtigen, daß nach biblischer Auffassung unser Körper jeweils dem Partner zum Genuß gehört.

In einer Hinsicht müssen wir jedoch gegenhalten: Viele benutzen christliche oder moralische Argumente, nur um sich gegen etwas zu verteidigen, weil es Ihnen fremd und unverständlich erscheint. Oft halten ihre moralischen Argumente, auch wenn sie relativ schwach sind, sie davon ab, sich dem eigentlichen emotionalen Konflikt hinter ihrer jeweiligen Verteidigung zu stellen. Indem sie ihnen dunkle Stellen oder ungewöhnliche Interpretationen finden, vermeiden sie, die persönlichen Gründe für ihre Haltung anzugehen. Es ist manchmal einfacher, sich auf eine äußere Autorität zu berufen, anstatt sich selber eine grundlegende Meinung zu bilden und diese mit dem Partner zu besprechen.

Die letzte Frage ist die der Hygiene. Ist es rein? Noch einmal die drei Arten der körpereigenen Systeme von Mikroorganismen im Genitalbereich: sterile, reine und kontaminierte. Das Urinärsystem ist steril, d. h. es hat keine Mikroorganismen. Das reproduktive System, das den Penis und die Vagina beinhaltet, ist rein. Es ist frei von krankheitserregenden Mikroorganismen. Der rektale Bereich und der Mund jedoch werden als kontaminiert bezeichnet, also – für jeden verständlich – mit krankheitserregenden Mikroorganismen. Wenn der Körper also sauber gewaschen ist und keine Infektionen vorhanden sind, ist eine Kontamination des Munds durch die Genitalien unmöglich. Falls eine Kontamination aufgrund einer Infektion stattfindet, wird sie vom Mund zu den Genitalien geschehen, nicht umgekehrt.

Wenn also bei entsprechender Information und Betrachtung auch mehr extravagante Praktiken nicht unbedingt falsch oder verboten sind, so braucht sich trotzdem nicht jeder damit beschäftigen. Einem bekannten Sprichwort zufolge: Uns ist alles erlaubt, aber es ziemt nicht alles (Paulus). Auf jeden Fall, warum nicht einmal drüber sprechen, ganz unprovokant und unverklemmt. Es ist ein sehr persönliches Thema und kann letztendlich nur zwischen Ihnen beiden gelöst werden. Kommunikation ist weiterhin der wichtigste Weg, um zu einer gemeinsamen Lösung zu gelangen. Diejenigen, die Oralverkehr wünschen, aber wo der Partner das nicht befürwortet, möchten wir ermutigen, Geduld zu haben. Viele Paare ändern sich mit der Zeit immer wieder ein Stück weit, und was für einen keine Lust war, wird manchmal natürlich, wenn er mit Liebe und Fürsorge umgeben wird und erlebt, der andere achtet seinen Standpunkt und drängt sich nicht auf.

Selbstbefriedigung

»Ich schlief, aber mein Herz war wach . . . meine Hände troffen von Myrrhe und meine Finger von fließender Myrrhe . . .« (Hohelied 5,2+5). Die Fragen hierzu lauten: »Welche Rolle spielt Selbstbefriedigung in der Ehe? Ist es ein Zeichen des Unerfülltseins oder kann es in einer Trennungszeit ohne Schuldgefühle eingesetzt werden? Gilt das nicht nur für den Mann, sondern auch für die Frau?«

Das Thema der Selbstbefriedigung ist noch selten gut zu diskutieren gewesen. Es ist eines der Themen, über die fast jeder schon nachgedacht hat, aber viele nie gesprochen haben (mit wem auch). Wenn Sie nicht gerade ein ungewöhnlich abgeschirmtes Leben geführt haben, war es für Sie notwendig, irgendwann einmal irgendeine Entscheidung diesbezüglich zu treffen. Die Informationen, die Sie als Heranwachsender bekommen haben, sind oft genau die Informationen, die Ihnen noch als Erwachsener zur Verfügung stehen, können also relativ wenig hilfreich sein, haben sich aber meist recht tief eingeprägt. Einer der Gründe, weshalb es auch so schwer ist, sich daran näher zu erinnern, ist, daß Selbstbefriedigung oft schon vor dem ersten Geburtstag anfing und sich die ganze frühkindliche Motivation zu tief im Bewußtsein verborgen hält.

Es wird immer so sein, daß Kinder während des Entdekkungsprozesses ihrer Körper auch nach ihren Geschlechtsorganen greifen. Dabei machen sie die grundlegende Erfahrung, daß die Selbstberührung Genuß mit sich bringt, egal wie alt sie sind. Schließlich besteht das Leben in allen Formen der Geborgenheit aus Emotionen des Drückens, Kuschelns, Umarmens usw. Für jeden Menschen in vielerlei Formen ist das ein emotionales und verständliches Grundelement. Deshalb ist es natürlich, daß sie es wieder tun möchten. Dies ist oft der Augenblick, in dem die ersten Botschaften über Sexualität vermittelt werden. Wenn das Kind den Penis oder die Klitoris anfaßt und die Mutter die Hand des Kindes wegnimmt, ist es eine Erfahrung, die es mit den anderen Körperstellen nicht macht. Es gibt keine anderen Stellen, an denen das Kind sich nicht anfassen darf. Es kann seine Finger in den Bauchnabel, die Ohren oder in seinen Mund stecken, ohne eine negative Reaktion zu erhalten. Doch gibt es anscheinend Bereiche, die es nicht anrühren soll, weil sie »schlecht« und irgendwie gefährlich zu sein scheinen. Deshalb kann das Wegziehen der Hände von den Geschlechtsorganen mit schlecht oder gefährlich verbunden werden. Die nächste Botschaft mag ein absolutes »Nein« sein. Es kann sein, daß der kleine Junge während des Badens mit seinem Penis spielt; oder das Nein kommt als Ergebnis darauf, daß ein kleines Mädchen auf dem Boden liegt und ihre Klitoris gegen etwas reibt, das sie stimuliert.

Diese Handlungen mögen den Eltern unangenehm sein. So nehmen negative Botschaften schon früh ihren Lauf. Durch die ganze Kindheit hindurch sagt man den Kindern: »Spiel nicht mit dir selbst, vor allen Dingen schon gar nicht vor anderen!«. Aber man bringt ihnen genauso bei, daß es falsch ist, sich zu Hause in der Art zu berühren, auch nicht heimlich. Eltern geben vielleicht auch Warnungen, was dem Kind passieren wird, wenn es sich weiterhin selbst stimuliert. In vergangenen Zeiten waren solche Warnungen sehr streng: Selbststimulation verursache Warzen, so sagte man, Verwirrtheit und Haarausfall. Sie wurde als Quelle der Impotenz und von Geburtsfehlern bei Kindern angesehen. Wir wissen heute, daß von der Selbststimulation keine physischen Auswirkungen verursacht werden. Die emotionalen Begleiterscheinungen jedoch können Probleme verursachen. Wurden Sie Ihr Leben lang dazu konditioniert, eine Handlung oder eine Regung als schmutzig, falsch, böse und triebhaft anzusehen, ist es natürlich, daß sich über Jahrzehnte tief versteckte Schuldgefühle in einem verwurzelt haben. Es ist nicht einfach, solche Wurzeln bloßzulegen, was die Schuldgefühle betrifft.

Wir beschränken uns hier auf das, was die Bibel zu diesem Thema sagt, ob man die Selbststimulation in der Ehebeziehung einsetzen darf und wie man damit als Ehepaar umgeht. In noch gar nicht allzu lange vergangenen Zeiten wurden verschiedene Schriftstellen benutzt, um Selbstbefriedigung zu verdammen. Alle aktuellen Bibelkommentare sind sich jedoch darin einig, daß diese Abschnitte nichts mit Selbstbefriedigung zu tun haben. Es hilft vielleicht doch, sie kurz zu betrachten.

Die ersten beiden Abschnitte sind 3. Mose 15,16 und 5. Mose 23,10-11. Mose schreibt über das Verhalten, das »innerhalb« des Lagers akzeptabel ist. 3. Mose 15,16 sagt: »Wenn einem Mann im Schlaf der Same abgeht, der soll seinen ganzen Leib mit Wasser waschen und unrein sein bis zum Abend.« Der Abschnitt aus 5. Mose sagt: »Wenn du ausziehst gegen deine Feinde und Lager aufschlägst, so hüte dich vor allem Bösen. Wenn jemand unter dir ist, der nicht rein ist, weil ihm des Nachts etwas widerfahren ist, der soll hinaus vor das Lager gehen und nicht wieder hineinkommen, bis er vor dem Abend sich mit Wasser gewaschen hat; und wenn die Sonne untergegangen ist, soll er wieder ins Lager gehen.«

Da es den Samenerguß – vor allem zu Beginn der Pubertät – auch als unwillkürliches, also nicht beeinflußbares Ereignis gibt, wird dieser auch als »nasser Traum« bezeichnet. Dieser tritt ohne durch Masturbation hervorgerufen worden zu sein auf. Auf diese Weise wird der Körper die angestaute Samenflüssigkeit los, was besonders bei jungen Männern der Fall und mit einem erotischen Traum verbunden ist. Selbstverständlich hat ein Vater seinem Sohn darüber rechtzeitig Auskunft zu geben, so wie die Mutter der Tochter die Scheu vor der Regel nehmen wird. Wenn wir diese Abschnitte in Betracht ziehen, ist es deutlich, daß der Schreiber an diese nächtlichen Ergüsse als natürliche Körperfunktionen denkt, da er dazu im Unterschied sehr wohl auch von anderen Ausscheidungen bei Mann und Frau spricht, einschließlich des weiblichen Menstruationszyklus. Würden wir behaupten, daß dieser Abschnitt die Selbstbefriedigung verdammt, dann müßten wir im gleichen Atemzug auch sagen, daß er den monatlichen Menstruationsfluß verdammt.

Der Hauptabschnitt, der benutzt wird, um Selbstbefriedigung zu verdammen, ist in 1. Mose 38,8-10. »Da sprach Juda zu Onan: Geh zu deines Bruders Frau ein und nimm sie zur Schwagerehe, auf daß du deinem Bruder Nachkommen schaffest! Aber da Onan wußte, daß die Kinder nicht sein eigen sein sollten, ließ er's auf die Erde fallen und verderben , wenn er einging zu seines Bruders Frau, auf daß er seinem Bruder nicht Nachkommen schaffte. Dem Herrn mißfiel aber, was er tat, und er ließ ihn auch sterben.«

Lassen Sie uns das Ganze in seinen Zusammenhang sehen. In jenen Tagen war es Sitte, daß, falls ein Mann ohne Erben starb, es die Pflicht seines lebenden Bruders war, ihm einen Erben zu verschaffen, indem er eine sexuelle Verbindung mit der Witwe einging. Wurde ein Sohn geboren, so sah man ihn als den Sohn des verstorbenen Bruders an und nicht als Sohn des wirklichen Vaters. Offensichtlich gefiel das Onan nicht. Er wollte auf seine eigene Weise handeln, deshalb zog er sich mitten in der sexuellen Begegnung mit seines Bruders Witwe zurück und »verdarb den Samen« oder ejakulierte außerhalb der Vagina.

Diese Bibelstelle wurde gern dazu benutzt, um Selbstbefriedigung zu verdammen, obwohl es sich eigentlich nicht um solche, sondern um den Verkehr mit vorzeitigem Rückzug handelte. Es wurde auch gesagt, daß Gott wegen der Selbstbefriedigung auf Onan böse war und ihn schlug. Damit wurde angedeutet, wie streng der Herr ein solches Verhalten bestrafte. Doch sind sich die Ausleger darin einig, daß der Herr Mißfallen an ihm hatte, weil er seine Pflicht als Schwager verweigerte, und nicht wegen der angenommenen Masturbation oder Onanie, wie es in Anspielung auf diese Stelle auch genannt wird. Wir wissen jedoch heute auch, daß der vorzeitige Rückzug keineswegs bedeutet, daß nicht schon erste Samenfäden in die Vagina gewandert sein können.

Diese insgesamt drei Schriftstellen sind die Hauptstellen aus dem Alten Testament, die zur Verdammung von Selbstbefriedigung verwendet werden, doch läßt sich das nur mit Gewalt so deuten, wenn zum Beispiel keine schöpfungsfreundliche Gesinnung zur eigenen Sexualität vorhanden ist.

Im Neuen Testament wurden 1. Thessalonicher 4,3; Römer 1,24 und 1. Korinther 6,9 als Belege für die Verdammung der Masturbation benutzt. Alle drei Abschnitte werden jedoch nur als eindeutige Hinweise auf Homosexualität oder Unmoral im allgemeinen verstanden. So müssen wir daraus schließen, daß die Bibel weder im Alten noch im Neuen Testament klare Ausschlüsse zum Thema Selbstbefriedigung aufweist. Jede biblische Richtlinie, die wir dazu geben würden, muß aus dem Verständnis der übrigen bekannten Prinzipien kommen, wie sie in der Schrift gelehrt wird, wie die der Liebe, der Selbstachtung und der Freude.

Ist es Liebe?

Da die Liebe das führende Prinzip für all unser Verhalten sein darf, müssen wir offensichtlich diese Frage auch bei der Selbstbefriedigung stellen, um festzustellen, ob es Liebe ist oder nicht. Wenn unsere Selbstbefriedigung als Erwachsene unserem Partner etwas wegnimmt, dann ist das Verhalten keine Liebe. Wenn andererseits ein Partner viel sexuelle Aktivität wünscht und der andere weniger interessiert ist, kann das Paar beschließen, daß Masturbation die liebevollste Handlung ist, die der hoch interessierte Partner vornehmen kann, damit er den anderen nicht unter Druck setzt. Es mag Perioden (manchmal wegen Getrenntsein oder Krankheit) geben, in denen die Enthaltung vom Verkehr notwendig sein mag. Zu solchen Zeiten kann es sehr liebevoll und angebracht sein, eine sexuelle Freisetzung durch Selbstbefriedigung oder durch gegenseitige Stimulation zu genießen.

Es gibt Situationen im Leben, die eine Person vorübergehend beschränken, sexuell aktiv zu sein. Wenn extremer Druck von außen auf eine Person ausgeübt wird, sei es durch ihre Beziehung oder ihre Berufung, bevorzugt sie vielleicht, daß der andere seine sexuellen Bedürfnisse alleine stillt. Oder es gibt Zeiten, in denen ein Partner aufgrund eines emotionalen Hochs sehr viel Verlangen spürt und von dem sexuellen Druck befreit sein muß. So wie Selbstbefriedigung in manchen Fällen eine lieblose Handlung ist, kann sie aber auch – als Befreiung von Triebdruck – einen Akt der Liebe darstellen, nicht nur für den Ausübenden, sondern auch dem Partner gegenüber.

Selbst wenn Selbstbefriedigung eine liebevolle Möglichkeit ist, finden viele Paare doch, daß die zufriedenstellendste Lösung die gegenseitige Stimulation (ohne Eindringen) ist.

Ist es Selbstmißbrauch?

Gelegentlich spricht man bei Masturbation auch von Selbstmißbrauch. Vom technischen und physischen Standpunkt aus wissen wir, daß es in der physischen Reaktion keinen Unterschied gibt, ob die Erregung durch Selbstbefriedigung, gegenseitige Stimulation, sexuelle Phantasien oder sexuellen Verkehr hervorgerufen wird. Wenn sich nun jemand zehnmal täglich selbst befriedigt, würde dieser Zwang eher eine emotionale Not ausdrücken, ob eine Person nun Christ ist oder nicht, verheiratet oder nicht. Wird Masturbation benutzt, um den Kontakt mit dem Partner zu vermeiden, ist dies sicher eine Abweichung von dem, was wir als sinnvoll erachten. Hier kann Hilfe guttun.

Tritt jedoch Selbstbefriedigung nur gelegentlich auf, nicht als Ersatz für den Kontakt mit dem Partner, sondern um physische Freisetzung zu schaffen, scheint es nicht in die Kategorie des Selbstmißbrauchs zu fallen. Es ist unwahr scheinlich, daß gesunde verheiratete Erwachsene, ob weiblich oder männlich, die Selbstbefriedigung mehr genießen als den Liebesakt mit ihrem Partner. Wenn ja, dann würde etwas nicht optimal stimmen.

Selbstbefriedigung kann für eine Frau ein Weg sein, um herauszufinden, was ihr das meiste Vergnügen bereitet. Wenn sie durch die Berührung ihres eigenen Körpers lernt, was ihr die meiste Befriedigung verschafft, kann sie es somit ihrem Partner mitteilen. Dieses Lernen kann kaum als Selbstmißbrauch oder lieblose Handlung betrachtet werden, da es ja dazu bestimmt ist, ihnen beiden in ihrer Erfahrung mehr Befriedigung zu verschaffen.

Ist es Begierde?

Die Schrift sagt, daß, wenn ein Mann eine Frau ansieht und sie begehrt, er schon Ehebruch begangen hat. Die Frage wird oft gestellt, ob Masturbation nicht ein Akt der Begierde sei. Wir haben mit vielen Menschen gesprochen und denken, daß es nicht unbedingt so sein muß. Einige berichten, daß sie bei der Selbstbefriedigung an keinen anderen als ihren eigenen Partner denken. Andere stellen sich jemand anders vor, aber nicht mit der Absicht, den Gedanken in die Tat umzusetzen. Natürlich gibt es viele, die wirklich voller Begierde sind, wenn sie sich selbst befriedigen. Die Motivation der sexuellen Phantasien bei der Selbstbefriedigung vermag sehr wohl die eigentliche Problematik zu verraten: unser unruhiges Herz, um es geistlich zu sagen. Die Emotion mag befriedigt werden, aber sie kehrt wieder. Hier entsprechend tiefenwirksame Leitbilder und nicht zwangsläufige Verhaltensmuster zu programmieren ist ein ganz anderer Zugang zu diesem Themenbereich als nur die Frage, wie verhalte ich mich richtig.

Freiheit ohne Versklavung

In Römer 14,14-23 lehrt Paulus das Prinzip, das auch in 1. Korinther 10,23-31 wiederholt wird. Die einfachste Art, dieses Prinzip zusammenzufassen, ist, daß viele Dinge in sich selbst nicht unrein oder böse sind. Römer 14,14 sagt: »Ich weiß und bin gewiß in dem Herrn Jesus, daß nichts unrein ist an sich selbst; nur für den, der es für unrein hält, ist es unrein.« Dann spricht er über die Achtung gegenüber der anderen Person – wie wir dem Prinzip der Liebe folgen können und was unser Verhalten anbelangt. »Zerstöre nicht um der Speise willen Gottes Werk. Es ist zwar alles rein, aber es ist nicht für gut für den, der es mit schlechtem Gewissen ißt. Es ist besser, du ißt kein Fleisch und trinkst keinen Wein und tust nichts, woran sich dein Bruder stößt« (Verse 20+21). Wir würden diesen Ansatz selbtverständlich auch auf die Selbstbefriedigung übertragen. Es kann dem anderen ein Ärgernis sein und in einer Beziehung eine große Spannung verursachen. Meine Freiheit, etwas zu tun, endet bei meinem Nächsten.

In 1. Korinther 10,23 sagt Paulus: »Alles ist erlaubt, aber nicht alles dient zum Guten.« Vorher gibt er fast die gleiche Lehre: »Alles ist mir erlaubt, aber es soll mich nichts gefangennehmen« (1. Kor 6,12). Andere Übersetzungen sprechen davon, daß man von nichts versklavt sein soll. Das hier erwähnte Prinzip lautet, daß wir für die Bedürfnisse des anderen sensibel sein müssen. Wir sollen darauf achten, nichts zu tun, was einen Menschen in innere Schwierigkeiten bringt. Wenn wir in unserem Verhalten liebevoll sind, werden wir unserem Partner verständnisvoll begegnen. Wir sollten nicht von unserem Sexualtrieb besessen, beherrscht oder versklavt sein, sondern ihn in seiner richtigen Stellung in unserem Leben einordnen. Der Sexualtrieb ist natürlich und von Gott geschenkt, der Ehepartner aber auch.

Wenn wir dieses Thema beschließen, muß unbedingt festgehalten werden, daß Selbstbefriedigung das physische Bedürfnis erleichtert und in der Selbstentdeckung für manche Frauen hilfreich sein kann. Jedoch umfaßt das sexuelle Bedürfnis einer Person weit mehr als nur die physische Freisetzung, wie wir schon dargelegt haben. Es stimmt, daß wir alle die physische Freisetzung brauchen. Aber wenn das das einzige Bedürfnis ist, das befriedigt wird, leben wir noch nicht ganz dem gemäß, zu dem wir geschaffen wurden. Selbstbefriedigung kann kaum als Erfüllung dessen betrachtet werden, zu dem wir geschaffen worden sind, sondern nur als vorübergehende, aber manchmal notwendige physische Freisetzung oder aber als ein Schritt zur größeren Befriedigung innerhalb unserer Beziehung. Wenn wir über Selbstbefriedigung sprechen, sei es als Ehepaar, mit unseren Kindern oder weil wir uns mit den dazu gehörenden Themen auseinandersetzen, müssen wir es in seiner richtigen Perspektive sehen. Wir können es uns als einen »Snack« denken, der uns weiterhilft, bis das eigentliche Bedürfnis richtig gestillt werden kann.

Übung

Konflikte lösen

Es ist für uns wichtig, sich mit den biblischen Prinzipien für Beziehungen auseinanderzusetzen. Das erste Prinzip lautet, das zu tun, was liebevoll ist. Es bedeutet, daß wir einen anderen nicht zu etwas zwingen. Dieses Prinzip spricht die Leser an, die andere Wünsche haben als der Partner. Für den zögernden Partner wiederum ist der beste Gesichtspunkt das Prinzip aus 1. Korinther 7,5. Dort heißt es, daß unser Körper unserem Partner gehört. Wenn der Partner, der probierfreudiger und kreativer ist, liebevoll und ohne Druck handelt, und der mit dem langsameren Temperament sich darauf konzentriert, seinen Körper mehr und mehr zu geben, wird ganz sicher ein Wachstum stattfinden.

Zu den genannten Prinzipien schlagen wir noch diese vier Schritte vor, um so einen Spannungsherd angemessen zu lösen:

Schritt 1: Teilen Sie sich einander mit. Um ein Problem zu lösen, müssen Sie es klar definieren. Dazu gehört, daß der andere mitteilt, wie er das Problem sieht. Ob Sie nun der Zögernde oder der Interessierte sind, teilen Sie Ihre Gefühle über die betreffende

Aktivität mit. Die Kommunikation kann auch Ihre Geschichte beinhalten – die Erfahrungen, die Sie in der Vergangenheit gemacht haben, die Erkenntnisse, die Sie hatten, Ihr Unwohlsein, das Sie bis heute nicht los wurden, und alles, was einen Einfluß auf Ihre aktuellen Gefühle hat. Falls Sie derjenige sind, der experimentieren möchte, und die aktuellen Begrenzungen Sie nicht gerade vom Hocker reißen, sprechen Sie auch das einmal aus – in aller Liebe. Äußern Sie sich über Ihre Gefühle bezüglich Ihrer sexuellen Beziehung, wie Sie sie empfinden. Machen Sie Vorschläge, wo Sie gerne mehr Freiheit für die Zukunft gewinnen möchten.

Bei diesem Kommunikationsschritt ist es wichtig, mit Ihren moralischen und christlichen Perspektiven umzugehen. Wenn Sie etwas im Blick haben, das Ihr Partner als »sündig« bezeichnet, sollten Sie gemeinsam Ihre Vorstellungen besprechen. Suchen Sie nach dem Ursprung dieser Vorstellungen. Finden Sie heraus, ob das Verhalten wirklich schlecht ist oder ob Ihre Zurückhaltung von dem zögernden Teil in Ihnen stammt, der noch nicht frei und offen ist. Falls Sie sich beide dazu in der Lage fühlen, machen Sie diesen Bereich zu einem Thema in Ihrem Studium und Gebet.

Schritt 2: Gehen Sie mit dem konservativeren Partner mit. Im Fall, daß der eine Ideen einbringt, die der andere negativ findet, empfehlen wir, daß die Entscheidung zugunsten des zögernden Teils fällt. Auf diese Weise wird er nicht verletzt. Es heißt nicht, daß der an Neuem Interessierte sich damit abfinden muß, den gegenwärtigen Status quo beizubehalten. Der nicht so schnell Aufgeschlossene von Ihnen wird statt dessen weniger Widerstand aufbauen, da seine negativen Gefühle respektiert werden. Menschen verändern sich, und der zögernde Partner wird sich eher öffnen, sobald er nicht gedrängt, ausgelacht oder eingeengt wird.

Schritt 3: Der Drängende zieht sich zurück. Es ist normal, daß man einem Verlangen nachgehen und seinen Willen erreichen möchte. Deshalb erwähnt man es häufig – was den anderen nervt und nicht zur Lösung des Problems beiträgt. Damit baut sich nur auf beiden Seiten Widerstand auf. Ein wenig zurückziehen und nicht so oft darüber reden, so wird der Druck weggenommen und die Möglichkeit geschaffen, daß Veränderung stattfinden kann.

Schritt 4: Der Zögernde streckt sich aus. Wenn Sie derjenige sind, der sich neuen Ideen verweigert, versuchen Sie herauszufinden, weshalb. Ist es aufgrund eines Verhaltensmusters, das aus Ihrer Kindheit stammt? Falls Ihr Vater sehr fordernd war, z. B. verlangte, daß Sie jedes Stück Essen auf Ihrem Teller aufaßen und Sie selten lobte, zögern Sie vielleicht bis heute – wegen dieser Prägungen – sich auf etwas einzulassen, das bei Ihnen, aus irgendeinem Grund, in Ihren Gedanken einen Verbotscharakter hat. Oder ist es aufgrund von Erlebnissen, die Sie vor Ihrer Partnerschaft hatten? Hat es mit vorherigen Erfahrungen mit ihm oder ihr zu tun? Weshalb zögern Sie? Experimentieren Sie alleine, ohne seine oder ihre Ermutigung. Gehen Sie über Ihre Grenzen hinaus und stellen Sie fest, wie sich das anfühlt. Vielleicht entdecken Sie dann, daß das, was Sie befürchten, ja gar nicht eintrifft. In all dem ist es von größter Wichtigkeit, daß Sie weiterhin sprechen, überwinden und dranbleiben, lesen und beten, um zu wachsen. Wenn Sie einen Punkt erreichen, der ernsthaften Streß hervorruft, kann manchmal ein Gespräch mit einem Freund oder einem Fachmann eine neue Perspektive in diese Spannungsbereiche hineinbringen.

Ob nun Ihr Interesse oder Ihre Sorge mit Positionen, mit Gelegenheiten und Gegebenheiten, dem Stil, mit Selbstbefriedigung oder mit irgend etwas anderem zu tun hat, sprechen Sie darüber und machen Sie Pläne, wie Sie in den folgenden Tagen damit umzugehen gedenken.

25

Schlafzimmer ohne Gott?

Kann denn Sex etwas Gutes sein?

Eine Person aus einem starren, konservativen Hintergrund, in dem es viele direkte und indirekte Botschaften über die Sündhaftigkeit der Sexualität gibt, wird Gott aus ihrem sexuellen Erleben ausschließen. Eine Frau beschrieb es folgendermaßen: Wenn sie in das Schlafzimmer ging, um ihren Mann zu lieben, hatte sie das Gefühl, daß sie Gott vor der Tür zurückließ. Wir haben zu Beginn von diesem Buch gezeigt, daß Gott durch die Bibel nur positive Botschaften über die menschliche Sexualität vermittelt. Doch wurden viele unserer Ängste und Einschränkungen beim Thema Geschlechtlichkeit mit Gott in Verbindung gebracht, um die Existenz solcher negativen Gefühle zu rechtfertigen.

Daraus entstehen natürlich Probleme, zugleich ist es eine Art christliches Dilemma. Die Trennung der Sexualität von Gott kann sich auf unterschiedliche Weise bei uns auswirken. Die wahrscheinlichste Folge ist die, daß wir daran gehindert sind, das sexuelle Erlebnis frei zu genießen. Sehen wir Gott als strafenden Vater an, der drohend über uns wacht, sobald wir etwas genießen, werden wir offensichtlich in unserer sexuellen Ausdrucksmöglichkeit eingeschränkt sein.

Diese Hemmung tritt sowohl im Bereich der Erregung als auch in der Phase des Loslassens zur sexuellen Freisetzung auf.

Viele Menschen stellen fest, daß sie Angst verspüren, sobald sie sich dem Punkt der Freisetzung nähern. Sie senden sich sozusagen selbst eine Botschaft von Gottes Mißbilligung. Für manche besteht der einzige Weg, loslassen zu können, darin, daß sie sich in eine »sündige«, riskante Umgebung begeben. Sexuelles Vergnügen wird durch die Lehre, die sie empfangen haben, nicht gestattet, so können sie Erregung nur an »nicht akzeptablen« Orten mit »nicht akzeptablen« Partnern erleben. Diese Menschen haben große Schwierigkeiten, im Schutz der Ehe angemessen zu reagieren.

Gott in das Schlafzimmer einladen

Um die Fehlprojektion zu zerstören, durch die wir Gott aus unserer Sexualität ausschließen, müssen wir ehrlich und neu anfangen, zum Beispiel mit der Einstellung, Gott in sein Schlafzimmer einzuladen. Es bedeutet, daß man sein Sexualleben und die entsprechenden Gefühle und seinen Partner in sein Gebet mit einschließt. Eine Frau kam nach einem Seminar zu uns, weil wir die Sitzung mit Gebet geschlossen haben, nachdem wir über einige sexuelle Belange gesprochen hatten. Die Verbindung dieser beiden Dinge – Gebet und Sexualität – war ihr so fremd, daß sie es erschütternd fand. Als sie Gott ihre Dankbarkeit für ihre eigene Sexualität laut ausdrückte, stellte sie fest, daß Gott nicht länger von ihrem Schlafzimmer ausgeschlossen war.

Ein weiterer Weg, um Gott nicht mehr von der Sexualität auszuschließen, besteht darin, zu sehen, was die Bibel zu diesem Thema zu sagen hat. Es ist leichter, die Bibelstellen aufzuschlagen, die sexuelle Aktivität einschränken, anstatt auch die Stellen zu lesen, die eine positive Sicht vermitteln. Wir haben einige dieser Themen eingangs in diesem Buch erwähnt.

Vielleicht führen Sie das Thema Sexualität auch in eine Studienreihe einer kleinen Gruppe in Ihrer Gemeinde ein. Wenn sie zusammen studieren, beten, sich austauschen und Standpunkt und wertvolle Hinweise anderer Christen erfahren, können Sie etwas für sich gewinnen. Somit kann sich Ihr innerer Widerstand verringern, und Sie werden erkennen, daß Gott Teil auch Ihres sexuellen Wesens ist. Verschiedene Filme und Seminare sind ebenso geeignet, eine gesunde sexuelle Botschaft verbunden mit einer christlichen Perspektive zu vermitteln.

Laden Sie Gott in Ihr sexuelles Erleben ein

Fangen Sie damit an, daß Sie ihm für jedes sexuelle Gefühl, das Sie am Tag erlebt und verspürt haben, danken. Während der sexuellen Begegnung mit Ihrem Partner sollten Sie sich nicht von Ihren Gefühlen zurückziehen, sondern sprechen Sie ein stilles Gebet, in dem Sie Gott für diese angenehmen, aufregenden, zufriedenstellenden Gefühle danken. Nehmen Sie an, daß Gott diese Gefühle billigt. Wenn Sie es mögen, können Sie auch gemeinsam vor dem Liebesspiel beten, als einem Weg, einander einzugestehen, daß der sexuelle Genuß ein Teil Ihres christlichen Lebens ist.

Schließen Sie Gott ein, wenn Sie erregt werden. Sie sollen wissen und sich selbst eingestehen, daß die Fähigkeit, Erregung zu erleben, etwas ist, das Gott Ihnen geschenkt hat. Danken Sie ihm für all diese wunderbaren Gefühle. Sie sind eine sexuelle Persönlichkeit. Er hat Sie so geschaffen und wird Sie begleiten. Wenn es Ihnen bei all dem weiterhin schwerfällt, diese Barrieren zu brechen, suchen Sie jemanden, der Ihnen helfen kann. Ein kompetenter, reifer Christ mit Integrität und der Offenheit und Fähigkeit, mit Sexualproblemen umzugehen – dem sagen Sie, daß Sie Gott Teil Ihrer sexuellen Dimension werden lassen möchten. Indem Sie und Ihr Partner über dieses Thema sprechen und Sie die Antworten hören, kann dieser zu einem Botschafter Gottes werden, der Ihnen hilft, die Barrieren Ihrer Sexualität zu brechen.

Gott ist in Ihrem Schlafzimmer, ob Sie ihn einladen oder nicht. Gott hat Sie als die empfängliche Person geschaffen, die Sie sind, ob Sie es bereits anerkennen oder nicht. Ihr Körper ist zum Genuß geschaffen, ob Sie dieses Erlebnis zulassen oder nicht. Wenn Sie erkennen, daß er bei Ihnen ist, beginnen Sie den Punkt des Genusses zu erreichen, zu dem Sie geschaffen wurden.

26

Ich liebe ihn nicht mehr

Wenn das Gefühl der Liebe nicht mehr vorhanden ist

Nach mehreren Ehejahren, in denen ein Paar Kinder bekommen und die ersten ernüchternden Erfahrungen als Eltern hinter sich gebracht hat, wenn es in Geschäft beziehungsweise Beruf und Berufung etabliert ist, ist es wieder an der Zeit, sich auf die Ehebeziehung zu konzentrieren. Das Paar entdeckt dann oft, daß die einst liebevolle, fürsorgliche Beziehung nicht mehr existiert. Die beiden Menschen sind zusammen, weil sie verheiratet sind, Kinder haben und ein Haus besitzen. Sie haben eine gemeinsame Geschichte, planen eine gemeinsame Zukunft und gehen zusammen in Ferien, aber ohne das Gefühl der Liebe. Wie kann es zu so etwas kommen?

Schmerzvolle Beziehungen

Wenn ein Mensch in der Ehe viel Schmerz erfährt, ist es wahrscheinlich zwangsläufig, daß das Gefühl der Liebe nachläßt. Der Schmerz entsteht, weil man vermißt, daß der Ehegefährte auf die eigenen Bedürfnisse nach emotionaler Geborgenheit, physischer Hilfe, geistlicher Führung oder sexueller Erfüllung eingeht. Irgendwie reagiert der Partner nicht auf das, was der andere in der Beziehung sucht oder ja auch braucht.

Eine weitere Ursache des Leids kann aus ungünstigen Eigenschaften stammen wie etwa der Neigung zu Zorn. Er heiratet jemand, der schon irgendwelche Aggressionen in die Ehe mitbringt. Man hat beispielsweise als Kind wenig Zuneigung erfahren oder ist irgendwie abgestumpft. Später drückt man dieses Zornpotential aus, indem der Partner heftig attackiert wird. Diese Ausbrüche sagen mehr über den zornigen Partner als über den anderen aus. Trotzdem fühlt sich der andere natürlich verletzt und als zu Unrecht angegriffen. Wir hatten da einmal einen Jurastudenten, dessen Frau ihm während der Unizeit sehr viel geholfen hat. Er jedoch war von einem strafenden Vater erzogen worden, der ihm nie seine Fürsorge gezeigt hatte. Obwohl seine Mutter in ihrer Liebe sehr um Ausgleich bemüht war, vermittelte das Verhalten seines Vaters ihm das dauernde Gefühl, daß er wertlos sei. Und sobald seine Frau etwas tat, von dem er annehmen mußte, es mache ihn gleichzeitig etwas weniger wert, wurde er wütend und machte sie verbal nieder. Dadurch entstand bei ihr wiederum das Gefühl, daß sie aus der Ehe ausbrechen sollte.

Wenn nun so jemand mit einem noch unreifen Gefühlshaushalt vom anderen verlassen wird – warum auch immer –, mag der Schmerz so groß sein, daß das Gefühl der Liebe bei dem, der die Problematik durch seine Art ja eigentlich verursacht hat, auch noch ganz schwinden wird. Und falls die Untreue oder das Verlassensein über eine Zeitspanne hinweg andauert, können das Vertrauen, das Engagement und die Liebe des Partners für immer aufhören. Sollte der andere jedoch zurückkehren, beginnt ein langer Kampf, um die Liebe und das gegenseitige Vertrauen wiederaufzubauen und die psychisch wirksamen Komplexe abzubauen.

Sich auseinanderleben

Manchmal bewirken es die Umstände, daß zwei Ehepartner sich auseinanderleben. Der häufigste äußere Streßfaktor, der Menschen auseinanderbringt, sind die Konflikte, die bei der Kindererziehung auftreten. Die Wahrscheinlichkeit solch eines Ereignisses steigt mit einem Kind, das Verhaltensprobleme oder eine chronische Krankheit aufweist. Ein solches Problem kann so subtil belasten, daß man seine Auswirkungen oft nicht ernst genug nimmt.

Der durch Kinder verursachte Streß breitet sich oft schon in der Schwangerschaft aus. Die morgendliche Übelkeit während der ersten drei Monate kann dazu führen, daß eine Frau weniger an sexuellen Begegnungen interessiert ist. Nicht lange darauf wird ihr Körper auch noch rundlicher. Ihr Äußeres kann bei ihr und leider auch beim Mann Akzeptanzprobleme verursachen. Zweifel an ihrem Aussehen lassen sie vielleicht auch in ihrer Sexualität zurückhaltend werden. In den letzten drei Monaten kann der Umfang ihres Bauches den Liebesakt für sie unangenehm machen. Während des letzten Monats meidet sie dann – sicher ganz verständlich – völlig jegliche sexuelle Aktivität. Es ist wichtig, festzuhalten, daß es normalerweise keine körperlichen Gründe gibt, wegen denen die schwangere Frau nicht mehr intim sein könnte. Es gibt wohl emotionale Reaktionen und physisches Unwohlsein, weshalb sie Geschlechtsverkehr meidet – aber keine physiologischen Gründe.

Auch ein Mann mag Schwierigkeiten bei dem Gedanken haben, seine schwangere Frau zu lieben, aus Angst, sie zu verletzen. Er versteht nicht, wie gut das Kind innerhalb des Uterus geschützt ist. Und er kann den Gedanken vielleicht nicht fassen, mit einer schwangeren Frau, der Frau, die sein Kind trägt, auch in diesen Umständen sexuell aktiv zu sein.

Nach der Geburt dauert es vier bis sechs Wochen, bevor sich sexueller Verkehr wieder empfiehlt, je nach ärztlichem Hinweis kann es im Einzelfall auch einmal anders aussehen. Aber auch nach dieser Zeit kann die Frau immer noch sehr müde sein. Ihr Körper hat sich noch nicht vollständig erholt, oder sie hat Beschwerden, wie Schmerzen in der Vagina. Und erst recht wird sie von dem Kind beansprucht, das ja völlig von ihr abhängig ist. Diese Mutter-Kind-Beziehung bringt oft große Veränderungen mit sich bezüglich dessen, wie die Frau sich sieht und wie frei sie sich fühlt, um sexuell zu reagieren. Es ist nicht ungewöhnlich, daß eine Frau sich unwohl dabei fühlt, als junge Mutter sexuell aktiv zu sein. Manche Paare stellen fest, daß dies bei einer stillenden Frau verstärkt zutrifft. Es ist, als ob der Liebesakt eine Entweihung der schönen Mutter-Kind-Beziehung, die durch das Stillen entsteht, sei. Selbst wenn es keine Schwierigkeiten bezüglich Mutterschaft, Vaterschaft, Schwangerschaft oder Stillen gibt, ist das Engagement an Zeit und Energie, um ein Kind durch die ersten paar Monate zu bringen, eine normale Unterbrechung in jeder Beziehung. So schön und wunderbar Kinder auch sind, gibt es doch keinen Zweifel daran, daß die Anpassung an diese neue Situation für die meisten Paare ein großes Ereignis darstellt. Viele Paare werden mit dieser Anpassung nicht gemeinsam und bewußt umgehen, und fangen daher an, sich auseinanderzuleben. Schließlich gibt es für das junge Paar auch vieles, was es bei niemandem so direkt lernen konnte oder wo ihm die Erfahrungen im Umgang mit sich und der Familiensituation fehlen.

Zu dem Zeitpunkt, zu dem das Paar bereit ist, seine sexuelle Beziehung wieder aufleben zu lassen, denken sie womöglich bereits an das nächste Kind. Oft wiederholt sich das Ganze, und die Mutter muß dann nicht nur an ein zu stillendes Kind denken, sondern auch an ein zwei- oder dreijähriges eifersüchtiges Kleinkind. Wenn das Paar bei zwei Kindern aufhört, gibt es eine vier- bis fünfjährige Periode, in der die Beziehung nicht in der gleichen Intensität bestehen kann wie vor der ersten Schwangerschaft. Haben sie mehr Kinder, verlängert sich diese Periode mit jeder neuen Schwangerschaft. Kam das erste Kind wiederum recht bald, war auch noch die Zeit als junges Paar nach der Hochzeit nicht allzu lang.

Das bedeutet natürlich nicht, daß jedes Kind, das in eine Familie kommt, Distanz und den Verlust der Liebe mit sich bringt. Aber es besteht rein praktisch die ernste Möglichkeit, daß die sexuelle Beziehung in gewissem Maße unterbrochen wird. Es ist sehr wichtig, daß das Paar sich dieser Wahrscheinlichkeit bewußt ist. Manches Mal erlebt ein Paar nach Ausklingen dieser fünf- bis zehnjährigen »Kinderzeit« nicht mehr dieses Gefühl voller Liebe, wie sie es vor dem Kommen der Kinder empfanden.

Schule und Karriere

Das große Interesse an einer Weiterbildung, einem Seminarbesuch oder andere spezielle Ausbildungen nimmt zwangsläufig Kraft und Energie so stark gefangen, daß selbst einem jungen Paar schnell die Leidenschaft verraucht. Für einen Studenten können Abgabetermine für Seminararbeiten, Berichte oder Doktorthemen verständlicherweise auch einmal die Ehebeziehung übertrumpfen.

Das gleiche geschieht oft beim Aufbau einer Karriere. Es nimmt viel Zeit und Energie in Anspruch, effektiv und erfolgreich zu werden. Generell wird der Arbeitende mehr als zehn Stunden am Tag weg sein. Selbst wenn die Arbeitszeit auf 40 Stunden pro Woche begrenzt ist, nimmt die Karriere viel emotionelle und geistige Energie in Anspruch und läßt daher weniger für den Partner übrig.

Der Aufbau eines eigenen Geschäfts hat die gleiche Auswirkung. Jeder von uns will erfolgreich sein. Steht man am Anfang der Erfolgsleiter, gehört es zum Leben, daß der Erfolg uns erst einmal vereinnahmt und die Priorität über andere Bereiche einnimmt. Die Ehebeziehung ist oft einer der Bereiche, der darunter leidet.

Was auch der ablenkende Faktor ist – Schule, Karriere oder Geschäft –, die Auswirkung ist die gleiche. Wenn zwei Menschen keine ständige, intensive sexuelle Beziehung haben, fängt das Band, das sie zusammenhält, an nachzulassen. Die geschwächte Beziehung wird zu spüren sein und drückt sich in dem Gefühl aus, das unbefangene Verliebtsein zu vermissen.

Untreue

Manchmal, wenn es in einer Ehe nicht so gut läuft, sei es auf dem Gebiet der Kommunikation oder der Sexualität, fängt einer der Partner an, nach einer Beziehung außerhalb der Ehe zu suchen.

Aufgrund der Neuheit und der Erregung wird diese sexuelle Beziehung in ihrer Anfangsphase oft als erfüllend und zufriedenstellend betrachtet. Weil der Ehepartner in der ehelichen Beziehung unglücklich und unerfüllt ist und Erfüllung und Befriedigung in der außerehelichen Beziehung findet, ist es nur natürlich, daß er sich in den neuen Partner auch noch richtig verliebt. Und da es schwierig ist, eine intensive Leidenschaft für zwei Menschen gleichzeitig zu empfinden, meint der abgleitende Partner oft zu fühlen, daß er nicht mehr in seinen Ehepartner verliebt sei und dieses gar nicht mehr seine eigentliche Beziehung sein könne – ein Selbstbetrug.

Sexuelle Aktivität außerhalb der Ehe erfordert eine Entscheidung. Entweder entscheidet man sich, zum Ehepartner zurückzukehren – und falls dieser zu vergeben und zu vergessen bereit ist, kann Liebe wieder wachsen. Oder man beschließt, sich scheiden zu lassen und das Objekt der Begierde zu heiraten. Jedoch, dabei wird das gleiche Problem, das schon in der ersten Beziehung vorhanden war, in der zweiten auftreten: Das Vergnügen und die Begeisterung, die in der neuen Beziehung erlebt werden, sind trügerisch und lassen die Beteiligten in dem Glauben, diese »Liebe« sei von Dauer. Mit der Zeit verändern sich diese Gefühle. Die biblischen Richtlinien über die Treue eines Partners bekommen damit zusätzlich Gewicht: sie sind nicht einfach da, um das Leben kompliziert zu machen, sondern um genau die langzeitige Erfüllung und das Glück für alle Beteiligten zu bringen, von dem wir immer träumen.

Nie verliebt gewesen

Es mag Sie erstaunen, aber es gibt Paare, die aus allen möglichen Gründen geheiratet haben, nur nicht aus Liebe. Die Gründe erschienen zum Zeitpunkt der Eheschließung logisch, aber nach einigen Monaten oder Jahren läßt diese »Vernunft« nach. Wir hören nicht selten solche Erklärungen wie »Ich dachte, er wäre der Beste, den ich bekommen könnte« oder »Er schien ein guter Ehemann und Vater zu sein und ein guter Versorger«. Manche bekennen: »Ich habe sie nie wirklich geliebt, aber ich dachte, die Liebe würde schon noch kommen« oder »Mir wurde beigebracht, daß Ehe eine Handlung, kein Gefühl sei, und da wir viele gemeinsame Interessen hatten, dachte ich, das würde genauso gut funktionieren«. Es gibt auch noch ganz andere Motive: »Meine Mutter mochte ihn wirklich. Er war der erste, den sie mochte, und ich dachte dann, er sei auch für mich der Beste« oder »Ich weiß, sie war mir von Gott vorgesehen«.

Welches auch der Grund sein mag, viele Paare heiraten, ohne sich zu lieben. Das mag in unseren aufgeklärten Zeiten verwundern, wo doch schon bei jeder Teenie-Freundschaft herhalten muß, daß man alles nur aus Liebe getan habe. Wer wird heute noch heiraten, ohne daß es wirklich der Richtige ist. Das beeinträchtigt dann unweigerlich als nächstes die sexuelle Beziehung: Denn, ein Gefühl der Leidenschaft oder Liebe, wenn auch schwer zu definieren, scheint ein notwendiger Bestandteil für eine völlige sexuelle Erfahrung zu sein. War von Anfang an keine Liebe vorhanden und kommen dann auch die anderen Zeiten des Lebens – wie bei jedem Menschen –, entwickelt sich Liebe eher zu jemand anderem. Oder wird ein Partner an vergangene Liebschaften erinnert, so wird es viel schwerer, die aktuelle Beziehung aufrechtzuerhalten oder auf die sexuelle Befriedigung hinzuarbeiten.

Dies ist anders als in einer Situation, in welcher die Liebe erst verlorenging. Denn in diesen Fällen war die Liebe ja nie da. In manchen Kulturen, in denen Scheidung weniger akzeptiert wird, kann eine solche Beziehung überleben. Aber, und das ist wichtig, in unserer Gesellschaft, in der Erfüllung, Befriedigung und Liebe betont werden und Scheidung innerhalb der Kirche akzeptiert wird, sind für eine Beziehung, die nicht auf Liebe und Liebenkönnen basiert, Schwierigkeiten vorhersagbar. Wir sind der Meinung, und soviel steht auch fest, daß Paare sehr wohl lernen können, einander zu lieben, vorausgesetzt sie sind bereit, sich mit ihrem ganzen Wesen einzubringen – besonders auf geistlichem und emotionellem Gebiet. Diese Hingabe zu erreichen ist jedoch oft sehr schwierig.

Wie verliebt man sich erneut?

Wie kann man Liebe aufbauen oder wieder neu beleben? Als erstes müssen es beide Partner wollen. Ist nur einer daran interessiert, die Beziehung wiederherzustellen, und arbeitet er allein daran, den anderen glücklich zu machen, wird er nie Erfolg haben. Es benötigt die Hingabe beider. Mit dieser Hingabe besteht die Möglichkeit, eine liebende Beziehung aufzubauen. Und wenn Sie diese aufgebaut haben, können Sie Ihre sexuellen Probleme lösen. Es ist sehr unwahrscheinlich, eine zufriedenstellende sexuelle Gemeinschaft zu haben, wenn Sie und Ihr Partner nicht aneinander interessiert sind.

Gehen wir davon aus, Sie und Ihr Partner haben beschlossen, Ihre Liebe zu vertiefen oder wiederaufzubauen. Wie gehen Sie da vor? Manchmal, insbesondere wenn die Beziehung nachließ, weil ein oder beide Partner sie als unbefriedigend empfunden haben, wird Seelsorge hilfreich sein, um mit den Schmerzen und Erinnerungen umzugehen und Heilung zu erfahren. In anderen Fällen ist ein Paar in der Lage, alleine seine Liebe aufzubauen, indem sie miteinander sprechen, ihre Gefühle und Gedanken austauschen und sich über ihre Vergangenheit, Gegenwart und Zukunft besprechen.

Manchmal wächst die Liebe fast spontan, weil sich eine Veränderung im Leben des Paares ergibt. Die Kinder wachsen heran und gehen von zu Hause weg, oder das Berufsleben fordert weniger Energie. Ohne diesen äußeren Druck kann das Paar seine Liebe füreinander wiederentdecken.

Neues Überdenken wird notwendig sein, um zu klären, was die Entwicklung der Liebe oder den Aufbau gemeinsamer schöner Erlebnisse behindert hat. Solch ein Nachdenken sollte sich auf gemeinsame sexuelle und nicht sexuelle Ereignisse richten, über welche beide Partner miteinander reden. Sie müssen vielleicht alte Gewohnheiten untersuchen und anders damit umgehen. Diese haben sich eingeschlichen, wenn ein Paar jahrelang getrennt beziehungsweise zu wenig gemeinsam abgestimmt gehandelt hat. Scheuen Sie sich nicht, den Dingen auf die Spur zu kommen – natürlich ohne Zorn und Konflikt, aber sehen Sie es einfach so: Ihr Partner ist die beste Investition, auch wenn Sie vielleicht zeitweilig einmal anders gedacht haben. Aber er ist es wert, er kennt Sie und er kann immer noch am besten auf Sie reagieren – also sehen Sie Ihre (gemeinsame) Chance. Und gehen Sie nicht einfach davon aus, daß es irgendwie schon klappen wird – kämpfen Sie darum, daß es funktioniert! Die Erfahrung der bereits verbrachten Ehejahre sollte Ihnen dabei helfen.

Falls ein Partner untreu war, gibt es keinen Weg, um die Liebe in der Ehe wiederherzustellen, bevor nicht der Partner sich dazu entschließt, an der Ehe festzuhalten. Wenn eine Person wenig Befriedigung in der Ehe erlebt hat und anscheinend so viel außerhalb, setzt solch ein Versuch, zwei wieder zusammenzubringen, die Abhängigkeit von Gottes Kraft voraus. Liebeshandlungen bringen nicht unbedingt jedem die Heilung. Und es wird nicht leicht sein, die Bedeutung von Hingabe und Verpflichtung und die Tragweite des Eheversprechens zu verstehen und anzunehmen. Die geistliche und die emotionale Dimension müssen ins Auge gefaßt werden.

Wenn Sie in einer einseitigen Beziehung leben, in welcher alle Anstrengungen von Ihrer Seite kommen und Ihr Partner zur Kommunikation nicht oder nur wenig bereit zu sein scheint, haben Sie es nicht leicht. Es ist schwer, allgemeine Richtlinien anzugeben, doch es gibt bestimmte Dinge, die wir Ihnen empfehlen, damit sich etwas ändert. Schätzen Sie Ihren Beitrag zu dem Problem ein: Nörgeln Sie, ziehen Sie sich zurück, fordern Sie, beschweren Sie sich bei Ihren Freunden oder sind Sie der »leidende Gläubige«? Fragen Sie sich, ob Veränderungen möglich gewesen wären, die Sie nicht erkannt haben. Sorgen Sie dafür, daß Nöte und Wünsche einmal klar ausgesprochen wurden. Warten Sie nicht auf die Reaktion Ihres Partners – tun Sie den ersten Schritt. Wenn nichts funktioniert, suchen Sie fachliche Hilfe bei jemandem, der eine unvoreingenommene Perspektive hat.

Wenn die Probleme nicht erkennbar sind, hilft es manchmal, sich auf den sexuellen Bereich zu konzentrieren, um das wahre Problem ans Licht zu bringen. Die sexuellen Probleme sind oft eher ein Symptom für Liebesmangel als der Grund des Problems. Es gibt Menschen, die durch ihr eigenes Bemühen und Wollen eine Liebesbeziehung aufgebaut haben, obwohl es anfangs kein Gefühl der Liebe gab. Für die meisten Menschen ist es nötig, Vorbild und Erfahrungswerte von anderen zu erhalten. Diese Unterstützung mag von einer kleinen Gruppe kommen, einem guten Freund, einem hilfreichen Pastor oder einem Therapeuten.

Denken Sie immer daran, daß Menschen sich ändern können. Und wieviel mehr Gott in unserem Leben arbeiten kann, wenn wir es nur zulassen. Falls Sie keine Gefühle der Liebe haben – diese können geweckt werden!

27

Hindernislauf Empfängnisverhütung

Es gibt eine häufige Beschwerde über etwas, was die volle sexuelle Erfüllung zu verhindern scheint. Obwohl es oft nicht als Hindernis betrachtet wird, stellt die Methode der Empfängnisverhütung – bzw. eher das Fehlen einer Methode – doch eines dar. Manchmal wird das Problem erst im nachhinein gesehen; das heißt, wenn Empfängnisverhütung nicht länger ein Thema ist, entdeckt das Paar, wie erleichtert es sich fühlt. Wenn z. B. die Frau eine Eileiterligatur machen läßt oder der Mann eine Vasektomie, entdecken sie plötzlich, daß sie nicht mehr so unruhig sind, wie sie es zuvor waren. Die Frau ist viel freier zu reagieren, und der Mann ist entspannter. Die Sorge einer eventuellen Schwangerschaft wiegt in den Gedanken vieler Paare schwer. Manche sind vielleicht überhaupt nicht geschützt, andere sind sich ihres Schutzes nicht ganz sicher, oder das verwendete Mittel unterbricht den Genuß des sexuellen Erlebens. Dies alles kann beim heutigen Menschen eine unterschwellige Sorge verursachen, die die Freiheit einschränkt, völligen sexuellen Genuß zu erleben.

Eine weitere Quelle von Sorge und Betroffenheit sind die religiösen Einschränkungen bezüglich der Empfängnisverhütung, die vor allem bei einem gläubigen Paar große Konflikte verursachen können. Wenn sie gegen die Sichtweise der Kirche handeln, machen sie sich schuldig. Folgen sie nämlich den Richtlinien ihrer Institution, prägt – je nach Kulturkreis – Angst vor einer Schwangerschaft den sexuellen Bereich. Manche katholischen Paare berichten, daß sie sich beim Anwenden der Pille ständig unwohl fühlen, da sie »sündigen«, indem sie sich nur zum Genuß lieben und die Möglichkeit der Empfängnis auf unnatürliche Weise verhindern. Auch andere religiöse Gruppen haben deutliche Richtlinien über das, was akzeptabel ist und was nicht. Werden diese Richtlinien nicht befolgt, stellen sich für viele unvermeidbar Schuld- und Angstgefühle ein.

Offensichtlich sorgt das Thema Empfängnisverhütung für viel Sorge aufgrund der Angst, schwanger zu werden. Die Folgen eines ungeplanten Aktes kann uns den Rest unseres gemeinsamen Lebens über beschäftigen. Was wie ein frivoles, spontanes, genußreiches Ereignis zum einen Zeitpunkt wirkt, kann unglaubliche Langzeitauswirkungen haben. Wenn diese Folgen zu schwer auf unserem Verstand lasten, dann werden wir nicht frei sein, die Spontaneität zu genießen.

Methoden der Empfängnisverhütung

Manche Paare versuchen, eine Schwangerschaft durch einen Coitus interruptus zu verhindern. Sie glauben, daß dies das Sperma aus der Vagina fernhalte und so eine Frau nicht schwanger werden kann. Dies ist eine falsche Information. Während eines ausgedehnten Liebesspiels gibt der Mann gewöhnlich, selbst bevor er sich zurückzieht und ejakuliert, bereits etwas Samenflüssigkeit ab. So hat er vielleicht schon das Spermium freigesetzt, welches das Ei befruchten wird. Emotionell gesehen verursacht der Rückzug aus der Vagina vor der Ejakulation eine Frustration. Die Erfahrung, erregt zu werden und sich zu einem Höhepunkt der Freisetzung aufzubauen, führt ein Paar dazu, daß sie sich immer näher kommen möchten. Die natürliche Reaktion für beide Seiten besteht darin, härter zu stoßen und zu reiben. Sich zu diesem Zeitpunkt zurückzuziehen widerstrebt all unseren natürlichen Neigungen. Rückzug ist weder effektiv als Verhütungsmethode, noch ist es zufriedenstellend als sexuelle Erfahrung.

Mechanische Mittel können ebenso beeinträchtigen. Die bekanntesten sind das Diaphragma für die Frau oder das Kondom für den Mann. Das Diaphragma, das in die Vagina eingeführt wird, um die Öffnung des Uterus (der Cervix) zu blockieren, verhindert, daß das Spermium in den Uterus eindringt und das Ei befruchtet. Manche Frauen berichten, daß sie automatisch das Diaphragma einführen und es nicht als störend empfinden. Andere Frauen empfinden es als Unterbrechung im Liebesakt. Kondome haben die gleiche Wirkung. Viele Männer erleben ein vermindertes Gefühl, selbst mit einem guten Kondom. Sie finden, daß es den Verkehr unterbricht. Für manche ist die Unterbrechung groß genug, um die Erektion abzuschwächen. Es ist nicht nur eine störende Unterbrechung, sondern löst bei dem Paar auch Sorge aus, weil es sichergehen muß, daß die gesamte Samenflüssigkeit in dem Kondom bleibt. Auch diese sind daher nicht ganz frei, gerade um sich nach der Ejakulation zu entspannen.

Kein Rezept für alle Fälle

Empfängnisverhütungsmethoden werden meistens aktuell viel diskutiert. Die radikalen Methoden – Eileiterligatur bei der Frau und Vasektomie beim Mann – sind sichere Wege, eine Schwangerschaft zu vermeiden. Aber sie sind nicht ratsam, bevor nicht das Paar entschieden hat, keine Kinder mehr zu bekommen. Selbst dann ist es aus persönlichen Gründen für manche Paare schwer, solch eine durchaus zuweilen auch die Psyche berührende Entscheidung zu treffen.

Dagegen wurde die Pille in den letzten Jahrzehnten ausgiebig eingesetzt. Manche der Befürchtungen bezüglich Krebsrisikos gelten heute nicht mehr als bedeutsam. Wir wünschten, wir könnten klare und einfache Antworten bezüglich der absolut störungsfreien Methode zur Verhütung geben, doch leider gibt es keine. Jedes Paar muß über eine Verhütungsmethode einig werden, wenn es seine Zukunft gestaltet. Haben sie sich entschieden, müssen sie sich realistisch verhalten und in gutem Gewissen gemäß dieser Entscheidungen leben. Und wenn eine Methode nicht optimal ist, so sollte man bereit sein, sich auf eine andere einzurichten, gemeinsam, versteht sich.

Haben Sie sich für mechanische Verhütungsmittel entschieden, ist es das Beste, sie in den Liebesakt miteinzuschließen, anstatt sie als Feind oder Unterbrechung anzusehen. Dieser Prozeß kann die Unterbrechung und Ablenkung auf ein Minimum verringern. Verwendet die Frau ein Diaphragma zusammen mit einem Schaum, kann das Paar lernen, beide als unauffälligen Teil des Liebesakts einzufügen, indem Mann und Frau sich die Verantwortung teilen. Oder die Frau kann aktiv helfen, das Kondom aufzuziehen, so daß dieser Schritt auch zu einem wünschenswerten Teil der Gesamterfahrung wird. Natürlich ist man nicht so frei wie ohne mechanische Mittel. Aber ohne sie wäre eine entsprechende Einstellung zur Schwangerschaft Voraussetzung.

Wenn Sie entschlossen sind, Empfängnis zu verhüten, wird ein Gespräch mit Ihrem Gynäkologen am ehesten weiterhelfen, um die Methode zu bestimmen, die für Sie am besten geeignet ist. Dieses Kapitel hat nicht die Absicht, das Thema Verhütung erschöpfend abzuhandeln. Es ist eher dazu bestimmt, den Blick darauf zu richten, daß auch hier ein Mitdenken dazugehört. Ein Mitdenken, das die sexuelle Befriedigung möglichst zufriedenstellend mit dem Ja zur Familie verknüpft. Fest steht, daß beim Umgang mit der Fruchtbarkeit nicht umsonst ganz besonders die Frage nach der gemeinsamen Verantwortung auftaucht. Sehr problematisch ist die Lösung vieler Unverheirateter, aus dem Nein zur Abtreibung ein Ja zum Kind zu machen. Es scheint sich hier im tieferen Sinn ein Menschentyp der Moderne herausentwickelt zu haben, der weit entfernt ist von einer einigermaßen brauchbaren Lebensgestaltung.

28

Weshalb sexuelle Probleme?

Viele Menschen fragen uns: »Wenn der Sexualtrieb so natürlich ist, weshalb haben so viele Menschen ›technische‹ Schwierigkeiten? Ist das ein Hinweis dafür, daß wir nach etwas streben, das gar nicht beabsichtigt ist? Wenn das alles so natürlich ist, weshalb funktionieren wir dann nicht automatisch auf sexuellem Gebiet, wie wir es auf anderen Gebieten tun?« Es gibt eine Reihe von Gründen, weshalb sexuelle Beziehungen nicht automatisch befriedigend sind.

Mangelndes Wissen

Es gibt zum einen immer Menschen, die die nötige Information nicht besitzen. Sie wissen nicht, wie ein normales sexuelles Verhalten zwischen zwei Partnern aussieht. Aufgrund der willkürlichen Natur der meisten Sexualerziehung können wir nicht damit rechnen, daß jeder mit der gleichen Information aufwächst, wie es in anderen Bereichen der Fall ist. Nehmen wir z. B. die Mathematik. Die meisten von uns lernen in der Schule zuerst das Addieren, das Subtrahieren, dann das Multiplizieren, Dividieren und schließlich Algebra und Geometrie. Die meisten haben dann ein grundsätzliches Wissen der Arithmetik, das sie im täglichen Leben benötigen. Sexuelles Wissen jedoch wird überwiegend zufällig und willkürlich gelernt. Wir lernen durch das, was wir aus Büchern aufschnappen, von dem, was wir auf der Straße hören, von Geschwistern oder Freunden und durch die im Fernsehen obligatorischen Sexszenen. Wir können nicht damit rechnen, daß es jemanden gibt, der, wenn sein Körper sexuell reif geworden ist, ein vollständiges Wissen hat.

Viele Aspekte der sexuellen Erfahrung sind auch so emotionell beladen, daß es nicht wenigen Menschen schwerfällt, sie richtig und auf deutliche Weise zu vermitteln. Es gibt erstaunlich viele Erwachsene, die zur sexuellen Erfahrung bereit sind und doch einen bedrückenden Informationsmangel aufweisen in bezug auf das, was normal ist und wie man den Körper des anderen Geschlechts genießen kann. Genauso wichtig wäre ein Wissen darüber, wie man die Gefühle im eigenen Körper akzeptiert und genießt. So vieles ist in uns selbst, dem wir nicht trauen. Oft erlebt ein frisch verheiratetes Paar in seinem Liebesakt etwas, womit sie nicht zurechtkommen kommen. Und meist ließe sich mit nur ein wenig genauer Information so vieles richtig machen oder verstehen.

Besonders Frauen gehen häufig in die Ehe, ohne sich ihrer eigenen sexuellen Gefühle, Wünsche oder Bedürfnisse bewußt zu sein. Jede Frau ist anders. Es gibt keine Möglichkeit, in einem Buch oder in einer Vorlesung zu erklären, was die Frau im einzelnen benötigt. Manche mögen gerne starke sexuelle Aktivität mit viel klitoraler Stimulierung; andere bevorzugen den allgemeinen Genuß der Körper mit nur leichter Stimulierung der Klitoris zu bestimmten Zeiten. Es gibt keine Anleitungen für den Mann, die ihm eine angenehme Reaktion seiner Partnerin garantieren. Für den Mann kann es genauso sein. Er hat vielleicht eine Art gelernt, sich selbst bis zur Ejakulation zu stimulieren, aber das ist alles, was er über sich weiß. So ist es absolut wichtig, daß das Paar die ersten ein bis zwei Jahre als Entdeckungszeit verwendet. Sie müssen so viel wie möglich über sich selbst und auch den anderen lernen. Nimmt z. B. eine Frau an, daß die Wünsche eines Mannes genauso sind wie ihre eigenen, wird sie sich fragen, weshalb sie es als so negativ empfindet, wenn der Mann bei seinem Streicheln immer wieder auf ihren Genitalbereich zustrebt. Es ist eine Tatsache, daß die sexuelle Reaktion der Frau langsamer ist als die des Mannes. Sie braucht normalerweise mehr Berührung und Streicheln am ganzen Körper – und Gespräch –, statt einer Konzentration auf die klitorale Stimulierung. Solange beide dies nicht als vorhandenes Bedürfnis der Frau erkennen, werden sie daran vorübergehen.

Ähnlich ist es, wenn eine Frau ihren Körper nur zögernd so reagieren läßt, wie er geschaffen ist. Damit wird sie ihren natürlichen sexuellen Ausdruck einschränken. Viele Frauen möchten das intensive Atmen anhalten, wenn sie einmal erregt sind. Sie schämen sich dieser Reaktionen, als wären sie unnatürlich. Die Körperbewegungen und Grimassen, das Stöhnen, das gelegentlich auftritt, wird unterdrückt, weil es nicht dazugehöre, obwohl diese Reaktionen den Partner erregen und zur Gefühlsentfaltung notwendig sind. Was die Männer anbelangt, so besteht oft die Meinung, daß ein Mann noch nach der Ejakulation weiterhin stimuliert werden kann. Dies mag bei 1 bis 2 % der Männer in ihren besten Jahren möglich sein, doch die meisten Männer sind nicht so geschaffen und benötigen zumindest eine Stunde Ruhe, bevor sie wieder stimuliert werden können.

Es ist entscheidend wichtig für ein Paar, daß sie die normalen physischen Reaktionen des Körpers verstehen und zulassen, daß sie es voll erleben. Wir sind oft über die Veränderung erstaunt, die auftritt, wenn ein Paar dieses grundsätzliche Wissen über die sexuelle Reaktion am eigenen Körper erlangt. Sie erleben eine größere Freiheit, größeres Entspanntsein und mehr Genuß, eben »ihr« Wissen, die verschiedenerlei Reaktionen und Abläufe für sich nutzen zu können.

Unbewußtes Meiden

Wie wir auch gesehen haben, kann man zwar vom Kopf her sexuelle Reaktionen für wundervolle Gefühle halten, aber Sie stellen fest, daß Sie Ihre sexuelle Reaktion in Wirklichkeit abschneiden oder sabotieren. Gar manches Mal ist der Grund ein

Schuldgefühl. Diese Schuld mag echt oder auch falsch sein. Wenn wir uns wegen etwas schuldig fühlen, heißt das nicht notwendigerweise, daß wir ein göttliches oder gesellschaftliches Gesetz übertreten haben. Wurde uns z. B. gelehrt, daß die sexuelle Reaktion schlecht ist und einen Teil unserer irdischen, fleischlichen Lust darstellt, werden wir uns schuldig fühlen, gleichgültig, ob die Bibel die Sexualität fördert und die Gesellschaft sexuelle Betätigung innerhalb der Ehe unterstützt. Dies ist eine Form falscher Schuld – das heißt, Schuld wegen einer Handlung, die keine Norm verletzt.

Manchmal meiden wir die sexuelle Begegnung aufgrund einer echten Schuld. Eine Person wurde vielleicht von Eltern erzogen, die ihr beibrachten, daß Sex außerhalb der Ehe Gottes Gesetze übertritt. Diese Person war aber vor der Ehe sexuell aktiv. Diese Erlebnisse der Vergangenheit können später die sexuelle Erfahrung in der Ehe stören. Er oder sie trägt immer noch die Schuld der vorehelichen Erfahrungen mit sich. Oft gibt es Menschen, die sich als Erwachsene bekehrten und sich wegen ihrer alten sexuellen Normen schuldig fühlen, obwohl sie damals die christlichen Normen noch nicht hatten.

Schuld kann auch wegen außerehelicher Aktivität nach der Heirat auftreten. All das kann die sexuelle Reaktion einschränken. Doch sind die meisten Schuldgefühle, die die sexuelle Freiheit behindern, falsche Schuldgefühle.

Auch Zorn ist eine Quelle unbewußter Verdrängung. Seine Ursachen müssen dabei deutlich unterschieden werden. Es gibt so viel Zorn oder Bitterkeit, welche eine Person aus ihrem vergangenen Leben mitbringen kann. Es ist wichtig, frühere oder neue Defizite und Komplexe aus dem Weg zu räumen, bevor sie einem diesen versperren. Der einfachste Weg für den, der hier Hilfe sucht, ist neben einem fachlichen Ansprechpartner die Vergebung der Schuld, wie sie jeder auch für seine eigene Persönlichkeit und auch für allgemeine Problematiken beanspruchen kann.

Gegenwärtige Beziehungen mit Ansatz zum Zorn sind oft das Ergebnis von Beziehungsstreß. Die Frau versucht, eine »untergeordnete« Frau zu sein. Der Ehemann, anstatt dem Prinzip der gegenseitigen Unterordnung zu folgen, ist nur zum dominanten Rollenmuster fähig, so daß sich die Frau ständig wie ein Fußabstreifer fühlt. In diesem Fall ist es sehr wahrscheinlich, daß Wut und Groll sich aufbauen. Die Bibel nennt dies »zum Zorn reizen«. Dieser Zorn mag nicht völlig offen zutage treten, aber er zeigt sich schnell in den intimsten Bereichen der Beziehung. Die Frau, die diese Art von Provokation erlebt, hat immer weniger Lust zur sexuellen Aktivität. Das Schlafzimmer ist eine weitere Umgebung, in der sie sich verletzt und nicht respektiert fühlt. Doch weil sie die »untergeordnete« Frau ist, wird sie ihren Zorn nicht direkt ausdrücken, aber sie wird sehr wohl Wege finden, um die sexuelle Aktivität zu meiden und dem Mann den Spiegel vorzuhalten.

Fehlendes Selbstwertgefühl kann ebenso Verdrängung in der Sexualität bewirken. Wenn wir uns in unserer Haut nicht wohl fühlen, ob es nun unsere äußere Erscheinung betrifft, die Verantwortung als Eltern oder unsere Kompetenz als Versorger, möchten wir es vermeiden, sexuell aktiv zu sein. Wir möchten uns nicht in eine Situation begeben, in der unser fehlender Wert erneut herausgestrichen wird. Dies macht sich manchmal darin bemerkbar, daß man sich unbewußt gehenläßt, durch mangelnde Körperpflege, zuviel Essen, bestimmte organische Symptomatik ... Sexuell zusammen und empfänglich zu sein erfordert ein starkes und gesundes Maß an Selbstwert, andernfalls werden wir bewußt oder unbewußt Sex meiden.

Ob Schuld, Zorn oder mangelndes Selbstwertgefühl unbewußter Ausdruck sind, um die sexuelle Begegnung zu meiden, wird uns natürlich nicht immer auch bewußt sein, – alles andere als das. Um es festzustellen, müssen wir unser Verhalten beobachten. Dieses Verhalten zeigt uns nämlich sehr bald, wie wir es mit dem Sex halten. Es ist gewöhnlich notwendig, Hilfe zu suchen, um die bewußten oder unbewußten Hindernisse zu verstehen, da die meisten von uns diese Reaktionen nicht selbst entlarven können.

Sexuelle Sorge

Die Angst zu versagen ist eine Hauptquelle sexueller Schwierigkeiten. Dies entwickelt sich oft nach wirklichen Erfahrungen des Versagens. Es mag die Unfähigkeit sein, erregt zu werden, wenn man stimuliert wird, oder das Versagen, nach der Erregung einen Orgasmus zu haben. Es ist sehr häufig bei Frauen der Fall. Männer haben vielleicht Schwierigkeiten mit der Erektion oder sie zu halten oder die Angst, vorzeitig zu ejakulieren, oder aber die Furcht, dem Partner keine Lust zu bereiten. Jedes Mal, wenn wir mit Angst in eine sexuelle Erfahrung gehen, wird unsere Reaktionsfähigkeit eingeschränkt sein. Dies ist eine physiologische Tatsache. Unser Nervensystem ist so geschaffen, daß wir Angst und angenehme sexuelle Erregung nicht gleichzeitig empfinden können. Beide Reaktionen schließen sich gegenseitig aus. Befürchten wir immer unser Versagen, so wird dieses Versagen durch die Furcht auch noch manifest. Je mehr ich es befürchte, desto wahrscheinlicher werde ich erneut versagen; je mehr ich versage, desto mehr Furcht habe ich, und ich befinde mich in einer Abwärtsspirale. Diese Situation der Furcht und des Versagens ist zwar keine Hauptquelle sexueller Probleme, aber ein häufiger Weg, wie sich sexuelle Probleme einnisten. Es ist also generell das beste, von vornherein ein Menschenbild zu pflegen, das sich nicht erst bei dem Ungenügen unserer Situation aufhält – denn dieses Ungenügen an der eigenen Situation kennt fast jeder auf seine Weise irgendwo –, sondern ein lebensbejahendes Menschenbild ist die beste Versicherung zum Lebensglück.

Ängste auf sexuellem Gebiet erwachsen auch aus der Erwartung nach einer schönen und tollen Sexualität. Diese Forderung mag von einem selbst oder vom Partner stammen. Gehen wir nämlich in die sexuelle Erfahrung unter der Last, angenehme Erfahrungen für das Geliebte oder eine Reaktion bei uns selbst herausbekommen zu müssen, wird schlicht leichte Furcht hervorrufen. Männer als die von Film und Trivialliteratur bevorzugten Initiatoren neigen besonders dazu, sich etwas aufzuerlegen und ihrer Partnerin Vergnügen bereiten zu müssen.

Wird diese Forderung besonders stark, ist es sehr wahrscheinlich, daß sie eine genußvolle Erfahrung geradezu unwahrscheinlich macht. Die Frau stellt diese Forderung nämlich auch an sich selbst, so zu reagieren, erregbar und besonders erotisch zu sein. Die Frau spürt womöglich auch eine Forderung nach einem Orgasmus, um ihrem Mann zu beweisen, daß er ein guter Liebhaber ist sowie um ihr selbst Genuß zu bringen. All die Formen gesetzlichen Verhaltens bringen unsere Natur jedoch genau um das, was wir uns wünschen. Entspannung ist jedoch notwendige Grundbedingung einmal für die Erektion beim Mann, und die Frau braucht die entspannte Ausstrahlung des Mannes, um sich zu voller Reaktion zu lösen.

Das Bedürfnis zu gefallen

Die Annahme, unsere hauptsächliche Aufgabe in der sexuellen Erfahrung bestünde darin, unserem Partner zu gefallen, führt zu diesem Druck gegen unsere Freiheit. Dabei kann dies unterschiedliche Formen annehmen. Der Mann glaubt vielleicht, er müsse schnell eine Erektion haben und diese so lange wie möglich halten. Die Frau meint, sie müsse sich beeilen und schnell erregt werden oder einen Orgasmus haben, um dem Mann zu gefallen. Ihre Gedanken gehen dann so: »Ich kann nicht so viel Zeit von ihm in Anspruch nehmen.« Falls es etwas gibt, das sie für ihre eigene Befriedigung und Erregung benötigt, denkt sie: »Ich kann ihn nicht darum bitten – das würde ihm nicht gefallen« oder »er würde sich davon wahrscheinlich abgestoßen fühlen.« Diese Gedanken sind oft irgendwie vorhanden, auch wenn sie seine Beteiligung auf bestimmte Weise brauchen würde, damit auch sie gute Gefühle erleben kann.

Menschen mit dem großen Bedürfnis, ihrem Partner zu gefallen, wuchsen gewöhnlich in einem Elternhaus auf, in dem sie fleißig bemüht sein mußten, um die Bestätigung ihrer Eltern zu erhalten. Selbst durch harte Arbeit erhielten sie nur wenig Belohnung, die ihr Selbstwertgefühl aufgebaut hätte. Oder der umgekehrte, heute häufige Fall: Man hatte es immer leicht, durfte alles, konnte aber keine innere Stabilität und Belastbarkeit entwickeln, und vor allem kein Selbstwertgefühl aufbauen. Solche Menschen gehen durchs Leben und suchen nach der Bestätigung, die sie als Kind nie richtig erhalten haben. Es ist schwer, von dieser Suche nach der Bestätigung durch Beziehung zur Verantwortung für seine eigenen Gefühle überzugehen. Sobald diese Menschen verstehen, daß die Annahme solch einer Verantwortung die zufriedenstellendste Weise ist, seinem Partner Genuß zu bringen, können sie sich entspannen und ihre sexuellen Gefühle genießen.

In der Sexualtherapie stellen wir regelmäßig fest, daß es für Paare äußerst schwierig ist, ihre Einstellung zu ändern, und von der Sorge, dem andern zu gefallen, zum bewußten eigenen Genuß überzugehen. Oft berichten beide, daß sie wünschen, der andere könne es genießen. Das »macht sie heiß«. Doch den Wechsel zu vollziehen, nämlich, anstatt den Wünschen seines Partners seinen eigenen nachzugehen, ist sehr schwer. Es ist deshalb so schwer, weil die Konditionierung über einen langen Zeitraum hinweg geschehen ist. Dieses Bedürfnis zu gefallen ist nicht leicht zu überwinden.

Blockierte erotische Gefühle

Das Abblocken von positiven sexuellen Gefühlen hindert uns daran, umfassend zu reagieren. Dies geschieht besonders auf die Weise, daß wir eine Art Zuschauerrolle übernehmen, d. h. wir stoppen unsere Gefühle, indem wir uns auf bestimmte Gedanken konzentrieren.

Was meinen wir damit, indem wir sagen, daß wir unsere sexuellen Gefühle durch unsere Gedanken abblocken? Man nennt dies auch intellektuelle Verteidigung – wir halten unsere erotischen Gefühle aus der natürlichen Körperreaktion von uns fern, indem wir an etwas denken, das diese Gefühle stört. Hatten wir z. B. einige negative sexuelle Erfahrungen, erinnern wir uns an diese – sie werden die erotischen Gefühle stoppen. Oder eine Frau denkt sich, daß sie gerade auf undamenhafte, unchristliche oder schlechte Weise reagieren würde. Indem sie diese Gedanken hegt – und sexuelle Phantasie kann stark sein –, hält sie die angenehmen Gefühle an. Viele gläubige Frauen haben sexuelle Barrieren, die mit ihrer christlichen Lehre zusammenhängen. Sie werden die Gedanken über Gott und sein Richten ihrer sexuellen Aktivität dazu benutzen, sich selbst von erotischen Gefühlen fernzuhalten. Eine andere Person ist vielleicht mit den alltäglichen Dingen ihrer Welt beschäftigt, wie mit Gedanken, was morgen zu tun ist oder heute versäumt wurde. All das kann die normalerweise auftretenden erotischen Gefühle abblocken.

Es ist wichtig, zwischen den natürlichen Belangen, die einem einfallen – ohne störend zu wirken – zu unterscheiden, und den Gedanken, die die sexuellen Gefühle ausblenden können. Es ist insbesondere bei Frauen nicht ungewöhnlich, daß sie an ihre Einkaufsliste denken, an etwas, das ihre Kinder im Kindergarten am nächsten Tag brauchen oder das sie am nächsten Tag bei der Arbeit erledigen müssen. Diese Gedanken können auftreten, ohne die sexuelle Wahrnehmung zu stören, und tun es auch in der Regel nicht. Sie stören nur, wenn sie zu einer Sorge werden, anstatt nur die Gedanken zu streifen.

Die »Zuschauerrolle« wird also häufig benutzt, um Gefühle zu blockieren. Damit meinen wir, daß Menschen außerhalb ihres Körpers stehen und beobachten, was sie tun. Durch das Zuschauen behält man die Kontrolle dessen, was man tut und fühlt. Wenn wir, sobald das geringste sexuelle Gefühl auftritt, außerhalb stehen und beobachten, ob wir es fördern oder mißbilligen, so wird dies den Fluß der Gefühle unterbrechen.

Vielleicht kann man das besser bildlich erklären. Wenn wir versuchen, einzuschlafen, besteht der sicherste Weg, wach zu bleiben, darin, über das Einschlafen nachzudenken. Jeder von uns hat es schon erlebt, müde zu sein und doch nicht einschlafen zu können, obwohl man diesen Schlaf dringend braucht. Man regt sich dann über das Nicht-Einschlafen-Können auf. Wir stellen fest, daß wir schläfrig sind und sagen: »Oh, endlich werde ich müde, ich schlafe gleich ein.« Zu dem Zeitpunkt, da wir diese Gedanken ausgedrückt haben, haben wir uns in die Zuschauer rolle begeben. Wir werden hellwach sein, weil die Einschlafreaktion unbewußt ist und keine bewußte Kontrolle, sondern Entspannung erfordert. Sexuelle Gefühle sind genauso automatische Reaktionen, die frei von bewußter Kontrolle sein müssen. Kurzum, der Mensch ist ein Großteil auf ein willentliches, vernunftabhängiges Reagieren ausgelegt. Doch es gibt Situationen, in denen ein Übereinstimmen mit den mehr unwillkürlichen, emotionsnahen Reaktionen angebracht ist.

Traumatische Erfahrungen in der Vergangenheit

Ein weiterer Punkt sind traumatische Erfahrungen in der Vergangenheit. Diese haben meistens mit jenen unglücklichen Kindern zu tun, die in ihrer Kindheit belästigt oder vergewaltigt wurden. Solche Erlebnisse hinterlassen bei einem Kind sehr verwirrte Gefühle über die sexuelle Dimension des Lebens. Jedes Mal, wenn ein Erwachsener mit den Genitalien eines Kindes spielt, erlebt das Kind gewöhnlich gute Gefühle; doch gleichzeitig bleibt es eine beängstigende Erfahrung. Gute sexuelle Gefühle, die mit etwas extrem Furchterregendem verbunden sind, bringen für das Kind Konflikte und Schmerz mit sich. Ein zusätzlicher verwirrender Faktor ist die Tatsache, daß eine Belästigung oder Vergewaltigung normalerweise von einer Person durchgeführt wird, die dem Kind nahesteht – Vater, Bruder, Großvater, Cousin, Onkel, Nachbar oder Freund der Familie. Nur in einem kleinen Prozentsatz der Fälle handelt es sich um einen Fremden. Belästigung durch einen Familienfreund oder Verwandten geschieht häufiger, als viele von uns glauben. So etwas schafft natürlich viel innere Aufruhr bei den Opfern. Dieses Stigma wird regelmäßig in das Erwachsenenalter hinübergetragen. Oft empfinden die Betroffenen ein starkes Schuldgefühl, als ob sie für das Geschehene mitverantwortlich seien, obwohl sie zu dem Zeitpunkt noch Kinder waren.

Um die Barrieren zu durchbrechen, die durch diese Erfahrungen entstanden sind, ist es wichtig, daß der Betroffene über seine Gefühle mit jemandem spricht, der Anteil nimmt und versteht.

Ein Ehepartner ist dazu oft am besten geeignet, weil man ihm auch in so verborgenen Dingen vertrauen darf. Falls Sie die Reaktion Ihres Partners fürchten, gehen Sie vielleicht zuerst zu Ihrem Pastor, einem verständnisvollen Freund, einem Seelsorger oder Arzt. Haben Sie erst einmal über Ihre Erlebnisse gesprochen, so wird deren Einfluß auf Sie nachlassen.

Solange diese Vorgänge geheimgehalten werden und die schrecklichen Gefühle der Abscheu, Scham, Schuld und Zorn vorhanden sind, werden Sie nicht die Freiheit haben, beim sexuellen Zusammensein positiv zu reagieren.

Eine weiterer Faktor für Schwierigkeiten – für Männer und Frauen – ist eine geschlechtliche Aktivität, die sie (oft als Kind) beobachten mußten. Wenn ihre Eltern in ihrer Gegenwart sexuell aktiv waren oder sie in einer Nachbarschaft aufwuchsen, in der sie offene sexuelle Aktivität der Jugend beobachten konnten, werden dadurch die Vorstellungen von der Sexualität beeinflußt. Diese Kinder beschließen dann vielleicht, daß sie sich nie so verhalten werden, weil sie es so widerwärtig finden. Wenn sie älter werden, stellen sie fest, wie ihre eigenen sexuellen Gefühle aufkommen. Sie sind abgestoßen von ihren natürlichen, von Gott geschenkten Gefühlen, selbst wenn diese in einem angemessenen, geborgenen Umfeld auftreten. Es ist z. B. nicht ungewöhnlich für eine Frau, deren Mutter immer flirtete und mit Promiskuität zu tun hatte, daß sie sexuell sehr gehemmt sein wird, weil sie nicht wie ihre Mutter sein möchte.

In diese Reihe gehört auch das Mädchen, deren ältere Schwester ungewollt schwanger wurde. Die kleine Schwester mag dann, so jung sie auch ist, beschließen, daß sie ihren Eltern nie so viel Streß verursachen möchte. Jahre später als Erwachsene stellt sie fest, daß sie Schwierigkeiten hat, auf ihren Mann zu reagieren. Oder das Verhalten einer Mutter, die sich ihm zu offen zeigt und verführerisch benimmt, ruft bei ihrem Jungen eine negative Reaktion hervor, die auch als Erwachsener schwer zu überwinden ist. Mit dieser negativen Haltung gegenüber einer angemessenen freien und offenen Sexualität ist es sehr wahrscheinlich, daß auch dieser Mann sexuelle Probleme haben wird. Solche Barrieren können sehr tief und schwer zu verstehen sein.

Bemüht man sich darum, sie an die Oberfläche zu bringen und sie zu verarbeiten, kann Erleichterung eintreten, wenn die Barrieren die Begrenzungen der sexuellen Aktivität und des Genusses aufheben.

Eine frühe sexuelle Erfahrung mit Verwandten wird das Sexualleben eines Erwachsenen ebenfalls verfolgen. Oft ist es nicht das Erlebnis an sich, was das Trauma verursacht, sondern die Reaktion der Eltern, wenn sie die Kinder bei ihrem Spiel entdecken. Wenn z. B. zwei Mädchen im Alter von 6 Jahren dabei erwischt werden, wie sie ihre Geschlechtsorgane betätscheln, hat die Mutter zwei Möglichkeiten. Sie kann die Mädchen darüber informieren, daß ihr Tun nicht akzeptabel ist, daß sie sich dabei verletzen können, und sie gleichzeitig über ihren Körper belehren. Oder sie kann einen Schreikrampf bekommen, wobei sie ihre Kinder erschreckt, als hätten sie etwas Schreckliches getan, was sie bezüglich ihrer eigenen Sexualität bereits traumatisieren kann. Wird ihre natürliche, sexuelle und körperliche Neugier als pervers und abweichend klassifiziert, bringt das Mädchen diese Ansicht in ihr Erwachsenwerden mit. Manchmal, im Fall, daß es Warnungen vor sexueller Aktivität bei einem heranwachsenden Mädchen gab, wird sie eine Haltung der Schuld entwickeln und diese mit in die Ehe nehmen. Warnungen müssen also immer von einer positiven Botschaft über Sexualität ergänzt werden.

Junge Menschen, die vor der Ehe ein promiskuitives Leben führten, stellen fest, daß diese Erfahrungen sie nicht mehr loslassen, wenn sie heiraten und ein normales sexuelles Leben entwickeln möchten. Das trifft zwar nicht immer zu, aber selten ist es auch nicht. Für die betroffene Person ist es notwendig, daß sie die Gefühle, die diese vorehelichen Aktivitäten umgeben, besprechen kann, bevor sie die durch diese Erinnerungen hervorgerufenen Schwierigkeiten überwindet. Häufig haben diese Männer und Frauen Probleme, Vergebung anzunehmen. Sie glauben, daß Gott und alle anderen, die in diesem Prozeß verletzt wurden, ihnen vergeben haben, aber sie fühlen nicht, daß ihnen vergeben wurde. Es ist dieses mangelnde Gefühl an Vergebung, das die natürliche sexuelle Erfahrung beeinträchtigt.

Schließlich kann jede traumatische Erfahrung als Erwachsener, wie eine Vergewaltigung, einen Menschen derart traumatisieren, daß er es natürlich nicht leicht hat, sexuell zu reagieren. Der innere Aufruhr, der bei einer Vergewaltigung entsteht, hat Langzeitauswirkungen. Die Opfer haben das Gefühl, sie hätten das irgendwie selbst auf sich geladen, so daß sie Schuld mit sich tragen. »Hätte ich mich nur so und so verhalten – dann . . .«, so glauben sie, hätte das alles vermieden werden können. Solche Gefühle sind natürlich, wenn sie auch völlig unberechtigt sind. Traumatisierte Menschen müssen die Gelegenheit haben, auszusprechen, was das für sie bedeutet hat. Sie müssen ihre Gefühle, die immer noch in ihnen aufgewühlt werden, Gott übergeben.

Jede traumatische Erfahrung in diesem Bereich kann der Grund für eine Barriere des Erwachsenen sein. In allen Fällen ist es wichtig, daß die Gelegenheit zur Kommunikation dieser Ereignisse und der daraus entstandenen Gefühle geschaffen wird. Denn ohne Heilung können die Konsequenzen solcher Vergewaltigungen indirekt über drei, vier Generationen hinweg dauern.

Beziehungsprobleme

Schwierigkeiten in einer Beziehung zeigen sich früher oder später im Sexualleben – offen oder verdeckt in allen möglichen Formen. Die häufigste ist wahrscheinlich Ablehnung. Falls einer von Ihnen den anderen haßt, ist es sehr unwahrscheinlich, daß Sie als sexuelle Partner Erfüllung finden. Haß oder Gleichgültigkeit gegenüber einem Partner entwickelt sich gewöhnlich schrittweise und betrifft dann beide. In der Regel tragen beide Parteien zu der Ablehnung bei. Manchmal stammt sie von dem, was Masters und Johnson als »Zweite-Wahl-Partner« bezeichnen. Ein Zweite-Wahl-Partner ist einer, der als Ersatz gewählt wurde. Wenn eine Person mit einer anderen befreundet ist und dann diesen Partner durch Tod, Ablehnung oder andere Umstände verliert, kann er schnell einen anderen heiraten, um diese schmerzhaften Gefühle zu überdecken. Solche Menschen befinden sich oft in einem ständigen Zustand der Unzufriedenheit. Ihr aktueller Partner wird solchen Erwartungen natürlich nicht gerecht, die sie gegenüber der verlorenen Person gehegt hatten.

Was auch die Gründe für eine Ablehnung sind, sie führen häufig zu Unstimmigkeiten. Diese kann aus einer großen Bandbreite an Ereignissen stammen. Normalerweise entsteht Ablehnung, weil ein Mensch denkt, daß er nicht so umsorgt wird, wie er es als liebend empfindet. Dies führt zu Ärger, Feindschaft und Distanz.

Mangelnder Respekt kann eine andere Quelle für sexuelle Probleme sein. Es ist schwer, jemanden zu lieben, den man nicht respektiert. Respekt ist meist am Anfang der Beziehung dagewesen, schwindet aber allmählich, weil der Partner den Erwartungen nicht gerecht wird. Mangelnder Respekt einem Mann gegenüber hat normalerweise mit seiner Kompetenz, seiner Berufung oder seiner Integrität und Ehrlichkeit als Individuum zu tun. Mangelnder Respekt gegenüber Frauen hat wiederum damit zu tun, wie diese ihre traditionelle Frauenrolle sieht, beispielsweise im Putzen, Kochen und in der Fürsorge. Die Unstimmigkeit zeigt sich oft auch in dem sabotierenden Verhalten, wie es Paare benutzen, um die Möglichkeiten einer zufriedenstellenden gemeinsamen sexuellen Erfahrung zu verhindern. Noch einmal die Sexualtherapeutin Helen Singer Kaplan:

> Er möchte, daß sie ihre Hüften schwingt – sie liegt bewegungslos da.
> Er braucht es, sich geliebt und begehrt zu fühlen – sie ist müde und »tut ihm einen Gefallen.«
> Sie mag sich gerne aktiv bewegen – er legt sie flach.
> Er wird durch die Berührung ihrer Brust sehr stimuliert – sie erträgt es nicht, wenn ihre Brust berührt wird.
> Sie wird erregt, wenn ihre Brust gestreichelt wird – er möchte sich nicht die Mühe geben oder findet ihre Brüste nicht attraktiv.
> Sie mag es, wenn sie vor dem Sex zur Entspannung miteinander reden – er stürzt sich wortlos hinein.
> Sie haßt den Fernseher – er schaut immer fern, bevor sie sich lieben.

Sie wünscht und braucht klitorale Stimulierung – er geht davon aus, daß seine anderen Geliebten das nicht brauchten.
Er experimentiert gerne – sie denkt, daß alles außer der einen Missionarsposition pervers sei.
Er hat seine beste Erektion am Morgen – sie besteht darauf, nur abends zusammenzukommen.

Diese Formen, seinen Partner zu frustrieren, sind oft unbewußte Formen, sich zurückzuziehen, wenn eine direkte Kommunikation der negativen Gefühle nicht möglich erscheint. Offensichtlich drückt diese Sabotage viel Feindschaft aus und vermittelt ein großes Maß an Ambivalenz gegenüber der sexuellen Erfahrung. Mit dieser Feindschaft und Gespaltenheit muß man offen umgehen. Manchmal können es Paare alleine tun, aber meistens brauchen sie Hilfe, um ihre Gefühle durchzusortieren, ohne einander neu zu verletzen oder auf Distanz zu gehen.

Es ist offensichtlich, daß Distanz und mangelnde Kommunikation zwischen Partnern jedes vorhandene sexuelle Problem noch vergrößern. Kommunikation ist notwendig, sowohl in bezug auf die allgemeinen Beziehungsbelange als auch auf die sexuelle Dimension. Wenn sich die Partner nicht mitteilen in dem, was sie brauchen oder was ihnen bei der sexuellen Erfahrung fehlt, ziehen sie sich voneinander zurück. Mit diesem Rückzug vergrößert sich die Frustration. Wenn keine Kommunikation stattfindet, distanzieren sie sich immer mehr, und das Problem wird zu einem starken Keil in der Stabilität der Beziehung. Wie wir schon oft gesagt haben, liegt der erste Schritt zur Lösung jeder Schwierigkeit in einer guten Kommunikation. Die Kommunikation sollte sanft, liebevoll und von negativen Botschaften über die andere Person frei sein. Den anderen mit dem gesamten angestauten Zorn zu beschießen wird keine Brücke bauen.

Die Notwendigkeit des Risikos und der Schuld

Bei so vielen Botschaften, die uns Vorsicht und Einschränkung in puncto Sexualität vermittelt haben, ist es für manche eine große Quelle des Vergnügens geworden, sich in das Risiko der »inakzeptablen« oder verbotenen sexuellen Situationen zu begeben.

Christliche Ehepaare, die vor der Ehe sexuell aktiv waren, sind sehr empfänglich für diese Situationsfalle. Mit der Ehe waren sie weniger an Sex interessiert und konnten nicht mehr die Freude und Freiheit, die sie vorher erlebt hatten, empfinden. Ließen sich diese Menschen in eine Affäre verwickeln, stellen sie fest, daß sie wieder sehr empfänglich sind. Sie brauchen das Gefühl der Schuld und des Risikos, um erregt zu werden. Oft sind dies Menschen, die in Situationen aufwuchsen, wo man ihnen vermittelte, daß Sex schlecht sei, und doch die indirekte Botschaft enthalten war, daß er gut und lohnenswert sei (oder umgekehrt). Diese zweideutige Botschaft hat in der Person einen Konflikt hervorgerufen. In Situationen, in denen es akzeptabel ist, empfänglich zu sein und zu reagieren, kann die Person es nicht. In einer schuldproduzierenden Situation jedoch kommen ganz natürlich intensive sexuelle Gefühle auf. Ist sich jemand dieses inneren Konflikts nicht bewußt, kann der Partner für das Problem verantwortlich gemacht werden.

Zusammenfassung

Wir haben einige der häufigsten Gründe für sexuelle Probleme untersucht. Die Gründe reichen von inneren Problemen, die in die Beziehung mitgebracht werden, über Streß in der Beziehung bis zu reinem Informationsmangel. Das Verständnis der Problemquelle kann etwas Erleichterung bringen, löst aber das Problem nicht. Um sexuelle Probleme zu lösen, bedarf es spezifischer Verhaltensänderungen innerhalb einer liebenden, engagierten Beziehung.

29

Zu bald, zu schnell

Ein verlobtes Paar, das der Freude und Begeisterung eines gemeinsamen Lebens entgegensieht, glaubt gewöhnlich, daß sein sexuelles Leben ein nicht endender Strom von Befriedigung und Glück sein wird. Sie erleben Leidenschaft, Begierde und Erregung und sehen dem völligen Genuß innerhalb der Ehe entgegen. Sie verschwenden keinen Gedanken daran, daß es nicht so sein könnte. Sie gehen davon aus, daß die sexuelle Reaktion etwas Natürliches ist und daß, solange sie tun, was natürlich kommt, alles in Ordnung sein wird. Immerhin, für einige Paare erfüllt es sich so. Bei einem beachtlichen Prozentsatz ist dies jedoch nicht der Fall. Mindestens die Hälfte der Gemeindebesucher, die an unseren Seminaren teilnehmen, hat ernsthafte Probleme, die einen völligen, freien sexuellen Genuß beeinträchtigen. Das häufigste Problem, das berichtet wird, ist eine verfrühte Ejakulation. Die Frau beschreibt es so: »Es kommt so schnell, daß ich im Programm nicht mitkomme, und dann bleibe ich da hängen.« Das interessanteste Dilemma bei der verfrühten Ejakulation ist, daß Mann und Frau das Problem meist unterschiedlich beschreiben. Es ist nicht ungewöhnlich, daß die Frau berichtet, der Mann ejakuliere vorzeitig in 80 bis 100 % der Fälle, wogegen der Mann nur von 10 bis 20 % spricht. Allein dieser Unterschied im Erleben deutet auf die Notwendigkeit einer Klärung innerhalb der Beziehung hin. Was meinen wir mit verfrühter Ejakulation? Verschiedene Definitionen sind schon gegeben worden. Wir definieren es folgendermaßen, als den Umstand, wenn der Mann seine Ejakulation nicht kontrolliert. Mit anderen Worten heißt das, daß der Mann ejakuliert, bevor er es möchte und er so eine verfrühte Ejakulation erlebt. Es gibt verschiedene Grade, was die Ernsthaftigkeit des Problems anbelangt. Manche Männer besitzen so wenig Kontrolle, daß sie vor dem Eintritt oder bei dem bloßen Gedanken daran ejakulieren. Andere ejakulieren, sobald ihre Partnerin sie berührt. Wieder andere ejakulieren, wenn der Eintritt versucht wird oder einige Sekunden nach dem Eintritt. Die häufigste Form von verfrühter Ejakulation ist die, daß der Mann drei bis vier Minuten nach dem Eintritt ejakuliert. Es ist wichtig, sich bewußt zu machen, daß dieses Problem Mann und Frau gleichermaßen betrifft. Der Mann fühlt sich durch den Mangel an Kontrolle über seinen Körper oft unsicher. Sein Genuß wird vermindert durch das abrupte Ende dieser Erfahrung für ihn. Sein Bemühen, die Ejakulation hinauszuschieben, blockiert seine Fähigkeit, sich völlig der Lust zu überlassen. Zusätzlich dazu, daß die verfrühte Ejakulation die Lust des Mannes beeinträchtigt, fühlt er sich auch als schlechter Liebhaber seiner Frau. Wenn ein Mann voller Sorge ist, sich unzulänglich fühlt, und unerwartet ejakuliert, wird eine Frau unbefriedigt zurückgelassen. Ihre Frustration wird dieses negative Muster nur noch verstärken. Die verfrühte Ejakulation muß jedoch keine negative Erfahrung für die Frau sein. Der vertrauensvolle Mann, der den Körper der Frau mit allen seinen Freuden genießt, kann so in ein sinnliches Spiel vertieft werden, daß die Frau befriedigt ist, bevor der Eintritt und/oder eine Ejakulation erfolgt. Hat ein Mann oder eine Frau nicht das Bedürfnis, daß die Frau ihren Orgasmus durch den Penis in der Vagina erreicht, kann diese Anpassung ein Weg sein, um mit der verfrühten Ejakulation umzugehen. Für andere Frauen ist es jedoch nicht einmal ein Problem, weil sie schnell und leicht orgastisch werden und kein so großes Bedürfnis nach Körpergenuß haben. Ob nun der Mangel an Kontrolle der Ejakulation das sexuelle Vergnügen der Frau behindert oder nicht, seine angespannte Haltung angesichts dieses Problems hindert unweigerlich die sexuelle Befriedigung bei Mann und Frau. Verfrühte Ejakulation hat ihren Anfang lange vor der Ehe. Aufgrund der Ermahnungen gegen Selbstbefriedigung tritt die Masturbation gewöhnlich nur in einer sehr eiligen Weise auf, man möchte ja nicht entdeckt werden bei diesem in der Regel heimlichen Tun. Die meisten Jungen (90 bis 95 %) befriedigen sich früher oder später einmal selbst, zumindest eine Zeitlang. So lernt der junge Mann, sich schnell zur Ejakulation zu bringen. In gleicher Weise sind das sexuelle Spiel der Erwachsenen und der Sex vor der Ehe sehr eilige Ereignisse. Oft finden sie in keiner Umgebung statt, in der sich das Paar sicher fühlt. Ob es nun die manuelle Stimulierung ist oder der Verkehr im Auto oder im Schlafzimmer der Eltern, der Mann lernt nur, das Erlebnis durchzuhasten. Die Frau mag in dieser Umgebung nicht auf ihren Genuß konzentriert sein. Sie ist vielleicht hoch erregt und hat auch etwas Angst, daher beeilt sie sich ebenso.

Zusätzlich zu diesem Erleben, das die verfrühte Ejakulation anregt, trägt das allgemeine heutige Konzept, daß man sein Ziel schnell erreichen müsse, noch zur Förderung dieses Problems bei. Viele Männer haben das Gefühl, daß je schneller sie ihr Ziel erreichen, desto stärker sei ihre Männlichkeit. Tatsache ist jedoch genau das Gegenteil. Ein Mann schafft den größten Genuß für sich und seine Partnerin, wenn er langsam ist, sich Zeit nimmt und das Erlebnis unter Kontrolle behält. Viele gehen davon aus, daß sich das Problem von selbst lösen wird, wenn sie erst einmal verheiratet sind. Das ist manchmal der Fall. Oft geht die verfrühte Ejakulation jedoch weiter. Die Folge lautet dann so: Nach dem ersten sexuellen Erlebnis entdeckt das Paar das Problem, macht sich aber keine allzu großen Gedanken darüber. Nach einer Weile fühlt sich die Frau benutzt und unerfüllt. Zur gleichen Zeit beginnt sie, sich zu fragen, was mit ihr nicht in Ordnung ist, ob sie das Problem verursacht. Der Mann mag nur mit seinem Vergnügen beschäftigt sein und deshalb das Problem gar nicht bemerken. Wenn er sensibler ist, fängt er vielleicht an, sich über das Problem seiner Frau Gedanken zu machen, aber er weiß nicht, was zu tun ist. Er versucht, sich irgendwie abzulenken, um die Ejakulation zu verhindern, wie zum Beispiel an etwas Abstoßendes denken, von Hundert rückwärts zählen, sich nicht-sexuelle Situationen oder irgendeine geistige Ablenkung vorstellen. Dies mag kurzzeitig helfen, aber bald darauf ist es das gleiche. Zu diesem Zeitpunkt vermutet er, daß der störende Faktor etwas sein könnte, das seine Frau tut oder nicht tut – so tritt die Anklage in die Beziehung ein: »Wenn sie mich nicht so viel berühren würde ... wenn sie sich nicht so sehr bewegen würde ...« Die Frau macht sich selbst Vorwürfe, daß sie nicht das Richtige tut, und klagt ihn aber auch noch an. Viele Frauen haben das Gefühl, daß »wenn er es nur versuchen würde« oder »er es wirklich ernst meinte«, könnte er die Ejakulation kontrollieren. Wie jeder mit diesem Problem bestätigen wird, ist es kein beabsichtigter Akt seinerseits, aber es ist schwer, dies seiner Frau zu sagen. Nach einer Weile fängt das Paar an, sich voneinander zurückzuziehen, und möchte kein sexuelles Erlebnis mehr, das am Ende für beide immer nur frustrierend ist. Der Mann zweifelt seine Männlichkeit an, und die Frau erlebt ein Nachlassen ihres Selbstvertrauens sowie Zorn gegenüber ihrem Partner. Falls das Problem nicht gelöst wird, kann diese Sorge beim Mann zur Impotenz führen. Selbst wenn die Konsequenzen nicht so extrem sind, wird Distanz und Entmutigung in die Ehe eintreten. Manche Männer suchen dann zu beweisen, daß sie sexuell fähig sind, indem sie sich mit einem anderen Partner einlassen. So führt ein schlimmes Ereignis zum anderen. Es ist ermutigend und traurig zugleich, zu berichten, daß die Lösung für eine vorzeitige Ejakulation, wenn das Paar bereit ist, zusammenzuarbeiten, eigentlich einfach ist. Das ist der ermutigende Teil. Der traurige Teil ist, daß viele Paare durchs Leben gehen, ohne je eine Lösung zu suchen, in dem Glauben, daß es ihr Los sei, mit dem Problem zu leben. Vorzeitige Ejakulation kann man auf relativ einfache Weise abhelfen. Viele Paare haben es ohne äußere Hilfe getan. Andere, bei denen der Kampf schon lange andauert oder das Verhaltensmuster tief eingegraben ist, haben Hilfe gesucht. Die Schritte, um die Kontrolle der Ejakulation zu lernen, wurden zum ersten Mal von Masters und Johnson vorgestellt. Was wir hier davon darstellen, ist grundsätzlich ihrer Arbeit gemäß, mit einigen kleinen Ergänzungen unsererseits.

Das Erlernen der Kontrolle der Ejakulation

Wie bei jedem sexuellen Problem der Fall, ist es gleichgültig, durch wen es verursacht wird, die Lösung erfordert eine aktive Beteiligung von Mann und Frau. Als Paar ist das Problem des einen immer auch das des anderen. Außerdem ist es zu zweit viel angenehmer. Freiwillige und liebevolle Zusammenarbeit ist notwendig, damit es zur Veränderung kommt. Ist die Beziehung mit Uneinigkeit und Druck belastet, müssen Sie erst daran arbeiten, bevor Sie Veränderungen zur Kontrolle der Ejakulation erwarten können. Erste Voraussetzung zur Veränderung ist auch hier, daß – in diesem Fall – der Mann die Kontrolle wünschen und glauben muß, daß er sie erlangen kann. Andernfalls hat es keinen Sinn, den Prozeß zu beginnen. Zweitens muß er bereit sein, daß seine Frau in dem Prozeß mithilft. Wie wir sehen werden, verlangt dies, daß man sich entspannen kann und es genießt, von ihr Genuß zu empfangen. Die Einstellungsänderung für die Frau ist ähnlich, sie muß glauben, daß die Kontrolle erreicht werden kann, und bereit sein, darauf hinzuarbeiten. Das heißt, daß sie es als ihrer beider Problem und nicht nur als Problem des Mannes ansieht. Noch wichtiger ist es, daß sie mit seinen Geschlechtsorganen vertraut ist. Zweitens betrifft es die Veränderungen in der Kommunikation: Das Paar mit diesem Problem hat vielleicht nie darüber gesprochen. Doch Voraussetzung ist, daß darüber gesprochen wird. Der Mann muß verstehen können, was die Frau dabei empfindet, und erklären, wie er es erlebt, seine Vorgeschichte und die Unzulänglichkeit mitteilen, die er durch die ständige Wiederholung empfindet. Sie muß über die Gedanken sprechen, die sie sich selbst gegenüber hat, welche Gefühle sie nach jedem Erlebnis ihm gegenüber hegt und wie sie ihre eigene Beteiligung an der Lösung sieht. Es ist wichtig, daß das Paar ganz offen alle Dimensionen der Gefühle und Reaktionen erkennt, wenn sie beginnen, die Kontrolle der Ejakulation zu lernen.

Das Erlernen der Kontrolle definieren wir in einer Reihe von Schritten: Es geht darum, wie Sie sich der Gefühle in Ihrem Körper bewußt werden, die sie darauf hinweisen, daß Sie gleich darauf ejakulieren werden. Es handelt sich um eine Übung, die Masters und Johnson als Druck-Übung bezeichnet haben. Manche von Ihnen werden das alleine lernen können, andere werden Hilfe benötigen. Während wir über die unterschiedlichen Abschnitte und Erfahrungen sprechen werden, vergessen Sie nicht, jeden Schritt mehrere Male zu wiederholen, bevor Sie zum nächsten übergehen. Der Zweck dieser Übung ist, daß Sie sich bewußt werden, wann Sie ejakulieren werden, und Ihren Körper und Ihre Aktivität aufgrund dieses Bewußtseins kontrollieren lernen. Eine weitere Richtlinie: Wenn Sie durch diese Lernschritte gehen, ist es wichtig, keinen Verkehr zu versuchen. Wenn Sie die Übung mit einem Verkehr und der Ejakulation unterbrechen, wird es Sie daran hindern, die Kontrolle zu erlernen. Sollte das geschehen, so wäre es am besten, Sie beginnen die Übung neu.

Die Druck-Übung

1: Körpergenuß – ausgenommen Brust und Geschlechtsorgane

Das Ziel dieser Übung besteht darin, zu lernen, einander zu berühren, ohne die Forderung zu stellen, erregt zu werden oder einen Verkehr zu haben. Viele von uns haben die volle Befriedigung des Genusses nicht gelernt, die wir haben können. Diese Übung ist dazu bestimmt, diese Dimension neu zu betonen. Zugrundeliegende Prinzipien sind

1. Der Empfänger: Ihre Aufgabe besteht darin, den Genuß in sich aufzunehmen und den Geber an die Stellen zu verweisen, wo seine Berührung angenehm ist. Beobachten Sie, ob sie an einem Punkt sich darum sorgen, ob der Geber das Ganze auch genießt oder nicht.

2. Der Geber: Berühren Sie Ihren Partner auf die Weise, die Ihnen Genuß bringt, und vertrauen Sie ihm, daß er Ihre Hand weiterleitet, wo es ihm nicht angenehm ist. Beobachten Sie, ob

Sie sich um Ihre Leistung sorgen, anstatt den Prozeß zu genießen.

3. Wenn eine Erfahrung als Forderung empfunden wird – etwas, das Sie tun sollten –, hören Sie auf, teilen Sie es mit und planen Sie das Ganze für später oder tauschen Sie die Rollen. Es ist besser, keine Übung durchzuführen, als eine, die fordernd wirkt.

4. Sorgen Sie dafür, daß die Umgebung angenehm ist, so daß man ohne Kleider und ohne Decke bequem liegen kann.

5. Wenn Sie eine Lotion benutzen, wärmen Sie erst Ihre Hände auf.

6. Falls Sie sexuell erregt werden, kann dies als eine unfreiwillige Reaktion angesehen werden, nicht als Ziel der Übung. Machen Sie sich keine Gedanken darüber, ob Sie erregt werden oder nicht: Das Ziel der Übung ist der Genuß des Körpers.

Schritte:

Partner Nr. 1:

Legen Sie sich bequem auf den Bauch.

Partner Nr. 2: Legen Sie Ihre Hände auf den Rücken Ihres Partners.

Mit geschlossenen Augen konzentrieren Sie sich auf die Gefühle des Körpers Ihres Partners: die Wärme, seinen Puls, seine Bewegung. Fangen Sie an, mit sinnlicher Berührung den ganzen Rücken zu streicheln – gehen Sie dann zu Nacken, Armen und Beinen. Teilen Sie Ihrem Partner mit, wenn Sie bereit sind, daß er sich jetzt umdreht.

Partner Nr. 1: Drehen Sie sich auf den Rücken.

Partner Nr. 2: Setzen Sie sich so, daß Sie das Gesicht Ihres Partners in Ihrem Schoß haben. Beginnen Sie mit Streicheln im Gesicht, dann zum Nacken, Schultern, Armen, Händen und Brust (meiden Sie die Brüste der Frau). Setzen Sie sich dann zwischen die Beine Ihres Partners und genießen Sie seinen Körper außer den Genitalien. Tauschen Sie die Rollen und wiederholen Sie die Schritte. Sie wiederholen den Vorgang vielleicht mehrere Male, bis Sie diesen Genuß mit voller Freude und Vergnügen aufsaugen können. Es ist immer wichtig, daß

Sie eine solche Sitzung für beide haben. Sie müssen beide lernen, sich auf das Vergnügen des Gebens und Empfangens von Liebkosung zu konzentrieren.

Übung

2: Körpergenuß einschließlich Brust und Geschlechtsorgane (Anwendung der Druckübung)

Wenn Sie sich bei der Körpergenußübung zuvor wohl fühlen, können Sie die Genitalien einschließen. Dies bringt wahrscheinlich eine Erektion. Wir bewegen uns enger dem Punkt zu, an dem wir dem Mann helfen, die Kontrolle seiner Ejakulation zu erleben. Nähert sich ein Mann dem Punkt der Ejakulation, treten Veränderungen auf, in seinen Hoden, Gefühle in der Prostata durch die Kontraktionen und am Verschluß der Öffnung zur Blase und ein leichtes Spüren entlang des Ganges, der den Samen von den Hoden und dem Prostatabereich zum Penis transportiert (vgl. Kap. 8). Dies sind die Anzeichen, die dem Mann die Warnung vermitteln, daß er bald ejakuliert. Wenn der Mann während der Übung der Empfänger ist, so ist es absolut wichtig, daß er sich völlig entspannen und sich auf die Gefühle in seinem Körper konzentrieren kann. Er muß selbst den Genuß erleben können, anstatt das Gefühl zu haben, daß er etwas für seine Frau tun muß.

Die Prozedur sollte so aussehen:

Schritt 1: Duschen oder baden Sie zusammen auf entspannte Weise, so daß Sie das Zusammensein auf sanfte Weise erleben und frisch duftend zueinander kommen.

Schritt 2: Liebkosen Sie den Rücken des Mannes. Gehen Sie dann in die Position, die Abb. 8 in Kapitel 13 vorschlägt, so daß Sie mit Ihren Händen leicht seine Genitalien erreichen können.

Schritt 3: Die Frau ist für diesen Teil der Übung allein verantwortlich. Nachdem sie den oberen Teil seines Körpers liebkost hat, fängt sie an, auf sanfte Weise das Glied und die Hoden zu streicheln, mit einiger Aufmerksamkeit gegenüber den Bereichen, von denen er sie wissen läßt, daß sie ihm besonders angenehm sind. Manche Männer berichten, daß eine Stelle an der Unterseite des Gliedes, Vorhautbändchen genannt, sie am meisten stimuliert. Andere genießen ein allgemeines Liebkosen am Schaft des Glieds, mit besonderer Erregung, wenn es an den Rand um die Spitze, die Eichel, geht. Dies trifft zu, ob der Mann beschnitten ist oder nicht.

Schritt 4: Nachdem der Mann einige Minuten lang eine volle Erektion erlebt, sollte die Frau nun die Druckübung anwenden. Dazu sollte die Frau das Glied auf der Unterseite des oberen Randes mit ihrem Daumen ergreifen, ihren Zeigefinger und

Abb. 10
Die Druckübung

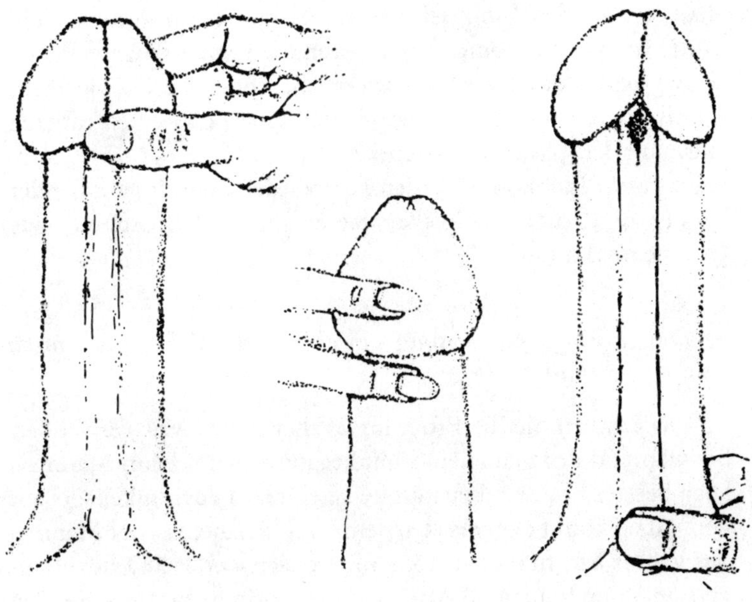

Mittelfinger über bzw. unter den Rand auf der Vorderseite legen (vgl. Abbildung). Der Druck sollte fest, aber nicht hart sein und mindestens zehn Sekunden dauern. Seien Sie vorsichtig, daß Sie die Fingernägel nicht benutzen. Wenn der Druck kommt, verlieren einige Männer ihre Erektion, andere nicht. Der Druck ist sehr wirkungsvoll, ob die Erektion abnimmt oder nicht. Er dient dazu, die Kontrolle der Ejakulation zu lernen, nicht die Erektion zu verlieren. Dieses Anfassen des Glieds ist in jedem Fall sinnvoll, ob die Erektion abnimmt oder nicht.

Schritt 5: Ob nun der Druck zu einem Verlust der Erektion führt oder nicht, bewegen Sie sich von den Genitalien weg und streicheln Sie den ganzen Körper. Nach einigen Minuten oder längerer Zeit kehren Sie wieder zu den Genitalien zurück und stimulieren Sie den Penis. Kehrt die volle Erektion zurück oder die Gefühle der Erregung intensivieren sich, so wenden Sie wieder die Druckübung an, wie wir es Ihnen oben erklärt haben.

Schritt 6: Wiederholen Sie die obigen Prozeduren mehrere Male, bis Sie den Eindruck haben, Sie hätten ein gutes Gefühl dafür, wie es funktioniert, und lassen Sie immer längere Perioden zu, bis sie den Druck anwenden. Beachten Sie, daß Sie nicht darauf warten müssen, bis der Mann spürt, daß er ejakulieren muß, um den Druck anzuwenden.

Schritt 7: Liebkosen Sie den Körper der Frau, indem Sie der Übung zu 1 folgen. Schließen Sie Vagina und Brüste auf eine allgemeine Art ein.

3: Völlige Körperliebkosung einschließlich Ejakulation durch manuelle Stimulierung

Wiederholen Sie die Prozedur 2, aber dieses Mal verwenden Sie während der genitalen Stimulierung sowohl beim Mann als auch bei der Frau ein Feuchtigkeitsgel. Das Feuchtigkeitsgel auf dem Glied kommt am ehesten dem Gefühl nahe, das der Mann in der Vagina hat. In diesen Abschnitten nach 4 oder 5 Druckübungen und mindestens 30 Minuten Liebkosung, bringen Sie den Mann zur Ejakulation durch manuelle Stimulierung. Es ist immer noch wichtig, keinen Eintritt vorzunehmen. Achten Sie darauf, daß ausreichend Zeit vorhanden ist, um gegenseitig die Körper zu genießen.

4: Völlige Körperliebkosung einschließlich Eintritt ohne Ejakulation innerhalb der Vagina

Schritt 1: Wiederholen Sie drei oder viermal diese Druckübungen aus Prozedur 3.

Schritt 2: Nach einer Druckübung, selbst wenn das Glied leicht abgeflacht steht, lassen Sie die Frau in die obere Stellung, von wo aus sie das Glied in die Vagina einführt (vgl. Abb.) – auch wenn es etwas schlaff ist.

Abb.11
Stellung beim Liebesakt (Frau auf Mann sitzend)

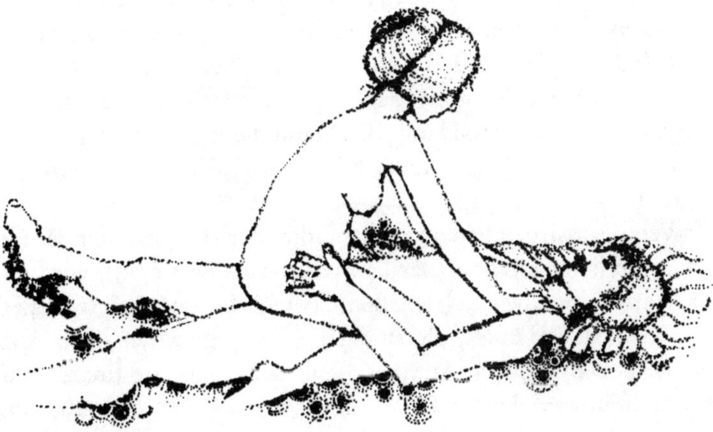

Schritt 3: Nachdem die Frau das Glied eingeführt hat, bleiben Sie so einige Minuten ruhig zusammen. Dieser Schritt ist sehr wichtig, da er dem Mann hilft, innerhalb der Vagina still zu sein. Dies mag schwer für ihn sein, weil er immer dazu tendierte, schnell zu ejakulieren und von dem Augenblick des Eintritts an, sich schnell dazu zu bewegen. Man nennt diesen Zeitabschnitt auch »ruhige Vagina«.

Schritt 4: Nachdem Sie einige Minuten so ruhig dagelegen haben und Ihre Körper genossen haben, sollte die Frau beginnen, sachte und auf sanft stoßende Weise ihr Becken zu bewegen. Wenn der Mann feststellt, daß er schnell erigiert, sollte das sanfte Reiben sehr kurz sein und die Frau von dem Mann heruntergehen und wieder die Druckübung anwenden.

Schritt 5: Nach der Druckübung geht die Frau wieder auf den Mann, führt das Glied ein, auch wenn es leicht schlaff ist.

Schritt 6: Wiederholen Sie diese Prozedur mehrere Male, indem Sie immer längere Erregung zulassen, bevor Sie den Druck ausüben, es sei denn der Mann spürt eine Ejakulation nahen; in diesem Falle sollte die Frau sofort den Druck ausüben.

Schritt 7: Nachdem Sie dies mehrere Male durchgeführt haben, wenn der Mann voll erigiert war und durch die Frau etwas Reibung erhalten hat, ziehen Sie das Glied zurück und benutzen Sie ein Feuchtigkeitsgel, um es manuell zum Orgasmus zu bringen. Dies wird oft ein schwerer Schritt sein, weil der Wunsch und die Neigung darauf gerichtet sind, innerhalb der Vagina zu ejakulieren. Damit der Mann die Ejakulationskontrolle lernen kann, müssen diese Schritt sorgfältig nachvollzogen werden.

Wenn zu irgendeinem Zeitpunkt der Übung der Mann unabsichtlich ejakuliert (das kann durchaus passieren), wird das Paar ermutigt, dies zu genießen, so viel wie möglich von den Gefühlen des Mannes, die er dabei erlebt, zu lernen, und dazu überzugehen, die Frau zu liebkosen, damit auch sie Freude und Befriedigung erleben kann. Wenn sie durch äußere Stimulierung einen Orgasmus haben kann, warum nicht.

5: Völlige Körperliebkosung mit Ejakulation innerhalb der Vagina

Schritt 1: Fangen Sie mit der Körperliebkosung, einschließlich der genitalen Stimulierung an, und wenden Sie die Druckübung mindestens einmal vor dem Eintritt an.

Schritt 2: Die Frau ist in der oberen Stellung, führt den Penis ein, der einige Zeit in der Vagina ruht, und dann fängt sie mit sanftem Reiben an. Lassen Sie das Reiben stärker werden, so wie es der Mann vertragen kann, und lassen Sie den Zeitpunkt zwischen Reiben und der Druckübung immer länger werden, je nachdem, wie es der Mann aushält.

Schritt 3: Nach einer Periode des Reibens von fünf bis zehn Minuten, selbst wenn der Mann sich dem Ejakulationspunkt nicht nahe fühlt, ziehen Sie das Glied zurück, wenden die Druckübung an und führen es wieder ein.

Schritt 4: Fahren Sie solange fort, bis Sie 15 Minuten zwischen den Druckübungen aushalten können.

Schritt 5: Wenn Sie den obigen Vorgang mit ein bis vier Druckübungen durchgeführt haben, beschließen Sie, daß Sie bei der nächsten Erregungswelle keine Druckübung machen. Damit soll die Frau Gelegenheit bekommen, mit ihren Gefühlen mitzukommen, so daß sie auch auf dem emotionalen Höhepunkt ist, wenn der Mann ejakuliert. Fangen Sie mit langsamen Bewegungen an und bauen Sie sie rhythmisch auf, wobei Sie sie so lange wie möglich halten. Dann genießen Sie völlig die Ejakulation innerhalb der Vagina. Es ist wichtig, nicht in Eile zu sein, sondern alle Gefühle bewußt zu erleben, so daß Sie genau spüren, wann der Punkt erreicht wird, an dem Sie nicht mehr zurück können.

Schritt 6: Wenn die Frau als Ergebnis des obigen Prozesses keinen Orgasmus erlebt hat und einen wünscht, konzentrieren Sie sich auf ihre Bedürfnisse, damit auch sie mit völliger Zufriedenheit aus dieser Erfahrung geht.

Schritt 7: Wiederholen Sie die beschriebene Prozedur an verschiedenen Tagen, bis Sie den Eindruck haben, das Ganze gut zu beherrschen.

6: Anpassen der Druckübung

Fangen Sie an, neue Wege zu finden, um die Druckübung in den Prozeß Ihres Liebesakts einzubauen, gleichgültig in welcher Stellung Sie sind oder in welchem Stadium der Erregung Sie sich befinden. Es ist natürlich nicht unsere Absicht, vorzuschlagen, daß der Liebesakt immer eine Folge abgezählter Schritte sein soll. Dies ist nur ein Weg, um die Kontrolle der Ejakulation zu lernen. Wenn Sie diese gelernt haben, können Sie die Druckübung an Ihren Stil des Liebesakts anpassen. Vielleicht möchten sie ihn in der Stellung vollziehen, in der die Frau oben ist. Verschiedene Stellungen wurden schon vorgeschlagen, Sie können sich auf das entsprechende Kapitel im Buch beziehen, um Näheres zu rekapitulieren. Nachdem Sie die Druckübung beherrschen, können Sie die Druckübung am Penisansatz durchführen. Dies wird an der Basis des Penis angewandt, so daß ein Rückzug aus der Vagina nicht notwendig ist (Abb. Seite 309, Die Druckübung).

Richtlinien für das Erlernen der Ejakulationskontrolle

1. Liebkosen des ganzen Körpers (Prozedur 1)
2. Streicheln der Genitalien bis zur Erektion
3. Druckübung
4. Ruhe und Liebkosen des Körpers
5. Streicheln der Genitalien, bis wieder völlige Erektion der starke Erregung auftritt (vor dem Punkt, von da ab es kein Zurück mehr gibt)
6. Druckübung
7. Rückkehren zur Körperliebkosung
8. Genitale Stimulierung
9. Druckübung (Prozedur 2 einschließlich der Schritte 1-9 und Einander-Halten) (Prozedur 3 einschließlich der Schritte 1–9; Wiederholen von 7 und 8 und manuell Ejakulation hervorrufen)
10. Eindringen (wenn die Erektion verlorengeht, führen Sie ihn ein)
11. Ruhige Vagina
12. Sanftes Reiben
13. Rückzug des Penis aus der Vagina
14. Druckübung
15. Erneutes Eintreten
16. Sanftes Reiben, Steigerung der Intensität, maximal fünf Minuten lang
17. Rückziehen des Penis aus der Vagina (Prozedur 4 ein-

schließlich der Schritte 1-17 und manuell zur Ejakulation bringen)
18. Druckübung
19. Erneutes Eindringen
20. Sanftes Reiben, steigert sich bis zur Ejakulation (Prozedur 5 einschließlich der Schritte 1–20)
21. Anpassungen (Prozedur 6)

Einige Tips

Wenn Sie versuchen, die Beherrschung der Ejakulation zu lernen, wird nicht alles nach Buch funktionieren. Es mag einige individuelle Hindernisse geben, die verhindern, daß alles so abläuft, wie es sollte. Ein Hindernis kann bei der Frau liegen, und zwar kann sie Hemmungen haben, das Glied ihres Mannes zu berühren. Wenn Sie eine Frau sind, die in dem Glauben aufwuchs, das Berühren der eigenen Genitalien sei schmutzig oder schlecht, ist es nicht erstaunlich, wenn Sie etwas zögernd sind diesbezüglich. Falls dies auf Sie zutrifft, sollten Sie zuerst lernen, mit dem Glied frei umzugehen, bevor Sie die Druckübung beginnen. Ein weiteres Dilemma, das oft störend wirkt, ist die Tatsache, daß Männer sich oft unwohl dabei fühlen, im Zentrum der Liebkosung zu stehen. Manche Männer finden es extrem schwierig, sich auf den Rücken zu legen und einfach zu genießen. Sie haben das Gefühl, sie müßten etwas für ihre Frau tun, sonst wäre sie unangenehm berührt. Lassen Sie uns Ihnen versichern, daß, wenn dieser Prozeß Ihnen zur Kontrolle der Ejakulation hilft, Sie damit rechnen können, daß Ihre Frau es auch genießen wird. Falls sie es nicht tut, so ist es an ihr, es Ihnen zu sagen, anstatt von Ihnen zu erwarten, daß Sie es erraten. Manche Männer sind sich völlig im unklaren darüber, wann sie kurz vor der Ejakulation stehen. Lassen Sie sich dadurch nicht entmutigen, sondern gehen Sie langsamer vor, um Ihrem Körper Zeit zu geben, damit Sie erfühlen lernen, was mit ihm geschieht. Die vierte mögliche Blockade kann mit der Position der Frau bei den Übungen zusammenhängen. Dies mag völlig neu und emotional gesehen etwas unangenehm sein. Sie empfinden es vielleicht als dominant, da die obere Position traditionell die des Mannes ist. Es mag auch dem Mann unangenehm sein, nicht in der oberen Stellung zu sein. Wir ermutigen Sie, sich selbst über Ihre eigenen Barrieren zu schieben und diese Position für diese Übungen zu benutzen, da sie als effektiver befunden wurde als die anderen Stellungen. Wenn es Schwierigkeiten mit dem Eindringen in dieser Position gibt, achten Sie darauf, daß Sie nach Abb. 11 die Position genau nachvollziehen und daß die Frau oberhalb der Genitalien des Mannes ist. Zweitens achten Sie darauf, daß Sie etwas Feuchtigkeitsgel benutzen, selbst wenn die Frau meint, sie sei feucht genug. Wir empfehlen Ihnen, die gesamte Lernzeit über Feuchtigkeitsgel zu benutzen, um das Ganze zu erleichtern. Schließlich stellen einige Paare fest, daß sie sich natürlicherweise gegen die Periode der ruhigen Vagina sträuben. Obwohl diese Ruhephase gegen die Neigungen Ihres Körpers geht, ist es doch wichtig, auch hierbei die Kontrolle zu lernen. Es gibt dem Mann die Möglichkeit, das Gefühl des Glieds in der Vagina zu genießen, ohne zu reiben oder zu ejakulieren. Da es für einen Mann entscheidend wichtig ist, diese Gefühle zu empfinden, empfehlen wir Ihnen, solche ruhigen Perioden in Ihren gesamten Liebesprozeß einzuschließen.

Nun da Sie die Kontrolle haben

Wenn Sie den Punkt erreicht haben, an dem Sie wählen können, wann Sie ejakulieren werden, ist es hilfreich, die Perioden der Druckübung zu verschiedenen Gelegenheiten fortzuführen, um Ihren Liebesakt zu verlängern. Dies trifft besonders dann zu, wenn es seit Ihrer letzten Ejakulation eine Weile her ist, und Sie so wahrscheinlich zu schnellerer Ejakulation neigen. Diese Druckübung sollte in Ihren Liebesakt eingeschlossen werden und Ihr weiteres Eheleben hindurch eingesetzt werden können. Einige von Ihnen haben von der Methode des »Stop und Start« zur Ejakulationskontrolle gehört oder gelesen. Diese Prozedur ist identisch mit dem, was wir beschrieben haben, nur ohne den

Druck. Wir haben herausgefunden, daß der Druck sehr wichtig ist, da er beide Partner miteinschließt, und der Frau so eine gewisse Kontrolle gibt, wann die Ejakulation eintreten wird, und es ihr oft als Ablenkung dient und als wirkungsvolles Mittel angesehen wird, um die Kontrolle zu erhalten. Manche Männer wenden diese Druckübung nicht mehr an, nachdem sie die Kontrolle erreicht haben. Das ist durchaus möglich. Wenn Ihre verfrühte Ejakulation zur Impotenz geworden ist, dann sollten Sie Ihr erstes Augenmerk darauf richten. Die Impotenz muß vor der verfrühte Ejakulation behandelt werden – gewöhnlich mit fachlicher Hilfe. Im nächsten Kapitel behandeln wir dieses Thema.

30

Nicht ausreichend, wenn Sie es brauchen – Impotenz

Jeder weiß, daß man von allen Männern annimmt, daß sie zu jeder Tages- und Nachtzeit bereit und voller Begeisterung für sexuelle Aktivität sind. Dieser Mythos verewigt sich von Jugend an und wird als eine Tatsache akzeptiert. Er besagt, daß ein Mann von der Pubertät an sexuell so »aufgeladen« sei, daß er immer für ein sexuelles Erlebnis bereit sei. Nach dieser Theorie ist die Frau diejenige, die zögernd und unsicher ist und deren sexuelles Erleben erst intensiv aufgebaut werden muß. Das Symbol seiner Männlichkeit ist ein steifer Penis. Es repräsentiert die Männlichkeit, und man erwartet, daß er jeden Augenblick bereit ist. Wir waren überrascht darüber, wie früh sich dieses Konzept entwickelt. Eines Abends, als unser Sohn fünf Jahre alt war, sollte er gerade seinen Schlafanzug anziehen, während nebendran zufällig ein Werbespot im Fernsehen lief. Seine ältere Schwester war auch im Zimmer. Während des Umziehens bedeckte er mit einer Hand seine Genitalien. Als wir ihn fragten, weshalb er das denn tue, da er zuvor noch nie Anzeichen von Scham gezeigt hatte, antwortete er: »Er taucht plötzlich auf, wenn er ein Mädchen sieht.« Irgendwo muß da ein Körnchen Wahrheit gewesen sein. Männer erleben also einen ziemlichen Schock, wenn das Symbol ihrer Männlichkeit plötzlich nicht wie gewünscht reagiert. In diesem Moment hat das dann normalerweise viel mehr Bedeutung, als die bloße Tatsache, daß ein Mann sexuell nicht reagiert. Es veranlaßt ihn, gleich seinen Status als Mann überhaupt in Frage zu stellen. Offensichtlich geraten wir in Panik, wenn wir viel Druck oder Erwartung in die Dimension einer physischen Reaktion legen und diese nicht eintrifft. Nicht umsonst steckt im Begriff der Impotenz die Bedeutung von »Vermögen«, vom Potential. Und je nach dem, welches Bild vom Manne man wählt, zeichnet sich die ganze Persönlichkeit des Mannes vor allem gerade durch seine Kraft zum Gestalten aus, bis zur sprichwörtlichen Verkörperung in seiner Sexualität. Impotenz bezieht sich auf die Unfähigkeit eines Mannes, eine Erektion zu haben, oder auf das Problem, sie aufrechtzuerhalten. Impotenz bezieht sich nicht auf die Unfähigkeit zu befruchten (Sterilität). Ein Zusammenhang zur echten Unfruchtbarkeit besteht bei der Impotenz nicht. Die Unfruchtbarkeit können wir hier nicht abhandeln, da es sich grundsätzlich um sehr spezifische und auf ärztliche Diagnose angewiesene Sachverhalte handelt. Es hat auch nichts mit der Fähigkeit zur Ejakulation zu tun; tritt sie verfrüht auf, handelt es sich um die verfrühte Ejakulation. Impotenz kann verschiedene Formen annehmen. Manche Männer haben überhaupt keine Erektion. Die normale Erregung mag zwar auftreten, aber der Penis selbst wird nicht steif. Bei anderen mag die Erektion regelmäßig auftreten, aber sobald das Liebesspiel weitergeht, mischt sich Angst hinein, und die Erektion geht verloren. Wieder andere halten die Erektion bis zum Eindringen aufrecht. Sobald sie jedoch eindringen oder es in Betracht ziehen, schwindet die Erektion. Bei wieder anderen bleibt die Erektion bis zum Eindringen in die Vagina, verschwindet aber nach einiger Zeit des Reibens in der Vagina. Wie dem auch sei, der Verlust der Erektion ist sehr störend. Und zwar nennt man es immer dann Impotenz, wenn der Mann nicht das Vertrauen oder die Entspanntheit besitzt, die Erektion zurückzuerhalten. In jedem intensiven Liebesspiel ist es normal, daß die Erektion nachläßt und wiederkommt. Bei manchen Männern kann sie sogar völlig nachlassen und wiederkommen. Dies ist nicht Impotenz, sondern normaler Teil eines Prozesses.

Der Verlust der Erektion wird als Impotenz bezeichnet, wenn der Mann sich nicht ausreichend entspannen kann, um sie wiederzuerlangen. Wie können Sie jetzt wissen, ob Ihre Impotenz die Folge eines physischen Problems ist oder von emotionalen Schwierigkeiten herrührt? Die Faustregel ist, einmal zu beobachten, ob Sie nachts oder tagsüber unwillkürliche Erektionen erleben oder nicht. Ist dies der Fall, dann ist es sehr unwahrscheinlich, daß die Impotenz, die Sie erleben, physische Ursachen hat. Sind Sie sich dagegen nie irgendwelcher Erektionen bewußt, weder tags noch nachts, während des Liebesspiels oder auch so, würden wir Ihnen raten, zuerst einmal einen Urologen aufzusuchen, um eventuelle physische Ursachen festzustellen. Denn nur ein kleiner Prozentsatz an Impotenz rührt aus einem physischen Umstand. Der Großteil (97 %) kann auf emotionale Faktoren zurückgeführt werden, die auf unterschiedliche Weise begonnen und dann ein Reaktionsschema mit Angst hinterlassen haben.

Angst besiegen

Damit die sexuelle Erfahrung schön, zufriedenstellend und tief ist, dürfen Sie lernen, sich emotional loszulassen. Darunter verstehen wir, daß Sie sich als Mann und Frau nicht darauf konzentrieren, wie Ihr Körper reagiert, sondern auch hier wieder auf die Freude und den Genuß körperlicher Gefühle, auf die emotionale Befriedigung und die Erfahrung, zu lieben und geliebt zu werden. Dies geschieht normalerweise ganz natürlich, außer daß Ihr Körper aus irgendeinem Grund nicht so reagiert, wie Sie es erwarten. Wenn die natürliche Körperreaktion einer Erektion nicht auftritt oder nicht beibehalten wird, dann fängt der Mann an, sich zu sorgen, und das bringt ihn in das, was wir schon als die »Zuschauerrolle« beschrieben haben. Ist der Mann der Zuschauer seiner eigenen emotionalen Reaktionen, beobachtet er das, was automatisch geschehen sollte, und versucht, es zu kontrollieren. Indem Sie versuchen, Ihren Körper zu etwas zu zwingen, was er nur ohne Forderung tun kann, halten Sie ihn davon ab, das zu tun, was Sie eigentlich beabsichtigten. Das Beispiel des Einschlafens, das wir in Kapitel 28 benutzt haben, ist da sehr einleuchtend: Sie können sich bestimmt an viele Gelegenheiten erinnern, bei denen Sie dringend Schlaf benötigt haben, aber aus irgendeinem Grund besorgt oder beschäftigt waren. Sie gingen ins Bett, dachten ans Einschlafen oder versuchten einzuschlafen. In diesem Prozeß begaben Sie sich in diese Zuschauerrolle und beobachteten, wie Sie sich in dem Einschlafprozeß verhielten. Damit hielten Sie sich wach. Schließlich fingen Sie an, Schafe zu zählen. Das ist einfach eine Weise, wie Sie Ihre Gedanken von dem Einschlafprozeß fernhalten können. Wenn Sie die Impotenz überwinden möchten, wird in ähnlicher Weise Ablenkung wichtig sein. Der Angstzyklus beginnt mit irgendeiner Erfahrung, in der eine Erektion nicht automatisch stattfand. Der Mann wird daraufhin zum Zuschauer und versucht, die gewünschte Reaktion hervorzurufen. In dieser Zeit baut sich die Angst auf, sexuell nicht reagieren zu können. Es gibt verschiedene Richtungen, in die es von diesem Punkt an gehen kann. Manche Männer versuchen es noch stärker, indem Sie häufig sexuelle Aktivität hervorrufen, um so das Dilemma zu überwinden und sich als Mann zu beweisen. Andere reagieren gerade in umgekehrter Weise. Sie verlieren das Interesse an regelmäßiger sexueller Aktivität und initiieren diese immer seltener. Viele Männer berichten, daß sie sich mit bleibender Impotenz ständig des Zustands des Glieds bewußt sind, beobachten, ob es reagiert oder nicht. In gewisser Hinsicht führt es dazu, daß das Glied vom Körper und von den Körperreaktionen isoliert wird. Es kann zu dem Punkt kommen, wo es sich wie betäubt anfühlt und aufgrund der ständig empfundenen Angst erst recht sein Gefühl verliert. Mit fortschreitender Angstreaktion kann es zu extremer Depression und Entmutigung kommen, weil der Mann das Gefühl hat, daß er nie mehr seine Fähigkeit wiedererlangen wird, richtig zu erigieren. Ein ähnliches Muster entwickelt sich bei der Frau. Sie kann auf unterschiedliche Weise auf die Situation reagieren. Die anfängliche Reaktion ist gewöhnlich, daß sie nicht sehr betroffen ist. Sie nimmt an, daß es vorübergehend ist und der Mann bald wieder richtig kann.

Wenn es jedoch am Anfang der Ehe geschieht, macht sich die Frau sofort Sorgen, da sie nicht genügend Erfahrung hat, die ihr etwas Sicherheit vermittelt. Wenn die Impotenz bleibt, fühlt sich die Frau durch die mangelnde Reaktion ihres Mannes irgendwann wie abgelehnt und denkt, sie sei in seinen Augen nicht länger attraktiv genug. Die meisten Frauen können nicht umhin, sich zu fragen, ob es ihr Fehler ist, daß der Mann nicht mehr wie gewohnt reagiert. Ist die Frau ein hoch empfänglicher sexueller Partner, erlebt sie vielleicht Zorn wegen der Impotenz ihres Mannes – Zorn, daß der Mann ihr die sexuelle Erfahrung nicht vermittelt, die ihr Befriedigung verschafft. Dieser Zorn, ob er ausgedrückt oder nur empfunden wird, verstärkt noch den Druck. Sie können sehen, wie sich eine abwärtsgehende Spirale durch die natürlichen Reaktionen von Mann und Frau festsetzt. Über eine gewisse Zeitspanne hinweg wird sich die Frau in ihrem Wert als sexuelle Partnerin herabgesetzt fühlen. Um sich selbst vor solchen Gefühlen zu schützen, zeigt sie weniger Interesse an solchen Aktivitäten und läßt eine Distanz zwischen sich und ihrem Mann zu, die beiden hilft, das Erlebnis des Versagens zu vermeiden. Manche Frauen versuchen, die Verantwortung dafür zu übernehmen, das Problem zu lösen. Sie verhalten sich provozierend oder verführerisch ihren Männern gegenüber, entweder in Liebesspielen, die sie aufbauen, oder in ihrer Sprech- und Verhaltensweise. Wenn die Impotenz seit relativ kurzer Zeit besteht, braucht der Mann vielleicht diese Ablenkung. Aber wenn das Problem schon seit einiger Zeit vorhanden und zu einem eingefleischten Problem geworden ist, kann dieses verführerische Verhalten als zusätzlicher Leistungsdruck vom Mann empfunden werden.

Wie die Impotenz beginnt

In vergangenen Zeiten dachte man, Impotenz sei das Ergebnis von verborgenen emotionalen Konflikten und könne nur durch einen Psychoanalytiker gelöst werden. Während die Analyse manchmal zum Verständnis, weshalb man so reagiert, hilfreich sein kann, bringt sie doch selten eine Veränderung in der konditionierten Reaktion der Impotenz mit sich. Aber es gibt einige allgemeine Hintergrundthemen, die einer großen Anzahl von Männern mit Impotenz gemeinsam sind. Bei der verfrühten Ejakulation haben wir schon darüber gesprochen, wie diese einen Mann dazu bringt, sich mehr und mehr auf sein eigenes sexuelles Reaktionsschema zu konzentrieren, und wie er so von der Freiheit und der Natürlichkeit wegkommt, die Reaktion einfach zuzulassen. Wie er sich auf die Kontrolle der Ejakulation konzentriert, fängt diese Konzentration an, die Erhaltung der Erektion zu beeinträchtigen, und führt zu einem Verlust der Erektion. Mit der Zeit wird dann das Auftreten einer Erektion sogar völlig verhindert. Oft beginnt dieses Problem nämlich mit einer vorzeitigen Ejakulation und vermischt sich erst noch mit einem Impotenzproblem; beide Bereiche müssen gelöst werden. Wir sollten hier noch einmal betonen, daß Impotenz damit zusammenhängt, daß man sich zu sehr auf die physische Reaktion konzentriert, sich um seine Leistungsfähigkeit sorgt und dazu neigt, sich in die Zuschauerrolle zu begeben und zu sehen, was man macht. Alkohol und Drogen wiederum sind die Substanzen, deren Gebrauch die natürlichen Körperreaktionen einschränkt und zu Impotenz führt. Es trifft zwar zu, daß eine geringe Menge an Alkohol die Hemmungen verringert und so die sexuelle Erfahrung fördern kann, doch der eigentliche physische Effekt des Alkohols ist, daß er die sexuelle Reaktion beeinträchtigt. Oft trinken Männer mehr, um sich angesichts einer sublimen Angst besser zu fühlen, was in Wirklichkeit ihr Problem eben nur verschlimmert. Aber es ist nicht immer einfach, ein Problem auch anzugehen. Der Mann ist ja ebenso darauf konditioniert, noch immer allzuvieles – gerade aus seinem Innenleben – mit sich selbst auszumachen. Viele Drogen und Medikamente haben die gleiche Wirkung. Falls Sie die Ihnen verschriebene Arznei nehmen und es bei Ihnen zu Impotenz kommt, so konsultieren Sie Ihren Arzt und lassen Sie feststellen, ob Ihre verringerte sexuelle Reaktionsfähigkeit eine der Nebenwirkungen der Arznei ist. Viele der Drogen haben auch die Wirkung, daß sie die sexuelle Reaktionsfähigkeit vermindern – ein Grund mehr, sie zu meiden.

Folgt man der Geschichte von impotenten Männern zurück, stellt man häufig fest, daß sie dominante Eltern haben, insbesondere dominierende Mütter. Dies hat sich vielleicht in Form von verbaler oder emotionaler Dominanz manifestiert. In unserem Beispiel hatte der Betroffene als Junge nur wenig oder keine eigene Kontrolle über sein Leben und nicht die Freiheit, seine eigenen Entscheidungen zu treffen oder auf natürliche Weise zu reagieren. Als verheirateter Mann lebte er dann nicht weit von seinen Eltern entfernt. Sie erwarteten von ihm, daß er sie jeden Tag besuchte oder zumindest anrief. Obwohl er ein erfolgreicher, verantwortungsbewußter Anwalt war, dem man große Summen zur Verwaltung anvertraute, wurde er in seinem Verhalten immer noch von den Erwartungen seiner Eltern bestimmt. Er hatte auch große Schwierigkeiten, sexuell zu reagieren, und erlebte fast völlige Impotenz. Es ist interessant festzustellen, daß Männer, deren Mütter dominant waren, oft auch selber dominierende Frauen auswählen. Somit empfinden sie das vertraute Gefühl, unter der Kontrolle einer Frau zu sein. In ungefähr einem Viertel der Fälle von Impotenz stellen wir eine strenge religiöse oder moralische Erziehung fest, in der Geschlechtsverkehr als Übel oder sogar als die Quelle allen Übels angesehen wird. Jedes Verhalten oder Gespräch, das sexuelle Untertöne hatte, wurde sofort und mit größter Strenge unterbunden. Wir sagen nicht, daß moralische und religiöse Erziehung der sexuellen Entwicklung generell schadet, aber eine bloße unbeugsame, steife und moralisierende Erziehung behindert eine freie sexuelle Reaktion genauso wie letztlich die Entwicklung gesunden Glaubens.

Eine Form von klinischer Depression oder Beklemmung beim Mann – die nichts mit seinem sexuellen Funktionieren zu tun hat – kann seine sexuelle Reaktion beeinträchtigen. Und es kommt vor, daß er impotent wird. Dies ist ein Sekundärproblem, das nach der Behandlung der klinischen Depression oder Beklemmung behandelt werden muß. Depression tritt als Ergebnis eines langzeitlichen Problems im Leben auf: Verlust, Schmerz oder verschiedene andere Traumata. Ist die Depression oder Beklemmung behandelt, kehrt oft die sexuelle Funktion zurück. Wenn das nicht der Fall ist, so sollte sie direkt und verhaltensmäßig behandelt werden. Müdigkeit kann Impotenz bewirken, wenn ein Mann oft versucht, den Liebesakt zu vollziehen, obwohl er körperlich erschöpft ist. Es mag gut sein, daß die Reaktion immer schnell und natürlich und ohne Vorgedanken gekommen ist. Hat er dann bei einer Gelegenheit den Eindruck, er sollte seine Frau zufriedenstellen und deshalb mit ihr schlafen, obwohl er körperlich erschöpft ist – durch die Arbeit, eine Reise oder Streß –, stellt er in dem Moment womöglich fest, daß er nicht ausreichend Energie für eine gute sexuelle Erfahrung besitzt. Das Beste wäre, er würde seiner Frau sagen, daß er zu erschöpft ist, und den Beischlaf verschieben. Besitzt er jedoch diese Freiheit nicht, oder spürt er das Verlangen seiner Frau, wird er es vielleicht trotzdem versuchen, mit dem unweigerlichen Ergebnis, daß keine Erektion stattfindet. Sobald die sexuelle Reaktion zur Sorge gerät oder er sich weiterhin in müdem Zustand befindet, kann dies der Anfang einer weitergehenden impotenten Reaktion darstellen. Wir ermutigen Frauen, Verständnis dafür aufzubringen, daß Männer manchmal einfach zu müde sind, so wie sie oft ja auch zu müde sind. Es ist schwieriger für einen Mann, seine Müdigkeit zuzugeben, da – wie wir vorher schon gesagt haben – von ihm angenommen wird, daß er zu jeder Tages- und Nachtzeit zum Sex bereit ist.

Älterwerden und Sexualität überschneiden sich regelmäßig als eine der Situationen, in denen der Mann einige Erlebnisse mit Impotenz hatte, seinen Arzt konsultierte und ihm gesagt wurde: »Was erwarten Sie! Sie sind 50, oder?« Eine solche Aussage, und das von einem Mediziner, hat zuweilen die Auswirkung, daß die impotente Reaktion schon bald als Muster versiegelt wird. Wir sollten schnell sagen, daß es auch Ärzte gibt, die bezüglich des natürlichen, sexuellen Reaktionsschemas gut informiert sind. Jedoch ist es noch nicht allzu lange her, daß die Sexualerziehung auch in die medizinische oder psychologische Ausbildung eingeschlossen wurde. Wenn also ein Arzt, Psychologe oder Pastor sich nicht ständig auf dem laufenden gehalten hat, arbeitet er immer noch mit Konzepten, von denen wir wissen, daß sie falsch sind. Wie beeinflußt also das Älterwerden die sexuelle Reaktion? So wie bei allen physischen Reaktionen werden wir mit zunehmendem Alter langsamer. Die meisten 55jährigen Männer können nicht mit so wenig Schlaf, mit so vielen Arbeitstagen voller Stunden, so vielen Reisen auskommen, oder so hart spielen und ihren Körper über längere Zeiträume hinweg der gleichen Art Streß aussetzen, wie sie es als Zwanzigjährige konnten. In allen anderen Bereichen unseres Lebens überrascht uns das nicht. Aber im sexuellen Bereich haben wir das Gefühl, in dem Teil unserer Männlichkeit bedroht zu sein, bei dem wir zugleich am sensibelsten beziehungsweise am verletzlichsten reagieren. Mit zunehmendem Alter gibt es drei Veränderungen in unseren Reaktionen, die wir festhalten sollten. Die erste Auswirkung des Alters mag sein, daß wir feststellen, daß unsere Erektion langsamer wird, als sie es bisher war. Wir merken vielleicht auch, daß die Erektion weniger fest ist, als sie es früher war. Und schließlich stellen wir fest, daß wir nicht immer bei jeder Erregung das Bedürfnis zur Ejakulation haben und vielleicht auch weniger sexuelle Begegnungen brauchen. Keine dieser Veränderungen, die gewöhnlich schrittweise auftreten, muß unsere sexuelle Erfahrung beeinträchtigen, es sei denn, wir machen uns darüber Sorgen – wozu der Mensch nun mal neigt. Viele Paare berichten, daß mit diesem Langsamerwerden der Mann fähig ist, einige der angenehmen Seiten der sexuellen Erfahrung mehr zu genießen, anstatt nur auf die Erregung konzentriert zu sein. Dieses reifere Vorgehen bringt der Frau mehr Genuß. Sie hat vielleicht seit Jahren das Gefühl, daß er das Ganze zu schnell durchgeht, ohne auf ihr Mithalten zu achten. Frauen betrachten das also eher als einen Segen als einen Verlust. Wir möchten es betonen: Der Altersprozeß verursacht zu keinem Zeitpunkt Impotenz; aber die Sorge um das Älterwerden kann zu Impotenz führen. Gott hat uns dazu geschaffen, unser ganzes Leben lang sexuell zu funktionieren. Es liegt jedoch auf der Hand, daß wir auch in den Phasen des Lebens verschiedene Verhaltenspotentiale nutzen, so wie wir als Kind erst die Sexualität erkennen, später lernen und dazu noch reifen durften, so wird man als älterer Mensch nicht unbedingt das gleiche Verhalten zeigen wollen, wie man es noch Jahre zuvor bevorzugt hätte.

Unmittelbare Ursachen für Impotenz

Wir sind einige der Muster in unserem Leben durchgegangen, die Impotenz mit sich bringen können, und wissen nun, daß das Älterwerden nicht dazu gehört. Was aber kann in der direkten sexuellen Begegnung Impotenz hervorrufen? Das ist einmal der sexuelle Potenzzwang: Ein Mann, der in eine sexuelle Erfahrung hineingeht und sich Sorgen macht, nicht auf der Höhe zu sein, oder um die Größe seines Glieds, die relative Anziehungskraft seines Körpers, um sein Gewicht oder seine Fähigkeit, ein angemessener sexueller Partner zu sein, ist durch diese Sorge zur Impotenz prädestiniert. Angst vor Ablehnung ist oft Ursache von Impotenz. Die Ablehnung kann mehrere Formen annehmen: Es kann mit einem Mangel an Achtung zusammenhängen, den die Frau ihm gegenüber empfindet, oder damit, daß sie ihn speziell im sexuellen Bereich ablehnt. In vielen Fällen lehnt sie ihn gar nicht ab, aber aus unterschiedlichen Gründen fürchtet der Mann, abgelehnt zu werden, und Furcht ist ein schlechter Ratgeber. Oft ist die Furcht noch mit einem übermäßigen Drang verbunden, die Frau doch noch zufriedenzustellen. Und ebenso oft verhält sich dann der Mann noch so ungeschickt, daß er in der Tat abstoßend wirkt. Ist ein Mann so damit beschäftigt, seine Frau zufriedenzustellen, daß er unfähig wird, noch sexuell zu reagieren, ist es nicht überraschend, wenn er Schwierigkeiten mit der Erektion hat. Dieses Schema würde mit einem fordernden Partner noch verstärkt werden. Die Frau, die gewisse Verhaltensweisen als Reaktion fordert, anstatt sie liebevoll zu fördern, wird die Unangemessenheit des Mannes manifest und eine impotente Reaktion wahrscheinlich machen. Dies verringert die Wahrscheinlichkeit, daß sie befriedigt wird. Ängste, übertriebene Besorgnis und Forderungen sind häufige Zutaten für das Impotenzschema.

Eine andere Quelle ist Schuld: Sie verursacht manchmal diese Sorge, die zu Impotenz führt. Schuld kann dadurch verursacht werden, daß man nicht erfüllt, was man versprochen hat, daß man unerwartet lieblose Verhaltensweisen an den Tag legt, durch Untreue oder aber indem man den sexuellen Akt ausübt, wenn der andere nicht so empfänglich dafür ist. Der Mann ist aber derjenige, der frei sein sollte von Schuldgefühlen.

Eine ganz eigene Geschichte ist die unvollzogene Ehe, wie wir es nennen möchten. Es werden immer wieder Berichte über Paare laut, die vielleicht 15 Jahre lang zusammenlebten, ohne die Ehe zu vollziehen, weil sie nicht wußten, was zu tun sei. Dies mag lustig erscheinen, bis wir wirklich Menschen begegneten, die in jedem Lebensbereich normal funktionieren, aber unfähig waren, auf sexuellem Gebiet zusammenzukommen, obwohl sie wußten »wie« und es versuchten. Oft ist wieder irgendein Ereignis aus der Vorgeschichte einer der betroffenen Menschen die Ursache. Ob und wann dieses Ereignis für den Partner eingetreten ist, wenn das Paar in seinen Versuchen, während der ersten Tage ihrer Ehe, das Eindringen zu vollziehen, scheitert, in jedem Fall wird der Mann um seine sexuelle Leistung besorgt und impotent. Das geht meistens so vor sich: Die meisten Paare begeben sich in ihr erstes sexuelles Erlebnis ohne irgendwelche Angst, daß sie es eventuell nicht vollziehen könnten. Sie sind wohl ein wenig besorgt darüber, wie sie sich dabei anstellen, aber ein Problem würden sie doch nie und nimmer vermuten. Dann geschieht es in den besorgten und ungeschickten Versuchen, ein Eindringen zu vollziehen, daß der Mann den Eindruck hat, er kämpfe gegen etwas sehr Solides, was er unmöglich durchdringen kann. Diese solide Wand ist das feste Zusammenziehen des unteren Drittels der Vagina aufgrund eines Traumas oder extremer Angst (Vaginismus). Da er es immer und immer wieder versucht, stellt er fest, daß er seine Erektion verliert, wenn er schon an das Eindringen denkt. Mit der Zeit reagiert er bereits vor dem Akt impotent. Dieses Muster setzt sich fest, und so haben wir es nun mit zwei Problemen zu tun – einer unvollzogenen Ehe und der Impotenz. Was das Paar an möglicher Entmutigung zu diesem Zeitpunkt feststellen muß, ist ziemlich überwältigend und treibt die beiden weiter auseinander. Manche Paare sind fähig, das Problem alleine zu lösen, aber oft ist es am besten, Hilfe von außen in Anspruch zu nehmen. Wenn Sie in dieser Situation sind und einige Schritte selbst unternehmen möchten, folgen Sie den Vorschlägen dieses Kapitels und denen in Kapitel 32 über Vaginismus.

Der freie Mann: Impotenz ade

Was auch die Quelle der Impotenz sein mag – ein Trauma aus der Vergangenheit, Alkoholismus, zuviel Arbeit, ein Problem in der jetzigen sexuellen Beziehung –, sobald sich Impotenz und Sorge mehrere Male eingeschlichen haben, verfestigt sich dieses Muster. Dies ist der Fall, selbst wenn die ursprüngliche Problemquelle nachträglich behoben wird. Es ist die Angst, die durch die zu erwartende Impotenz verursacht wird, die sie weitergehen läßt – es ist ein Kreislauf. Zuerst gab es das anfängliche Versagen mit zunehmender Angst. Dann, bei weiterem Versagen, steigert sich die Angst. Mit zunehmender Angst beschäftigt man sich noch mehr mit dem Problem, was die Wahrscheinlichkeit der Impotenz nur noch erhöht. Schließlich ist es eine Reaktion, die so konditioniert ist, daß sie die dominierende emotionale Kraft ist, wenn das Paar eine sexuelle Begegnung eingeht. Bald versuchen sie dann, solche Begegnungen zu vermeiden.

Ein Mann sagte zu uns: »Ich bin nun schon so lange mit diesem Problem geplagt, daß ich nur noch daran denken kann, ob ich eine Erektion haben werde oder nicht.« Dies beschreibt eindrücklich die Gefühle von Mann und Frau. Die gesamte sexuelle Erfahrung dreht sich um den Zustand des Glieds anstatt um das Liebeserlebnis. Um dieses Muster umzukehren, muß sich der Konzentrationspunkt ändern. Es gibt zwei grundsätzliche Voraussetzungen, um dies zu erreichen. Zuerst muß der Mann sich ablenken und sich neu ausrichten. Als zweites muß er eine Partnerin haben, die seinen Körper positiv liebkost. Was kann getan werden, um dies zu erreichen?

Die Veränderungen beginnen mit einigen neuen Verhaltensmustern, die aus einem geänderten Verständnis heraus entstehen.

Der Mann muß offensichtlich sein Vertrauen wiedergewinnen. Dazu muß er davon überzeugt sein, daß er nicht versuchen muß, etwas zu tun. Wie bereits gesagt, die Erektion ist eine natürliche physische Reaktion, die eintritt, wenn der Mann entspannt genug ist, um sexuell erregt werden zu können. Versucht man, das Muster zu ändern, stört das. Die Frau muß mit dem Versuch aufhören, eine Erektion herbeizuführen. Beide müssen sich neu konzentrieren. Die Konzentration muß auf das körperliche, sinnliche Vergnügen des Mannes gerichtet sein, ohne die Erektion in den Mittelpunkt zu stellen (übrigens das gleiche, was wir über den Orgasmus der Frau gesagt haben). Versuchen Sie das einmal, schon diese geänderte Zielsetzung ist für manchen schwer genug, obwohl das doch wirklich zu den einfachen Schritten gehört. Teil der notwendigen Veränderung ist auch eine neue Art des Sich-Mitteilens. Als ein Weg, um alle Verletzungen und Enttäuschungen des Paares zu bereinigen, ist es von absoluter Notwendigkeit, sich zum Reden, Bekennen, Weinen und Vergeben Zeit zu nehmen. Diese Art der Kommunikation ist deshalb so wichtig, weil, bis das Muster der Impotenz sich eingefleischt hat, sich normalerweise schon viel Selbstzweifel, Vorwürfe, Zorn, Groll, Frustration und Enttäuschung angesammelt haben. Es ist nicht möglich, eine neue Richtung einzuschlagen, ohne die vergangenen Verletzungen mitzuteilen.

Es gibt vier Hauptbarrieren zu überwinden, zwei für den Mann und zwei für die Frau. Der Mann muß sich von seiner Angst lossagen, nicht genug zu leisten, und auch aufhören, sich selbst zu beobachten oder in die Zuschauerrolle zu schlüpfen. Die Frau muß sich von ihren Ängsten und negativen Gefühlen befreien, damit sie eine liebevolle und sorgende Teilnehmerin wird. Sie muß sich dabei wohl fühlen, den Penis des Mannes aus reinem Vergnügen zu streicheln, ohne eine Reaktion erzielen zu wollen. Um die Konzentration von der Erektion abzuwenden und auf den Genuß zu richten, fangen Sie doch mit einigen Übungen der Liebkosung an, wie Sie im Kapitel 13 beschrieben sind. Diese Erfahrungen sollten die Möglichkeit eines Verkehrs nicht einschließen. Ein Verkehr erfordert eine Erektion, was schon wieder eine Forderung mit sich bringt. Verbringen Sie einige Sitzungen damit, daß Sie sich auf das Liebkosen von Händen und Füßen, Gesicht und Körper konzentrieren, ohne auf die Geschlechtsorgane zuzugehen. Wenn es eine Reaktion gibt, fangen Sie an, sich bei Ihrem Liebkosen sachte auf die Geschlechtsorgane zuzubewegen. Sobald Angst entsteht, ziehen Sie sich zurück. Ein Mann berichtete uns, wie sehr er die Liebkosungen genießen konnte, bis seine Frau seinen Penis berührte. Ihre Hand auf seinem Glied fühlte sich für ihn wie eine Forderung nach Reaktion an. Sobald er ihre Berührung spürte, war Angst seine automatische Reaktion. In einem solchen Fall muß die Berührung sehr sanft sein, kurz und indirekt (nicht mit den Händen), bis der Mann auch diese Konditionierung verliert.

Selbst bei der anfänglichen Berührung darf es keine Erwartung einer Erektion geben, nur angenehme Entspannung. Falls Erektionen auftreten, sollte kein Versuch unternommen werden, den Mann zu einem Orgasmus zu bringen. Dies sollte sich über so viele Sitzungen hinweg fortsetzen, wie es nötig ist. Es ist wichtig, dies in einem Tempo zu tun, das dem Mann keinerlei Forderung vermittelt. Sobald der Mann merkt, daß es zur Erektion kommt oder daß er in die Zuschauerrolle hineinrutscht oder Leistungsdruck verspürt, ist es sehr wichtig, daß er diese Gedanken seiner Frau mitteilt. Sie sollte sich dann von den Geschlechtsorganen weg auf andere Körperteile zubewegen. So wie sich diese Forderung schrittweise auflöst, kann sie zu direkter Berührung übergehen. Sobald die Befangenheit wieder beginnt, muß er sie erneut davon in Kenntnis setzen. Diese Kommunikation über die Ängste ist einer der schwierigsten Aspekte, die zu lernen sind, und doch ist es extrem wichtig, wenn es darum geht, die Reaktion der Impotenz abzubauen. Viele Männer werden sagen: »Warum soll ich darüber reden?« Andere sagen: »Das wird die Empfindungen meiner Frau stören.« Dies sind verständliche Befürchtungen. Aber eine unausgesprochene Angst wird größer und stört die Reaktion. So ist es auch mit jeder anderen Angst. Spricht man darüber, wird sie oft kleiner. Die Frauen sollten also Ihre Ehemänner darin ermutigen, und die Ehemänner sollen bereit sein, diese Reaktion mitzuteilen und damit zu experimentieren. Im Laufe der Liebkosung, bei der Erektionen kommen und gehen, fängt der Mann an, Sicherheit darin zu entwickeln, sie zu bekommen und zu halten. Dies ist der Zweck dieser Übungen. Der Mann, der eine Periode der Impotenz hatte, hat sich Sorgen über die Erektion gemacht und muß nun eine neue Sicht lernen, so daß er sie erleben wird. Es mag einen Erregungsabfall geben, und sie wird aufhören, aber es ist möglich, sie wiederzuerlangen. Nach einer solchen Zeitperiode kann sich die Frau schrittweise dahingehend bewegen, daß sie ihn zum Orgasmus stimuliert, ohne daß ein Eindringen erfolgt. Bevor Versuche des Eindringens unternommen werden, müssen Penis und Vagina wieder miteinander vertraut werden. Sie müssen sich sanft und stückweise als Freunde, nicht als Feinde, vorgestellt werden. Um den Penis mit der Vagina ohne Leistungsdruck vertraut zu machen, schlagen wir sowohl für den Mann als auch für die Frau vor, ungeachtet dessen, ob er noch weich oder schon steif ist, ihn wie einen Pinsel über die Klitoris und Vagina streichen zu lassen. Durch diese Aktivität gewinnt der Mann stärkeres Vertrauen, um seine Frau zu liebkosen, ohne Forderung nach einer Erektion oder einem Eindringen. Nach einer Reihe positiver sexueller Erfahrungen, zu denen auch eine gute Reaktion auf solches Streicheln gehört, kann die Frau neckend die Spitze des Penis für einige Augenblicke in die Vagina einführen. Nach weiteren Reaktionen (keine Angst wegen der Erektion) wie gewünscht, kann die Frau spielerisch zuerst die Spitze des Penis in die Vagina einführen, dann etwas tiefer. Dieses Spiel kann weitergehen, bis der Penis vollständig in der Vagina ist. Die Frau sollte diesen Vorgang in ihre Hand nehmen, ohne darauf allzu viel Aufmerksamkeit zu lenken. Je stärker der Mann vom Eindringen abgelenkt ist, desto weniger werden Angst und Erektionsverlust auftreten. Sie kann dabei so kreativ sein, wie es ihre eigene Freiheit und seine Reaktion zulassen. Ablenkungen während dieses Prozesses können Phantasien sein, die man sich erzählt, Streicheln des ganzen Körpers oder das Flüstern von Liebesbotschaften.

Die folgenden Schritte sind vergleichbar mit denen, die man bei dem Problem der verfrühten Ejakulation unternimmt. Sie bewegen sich dem Punkt des Eindringens ohne Orgasmus zu und lassen die Erektion abschwächen, während das Glied in der Vagina ist. Dann fangen Sie mit etwas Bewegung an und verstärken diese stückweise. Schließlich ziehen Sie sich zurück und erleben einen Orgasmus außerhalb der Vagina. Wenn Sie das getan haben, und sich dabei sicher fühlen, beschließen Sie zu einem Zeitpunkt, während Sie in der Vagina sind, daß es jetzt angenehm wäre, sich der Ejakulation zuzubewegen. Sie werden sich wundern, wie ermutigend erste lustvolle und wirklich einmal spannungsfreie Erlebnisse sein können. Oft mag es notwendig sein, wieder zurückzugehen, wenn die Angst wächst. Denken Sie daran, daß es wichtig ist, sich nicht auf die Erektion, sondern auf den Genuß zu konzentrieren. Barrieren, die dies verhindern, werden die Impotenz verfestigen. Sobald Sie während der Übung an die Erektion denken, teilen Sie es mit. Sie sollten auch immer langsam und schrittweise vorgehen, ohne Sprünge. Wie steht es mit der Frau bei all dem? Jedes genußvolle Erlebnis des Mannes sollte begleitet sein von einem für die Frau. Wenn sie keine Schwierigkeiten mit der orgastischen Reaktion hat, fühlen Sie sich frei, sie zu einem Orgasmus zu stimulieren, wenn sie das wünscht. Wenn sich auf diesem Weg Barrieren aufzeigen, was ihre Freiheit der Berührung oder das Wohlfühlen bei der Kommunikation anbelangt, sollte ehrlich darüber gesprochen werden, damit die Offenheit beibehalten werden kann. Man verlangt viel von der Frau, wenn sie das ganze mit dem Mann durchsteht, und doch ist es wichtig, festzuhalten, daß sie genau soviel davon profitiert wie der Mann. Wenn er entspannt genug ist, um die Erektion und eine Freisetzung mit ihr zu genießen, findet auch sie neue Erfüllung. Dies ist eine der Zeiten, in welcher die tiefe Liebe, die zwei Menschen miteinander teilen, auf die Probe gestellt ist. Liebe, die geduldig ist, die alles erträgt und für alles hofft, selbst wenn man mit dem Hindernis Impotenz kämpft.

Professionelle Hilfe

Wenn ein Paar sich schon viele Jahre mit Impotenz und der Verdrängung des Geschlechtsverkehrs auseinandersetzen mußte, mit allen darin angesammelten Frustrationen, sind sie vielleicht nicht unbedingt in der Lage, ihr Problem selbst zu lösen. Sie brauchen Hilfe. Der Mehrzahl der Menschen, die Hilfe bei Impotenz suchen, kann von einem Eheberater geholfen werden. Es gibt Hoffnung, gleichgültig, wie lange Ihr Problem schon andauert. Nach 19 Ehejahren erreichte eine Frau schließlich den Punkt der Frustration, an dem sie sagte: »Wir sollten entweder etwas dafür tun, oder ich werde gehen!« Mit Furcht und Zittern suchten sie und ihr Mann Hilfe. Ihre Geschichte stellte von Anfang an ein Problem dar. Es hatte einige Monate gedauert, bis sie ihre Ehe vollzogen, und als sie es taten, war keiner von ihnen befriedigt. Über die Jahre hinweg unternahmen sie ungeschickte Liebesversuche, um zwei Kinder zu bekommen, doch der Verkehr brachte ihnen keinen rechten Genuß. Mit der Zeit fühlte sich der Mann immer unzulänglicher und erlebte immer häufiger Impotenz. Als sie zu uns kamen, war er bei jedem Versuch einer sexuellen Begegnung sofort impotent. Die Frau war unglaublich wütend, und der Selbstwert des Mannes war radikal gesunken. Sie teilten dafür eine große Hingabe an ihre Ehe und Familie. Indem wir über Monate hinweg sorgfältig mit Ihnen zusammenarbeiteten, konnten sie eine Barriere nach der anderen überwinden bis zu dem Punkt, wo sie richtige sexuelle Freude miteinander erlebten. Die Verletzungen und Niederlagen, die ein Teil ihrer Erfahrung waren, sind heute nicht mehr vorhanden. Wir erzählen diese Geschichte, um diejenigen zu ermutigen, deren Leben in ein ähnliches Schema paßt. Sie müssen nicht in der Lage steckenbleiben, in der Sie sich befinden, sondern können herausfinden zu einer zufriedenstellenden Lösung.

31

Ohne Erregung oder Orgasmus – die Frustration einiger Frauen

»Soweit es mich anbelangt, könnte Sex für immer verschwinden. Ich empfinde sowieso nie etwas. Ich bin mir keines einzigen sexuellen Gefühls in meinem Körper bewußt. Ich werde nie erregt, und ich wüßte nicht einmal, was ein Orgasmus ist, wenn ich einen hätte.«

Diese Aussage ist repräsentativ für die Gefühle von Frauen, die mit wenig Erregung und keiner größeren Reaktion in die sexuelle Erfahrung gehen. Jedoch, jede Frau ist von Geburt an mit der Fähigkeit zur sexuellen Reaktion ausgestattet. So wie wir mit Appetit geboren sind, haben wir einen angeborenen sexuellen Hunger. Wie wir erwähnt haben, hat ein Junge seine erste Erektion einige Augenblicke nach seiner Geburt, und ein Mädchen hat innerhalb der ersten 24 Stunden eine feuchte Vagina. In gleicher Weise wie wir mit Gefühlen geboren werden, sind wir auch dazu geschaffen, sexuelle Gefühle zu haben. Von Natur aus gibt es einige Unterschiede von einer Frau zur anderen, was die Intensität des Appetits anbelangt. Doch außer im Fall einer physischen Abnormität haben wir alle die Fähigkeit zur Sexualität.

Frauen, die wenig Erregung erleben und noch keinen Orgasmus hatten, müssen keine neue Fähigkeit entdecken; statt dessen müssen sie etwas freilegen, was schon in ihnen ist. Sie wurden mit diesem speziellen Organ geschaffen, um sexuelle Gefühle zu empfangen und weiterzugeben – der Klitoris. Es wurde ihnen die Fähigkeit gegeben, mit großer Intensität zu fühlen. Und sie erhielten einen Körper, der auf vielfältigere Weise reagieren kann, als der Körper eines Mannes. Bei einer Frau, die nicht reagiert, heißt es, die Schichten an Problemen und vergangenen Erfahrungen wegzuräumen, die sich darüber gelegt und das sexuelle Potential in ihr verdunkelt haben.

Ursachen aus der Vergangenheit

Während die Definition der Aufgabe einfach sein mag, ist es für manche Frauen doch ein lebenslanger Kampf. Welches sind diese Schichten, die die sexuelle Reaktion zudecken und blockieren? Sie werden durch die Lebenserfahrung gebildet. Die Information solcher Erlebnisse, die für Frauen Blockaden verursachen, ist die gleiche wie für Männer, die Schwierigkeiten mit Impotenz oder vorzeitiger Ejakulation haben. Die erste Information, die wir erhalten haben, kam von der Atmosphäre zu Hause. Diejenigen, in deren Elternhaus Gefühle nicht offen ausgedrückt wurden, werden dazu neigen, im Ausdruck ihrer sexuellen Intensität zurückhaltend zu sein. Sofern antisexuelle Lehren vermittelt wurden, insbesondere verbunden mit religiös strikter Erziehung, werden auch diese zu den Faktoren hinzugehören, die unsere Reaktion blockieren. Wir haben hier also neben den lebensgeschichtlichen Frühprägungen wieder die ganze Reihe von Bereichen, die etwa zu Erregung und Freisetzung dazukommen müssen, damit sich das Interesse an sexueller Aktivität entfaltet.

Bei anderen Frauen mag das mangelnde Interesse direkter in bezug zu ihrem Mann stehen. Viele Frauen können erregt werden, aber ihre Männer ejakulieren bereits einige Sekunden nach dem Eindringen. Wenn diese Frauen nie gelernt haben, den

Orgasmus auch durch manuelle Stimulierung zu erreichen, bleiben sie unerfüllt zurück. Ein weiterer Grund mag in den Gefühlen liegen, die eine Frau für Ihren Partner empfindet. Vielleicht hat sie ihren Lebenspartner durch Tod oder Verlassen verloren und zu schnell einen anderen geheiratet, und sie stellt dann fest, daß sie einen Mann geheiratet hat, den sie nicht tief liebt. Es gibt vielleicht noch andere Gründe, weshalb sie ihren Mann nicht so mag. Sie hat vielleicht Probleme damit, Männern zu vertrauen. Manchmal weckt das Engagement einer Ehe die Angst der Frau und stört ihre Fähigkeit, sich an ihrem Mann sexuell zu erfreuen. Viele solcher Barrieren können sich in das Wesen einer Frau einschleichen und sie davon abhalten, eine positive sexuelle Reaktion aufzuweisen, die doch von der Schöpfung her ein Teil ihrer Natur ist.

Andere Situationen, die Schwierigkeiten verursachen

So wie Umstände aus der Vergangenheit einer Frau ihre sexuelle Erfahrung behindern können, so sind auch Denkweisen, die sie momentan hat, geeignet, zu einer fehlenden Reaktion zu führen. Eines der häufigsten Probleme ist das Gefühl, kein Recht auf sexuelles Vergnügen zu haben. Wir können nicht genügend betonen, daß Frauen genauso wie Männer geschaffen sind, um sexuelle Freuden zu genießen. Ihre Körper benötigen ebenso die sexuelle Freisetzung wie die der Männer. Frauen haben eine unglaubliche Fähigkeit zur sexuellen Erregung und Freisetzung. Die interessierte christliche Frau findet in der Bibel einiges über sexuelle Aktivität. In 1. Korinther 7,3-5 wird klar und deutlich darüber geschrieben. Gegenseitigkeit wird in klaren Worten ausgedrückt: Sowohl der Mann als auch die Frau haben sexuelle Rechte. Es ist eine Sache, dies in seinem Kopf zu wissen, aber etwas anderes, so davon überzeugt zu sein, daß es in der Praxis geschehen kann.

Mit der Unsicherheit über das Recht, die sexuelle Begegnung zu genießen, ist die Angst vor dem Orgasmus verbunden. Damit eine Frau einen Orgasmus haben kann, muß sie zulassen, daß sie ihren Körper ›losläßt‹, außer Kontrolle ist. Sie muß vertrauen, daß ihr nichts Schädliches oder Zerstörerisches geschehen kann, wenn sie zuläßt, daß die Kräfte in ihrem Körper die Kontrolle übernehmen. Wenn manche Frauen sich dem Punkt des Orgasmus nähern, empfinden sie dasselbe Gefühl, als wären sie an einem hohen Ort und befürchteten, herunterzufallen. Andere haben ein Gefühl, das dem Sterben ähnlich ist. Wieder andere berichten, daß sie Angst haben, ihren »Verstand zu verlieren«. Eine weitere Befürchtung im Zusammenhang mit dem Orgasmus hat mit dem Zögern zu tun, die körperlichen Reaktionen zuzulassen wie die Bewegungen, die Geräusche und die veränderte Mimik. Sie schämen sich vor ihren Partnern. Was immer auch der Grund sein mag, aus welchem eine Frau den Orgasmus fürchtet, sie wird so jede Bewegung zu dem Höhepunkt hin hemmen und oft schon während des Prozesses der Erregung blockieren.

Geht schließlich eine Frau in die sexuelle Erfahrung mit der Vorstellung, daß es ihre Pflicht sei, ihrem Mann zu gefallen, ist es sehr wahrscheinlich, daß sie nichts für sich empfängt – da sie nichts für sich selbst erwartet. Vielen Mädchen wurde gesagt, daß die sexuelle Dimension der Ehe eine Qual sei; es sei ihre Verantwortung, ihr Los im Leben. Es sei etwas, mit dem sich die Frau abfinden müsse. Es sei eine Weise, den Mann zu kompensieren, da er ja für sie sorge. Alles, was unser gesamtes Wesen, unseren Körper, unsere Gefühle und unseren Geist umfaßt, kann allerdings nicht aus solch einer bloßen Pflicht heraus getan werden. Man muß das Vergnügen begehren und erwarten, daß man etwas für sich selbst empfängt. Wurde eine Frau so konditioniert, daß sie glaubt, Sex wäre etwas, das sie für den Mann tun müsse, dann ist die Wahrscheinlichkeit, daß sie frei und leicht in der Erregung mitfließen kann, gering.

Lernen, es geschehen zu lassen

Lernen, Sexualität zu haben und auch spontane Gefühle diesbezüglich zuzulassen, kommt uns als ein Widerspruch vor. Es scheint, daß Sie versuchen sollten, zu fühlen, und doch sagen wir, daß Sie es sich nicht versuchen läßt. Dies ist das erste Prinzip, das Ihnen zu größerer Erregung und Freisetzung durch einen Orgasmus verhelfen wird: Hören Sie auf, es zu versuchen! Ihr Augenmerk darf nicht auf das Erreichen einer Erregung gerichtet sein. Sie müssen davon abkommen, die Erregung als Ziel anzusehen, und sich dafür darauf konzentrieren, Ihren Körper zu genießen. Leistungsangst ist eine hemmende Kraft, wie wir schon vorher gesehen haben (vgl. der Teil über sexuelle Angst in Kap. 28). Diese Angst ist störend, wenn eine Frau versucht, erregt zu werden.

Das zweite Prinzip fördert eine positive Neuorientierung. Die Betonung sollte nicht auf dem Versuch, erregt zu werden, liegen, sondern auf den angenehmen Gefühlen, die man empfindet, und auf der Mitteilung dieser Gefühle ihrem Partner gegenüber. Wenn Sie frei sein wollen, sexuell zu reagieren, wird Ihre Reaktion nicht mit einem Orgasmus anfangen, sondern damit, daß Sie alle auftretenden Körpergefühle zulassen und genießen. Jeder kleine Ansatz kann bereits eine Ermutigung sein. Es ist äußerst wichtig, daß Sie die angenehmen Gefühle, die Sie empfinden, Ihrem Mann mitteilen. Wenn Ihr Mangel an Erregung und Freisetzung ein langwieriger Kampf war, braucht er, daß Sie es ihm auch sagen, wenn Sie sich dem völligeren Körpergenuß zubewegen wollen.

Die Leistungsangst muß verringert werden, es bedarf einer neuen Ausrichtung und einer Kommunikation der angenehmen Gefühle, und die Selbstbeobachtung muß verringert werden. Die natürlichen Geräusche und Verhaltensweisen, die typisch für eine sexuelle Reaktion sind, verursachen bei manchen Frauen ein hemmendes Schamgefühl, das ausgeräumt werden muß. Erinnern Sie sich an vorherige Aussagen: Wenn wir erregt werden – ob Mann oder Frau – reagieren wir. Unser Herzschlag steigert sich, wir atmen lauter und schneller, wir spüren vielleicht eine leichte muskuläre Kontraktion, unser Körper fühlt sich an, als ob wir uns in schwingenden oder stoßenden Bewegungen regten, und wir haben vielleicht den Drang, stöhnende Laute von uns zu geben. Frauen, die Schwierigkeiten damit haben, eine Erregung oder Freisetzung zuzulassen, sind oft unfähig, die eben genannten Verhaltensweisen zuzulassen. Sie genieren sich und fühlen sich unwohl, und wie bei anderen Unannehmlichkeiten tendieren sie ganz normal dazu, das zu vermeiden, was diese negativen Gefühle verursacht. Daher werden sie ihre natürlichen sexuellen Reaktionen zurückhalten.

Um dieses Reaktionsmuster zu ändern, müssen Sie einen bewußten Versuch unternehmen, sich mit Ihren natürlichen Körperreaktionen anzufreunden. Zuerst stellen Sie fest, welche Reaktionen es sind, die Sie vermeiden. Dann drängen Sie sich selbst dazu, diese zu erleben und auszudrücken. Mit etwas Humor können Sie Ihre Spannung dabei leichter nehmen. Schweres Atmen ist z.B. eine natürliche Reaktion. Bemerken Sie, daß Sie davor zurückschrecken und Sie Ihren Atem anhalten, kehren Sie das um, indem Sie fester atmen. Übertreiben Sie das Atmen etc.

Das letzte Prinzip ist, daß Sie die Verantwortung und Kontrolle für Ihr Bedürfnis übernehmen müssen. Ihr Partner kann Ihnen keine Erregung oder Freisetzung geben. Er kann daran teilnehmen, aber nur Sie können sie zulassen. Dies mag Ihnen offensichtlich erscheinen, und doch ist es eine der schwersten intellektuellen Veränderungen, die es zu vollziehen gilt, weil es seit so langem als Verantwortung des Mannes galt, der Frau sexuellen Genuß zu bringen. Im Gegenteil, sexuelles Vergnügen beginnt mit der Verantwortung, die Sie für sich selbst übernehmen, und mit der Bereitschaft, dem nachzugehen, was Sie brauchen.

Ihr Problem festnageln

Möchten Sie daran arbeiten, Ihre Blockade zu überwinden? Als erstes ist es dann wichtig, daß Sie verstehen, an welchem Punkt Sie feststecken. Es ist wichtig, festzustellen, ob Ihr Problem ein Mangel an Erregung ist oder ob Sie Erregung erleben, aber Schwierigkeiten haben, dadurch zum Orgasmus zu kommen. Für manche ist das klar. Für andere braucht es vielleicht etwas Nachdenken über sich selbst. Sie werden Sich daran erinnern, daß die Erregung mit der Lubrikation und der Erektion der Brustwarzen beginnt. Danach finden andere Veränderungen statt, sowohl physische als auch emotionale. Viele Frauen berichten, daß sie eine bestimmte Spitze erreichen und das Gefühl haben, sie gingen über einen Berg, und dann sterbe etwas oder flache ab. Oft ist dieses »etwas« jedes Mal zur gleichen Zeit dasselbe. Wir ermutigen Sie, zu identifizieren, was dieser Punkt ist. Vielleicht benutzen Sie sogar die Grafik in Kapitel 8, in welcher die vier Phasen der sexuellen Reaktion dargestellt sind. Sie müssen fähig sein, auf der Grafik festzustellen, an welchem Zeitpunkt Ihre Gefühle abgeschnitten werden und was zu jenem Augenblick geschieht.

Es kann sein, daß ihre Gefühle abgeschnitten werden, sobald Sie sich fragen, ob dies nun der Moment ist, einen Orgasmus zu haben. Die Gefühle werden blockiert, sobald Sie aus Ihrem Körper in Ihren Kopf gelangen. Oder Sie hören auf zu fühlen, sobald Sie anfangen, intensiv zu atmen. Vielleicht gibt es auch eine Verhaltensweise bei Ihrem Partner, wie eine zu harte Bewegung, die Ihre Reaktion abblockt. Streichen Sie dieses Ereignis so deutlich es geht heraus, und teilen Sie es mit. Ihr Partner muß wissen, was mit Ihnen geschieht, und kann vielleicht zu Ihrem Verständnis beitragen. Denken Sie daran, daß jedes Gespräch darüber, was Ihnen mehr Genuß bereitet, auch sein Interesse und seine Erregung erhöht. Normalerweise wird er durch diese Art von Gesprächen nicht abgekühlt, sondern findet es eher ermutigend.

Sich mit seinem Körper wohl fühlen

Bevor Sie versuchen, sich mit Ihrem Mann wohl zu fühlen, ist es wichtig, daß Sie sich mit Ihrem eigenen Körper vertraut machen. Vielen Frauen wurde beigebracht, daß ihre Körper unangenehm oder unappetitlich seien, insbesondere die Geschlechtsorgane. Sie lernten, daß dies der Teil sei, um den sich der Arzt kümmert, der schmutzige und blutige Teil von ihnen und sicherlich auch ein komplizierter Teil. Um diese Einflüsse zu überwinden, beginnen Sie mit einer Zeit der Selbstentdeckung. Waschen Sie sich gut, nehmen Sie einen Spiegel und lernen Sie sich im einzelnen kennen. Schauen Sie auf die Abbildung der äußeren und inneren Genitalien, und erkennen Sie die unterschiedlichen Teile, berühren Sie sie dabei. Folgen Sie den Angaben in Kap. 6, um diese Erfahrung ausführlich zu machen.

Haben Sie den Punkt erreicht, an dem Sie sich mit sich selbst vertraut gemacht haben und sich dabei wohl fühlen, planen Sie eine Zeit ein, in der Sie und Ihr Mann zusammen diese Entdeckung teilen. Dies sollte nicht als eine Zeit der sexuellen Erregung betrachtet werden, sondern als Zeit des Lernens. Sie können ihn am besten über sich selbst unterrichten und er Sie über sich. Gehen Sie in alle Details, auch wenn Sie sich dabei seltsam vorkommen. Sprechen Sie über Unwohlsein, wenn Sie es durchführen. Es mag mehrere Übungen brauchen, bis Sie sich ausreichend wohl fühlen, um die Geschlechtsorgane gemeinsam zu untersuchen, aber es ist absolut wichtig, um größeren Genuß zu erleben (vgl. Kap. 6).

Manche Menschen fragen, ob dies nicht das Geheimnisvolle am Liebesakt nimmt. Unsere Erfahrung ist, daß Geheimnisvolles, das auf Unwissenheit beruht, nur Probleme verursacht und keine Freude spendet. Nachdem wir vieles über unsere Körper wissen und uns unsere Gefühle mitgeteilt haben, bleibt immer noch genug Geheimnisvolles. Das Geheimnis hat nichts mit unseren unterschiedlichen Körperteilen zu tun, sondern mit den Gefühlen und Empfindungen, die durch die Liebeserfahrung kommen. Geheimnis des Körpers bezeichnet man besser als Unwissenheit – und Unwissenheit führt nicht zur Erfüllung.

Nachdem Sie und Ihr Partner mit dem ganzen Körper des anderen vertraut sind, verbringen Sie Zeit damit, herauszufinden, an welchen Körperstellen Sie die angenehmsten Gefühle empfinden. Die Umgebung dafür sollte sicher und entspannt sein. Dies kann in der Badewanne oder im Schlafzimmer sein, wenn alle aus dem Haus sind oder die Tür verschlossen ist. Achten Sie darauf, daß Sie Zeit für sich haben. Sie sollten sicher sein, nicht unterbrochen zu werden und sich nicht beeilen zu müssen.

Jede Frau hat eine Vorliebe für Berührungsarten. Es gibt keine richtige oder falsche Weise. Für Sie gibt es nur »Ihre« Weise. Manche Frauen mögen es, wenn die Klitoris direkt stimuliert wird, aber die meisten empfinden das als eher schmerzhaft. Deshalb genießt die Mehrzahl der Frauen die Berührung um die Klitoris mehr als die direkte. (Genauso mögen es die meisten Männer lieber, daß man den Schaft des Penis streichelt anstatt den Kopf.) Die Öffnung der Vagina kann auch spezifischen Genuß bringen. Entdecken Sie für sich selbst, wo Sie berührt werden möchten und wie – direkt oder mehr drumherum, mit welcher Hand- und Fingerhaltung, mit starkem oder nur leichtem Druck. Denken Sie daran, daß es keine normale oder richtige Art gibt, sondern nur die Ihre, und die kann sich auch von einem Tag auf den anderen Tag ändern.

Während Sie entspannt sind, testen Sie Ihren Musculus Pubococcygeus, um zu sehen, ob Sie die Anspannung spüren können. Falls Sie die Anspannung gegen Ihre Finger nicht spüren können, spannt er sich entweder nicht an oder ist locker. Damit Sie eine angenehme sexuelle Reaktion erfahren können, muß dieser Muskel gut trainiert sein. Fangen Sie an, die Übung so durchzuführen, wie sie in Kapitel 20 beschrieben wird. Zu diesem Zeitpunkt ist es ebenfalls angebracht, die Punkte herauszufinden, an denen Ihr äußeres Vaginadrittel Ihnen gute Empfindungen vermittelt. Manche Frauen berichten, daß die untere rechte Seite und die linke Seite der Vagina ihnen die positivsten Gefühle bringt. Dies kann bei Ihnen zutreffen oder auch nicht. Wenn ja, genießen Sie es, und teilen Sie es mit. Wenn nicht, müssen Sie sich deswegen keine Gedanken machen.

Was Sie von der Selbstentdeckung, der Selbststimulierung, dem Anspannen des Musculus Pubococcygeus und dem Entdekken der für Berührung empfänglichen Bereiche der Vagina gelernt haben, sollten Sie Ihrem Partner vermitteln, damit er über Ihre letzten Entdeckungen auf dem laufenden bleibt. Dann kann er diese neue Information in sein Liebesspiel einbauen.

Sie müssen nicht nur mit den sexuellen Teilen Ihres Körpers vertraut sein, sondern mit Ihrem ganzen Körper. Teilen Sie und Ihr Partner sich mit, wie Sie sich bezüglich Ihres gesamten

Körpers fühlen. Dies sollte Ihr Äußeres umfassen, wie Sie sich diesbezüglich fühlen, wie Sie darüber denken und was Sie meinen, wie andere darauf reagieren. Stellen Sie sich abwechselnd ohne Kleider vor den Spiegel, und beschreiben Sie, was Sie sehen und fühlen (erste Übung Kap. 5). All diese Übungen sind dazu bestimmt, Ihnen zu helfen, daß Ihr Zusammensein schöner wird. Sie müssen nicht als erregend erlebt werden. Aber wenn Sie feststellen, daß sie es sind, so genießen Sie die stimulierenden Gefühle, ohne daß Sie sich zur entsprechenden Handlung gezwungen fühlen.

Liebkosen ohne Forderung

Die Übungen in diesem Zusammenhang waren hauptsächlich dazu bestimmt, Sie und Ihren Mann über Ihre Körper aufzuklären und eine Art der genitalen Berührung zu lernen, die Sie am meisten genießen. Wir gehen nun zu Übungen über, die zur Liebkosung und zum Genuß bestimmt sind. Beginnen Sie in dem Wissen, daß es keine Erwartung eines Verkehrs gibt. Schließen Sie diesen aus. Seien Sie sich auch bewußt, daß Sie in diesen Übungen nicht versagen können, weil es nichts zu erreichen gibt. Das Ziel besteht darin, so viel Genuß wie möglich zu erfahren und sich daran zu erfreuen. Fangen Sie damit an, zusammen zu baden oder zu duschen, und wenn es Ihnen angenehm ist, waschen Sie sich gegenseitig. Für manche von Ihnen wird dies eine vertraute Erfahrung sein, für andere dagegen mag es seltsam oder ungewohnt erscheinen. Sprechen Sie über diese unangenehmen Gefühle, aber bringen Sie sich dazu, trotz dieser Gefühle zusammen zu baden. Danach lassen Sie sich an einem ruhigen, bequemen Ort nieder – vielleicht auf dem Bett – und wechseln Sie sich dabei ab, einander durch Fuß- und Handstreicheln Genuß zu vermitteln. Zweck der Übung ist, daß man durch Berührung Genuß empfängt, ohne irgendeine Forderung nach Reaktion. Als Empfänger besteht die einzige Aufgabe darin, die Gefühle zu genießen und dem Partner alles Unangenehme mitzuteilen. Ihr Partner muß sich darauf verlassen können, sonst kann er beim Geben nicht entspannen. Seine Aufgabe besteht darin, Sie so zu liebkosen, wie es ihm Freude bereitet. Wir fühlen uns am wohlsten, wenn wir uns in der Sicherheit entspannen können, daß der andere uns mitteilt, wenn ihm etwas unangenehm ist. Beschränken Sie das Streicheln auf Hände und Füße, wie es in Kapitel 13 beschrieben wird. Es mag einiger Sitzungen des Hand- und Fußstreichelns bedürfen, bis Sie sich dabei entspannen und es genießen können.

Darauf gehen Sie über zum Streicheln des Gesichts. Dies ist persönlicher und das Gesicht hat auch mehr sensible Bereiche. Die Lippen und die Ohren, aber auch der Nacken können sexuell empfänglich sein und sind sicherlich persönlicher als Hände und Füße. Konzentrieren Sie sich auf das Nehmen und Geben von Liebkosungen im Gesichtsbereich. Nehmen Sie sich Zeit, sinken Sie hinein, saugen Sie es auf und genießen Sie es. Paare sind oft erstaunt darüber, was Sie übereinander lernen, indem sie langsam, sorgfältig und genußvoll das Gesicht des anderen streicheln. Denken Sie daran, daß dies keine therapeutische Massage ist, sondern eine Form der sinnlichen Kommunikation, die Vertrautheit und Genuß mit sich bringt. Nach jedem Erlebnis sprechen Sie darüber, wie Sie es als Empfänger und Geber empfunden haben. Wechseln Sie ab, wer als erster austeilt. Wenden Sie dieselben Prinzipien für den Geber und den Empfänger an.

Nachdem Sie gelernt haben, die Liebkosung an Händen, Füßen und Gesicht zu genießen, gehen Sie zur Liebkosung des gesamten Körpers über, einschließlich Brust und Genitalien. Nehmen Sie sich Zeit für diese Liebkosung. Lassen Sie Geber und Empfänger die Erfahrung genießen. Und auch hier denken Sie daran, daß es keine Forderung nach sexueller Erregung ist. Ihre einzige Aufgabe besteht darin, die Berührung zu empfangen. Falls es eine Erregung gibt, so freuen Sie sich darüber, haben Sie aber nicht das Gefühl, ihr weiter nachgehen oder sie ausdehnen zu müssen. Die Details für diese Liebkosung beziehen sich auf die Vorschläge aus Kapitel 29.

Häufig kommt in diese Liebkosung des ganzen Körpers eine Forderung oder irgendein Druck hinein. Dies mag aufgrund

Ihrer Konditionierung oder Ungeduld geschehen. Wenn Sie als Frau immer den Eindruck hatten, Sie müßten reagieren, sobald Ihr Mann Ihre Geschlechtsorgane berührt, ist dies ein Schema, das einige Zeit benötigt, bis es aufgehoben ist. Stellen Sie andererseits fest, daß Sie Forderungen an sich selbst stellen, erregt zu werden, dann teilen Sie diese Gedanken Ihrem Mann sofort mit. Bleiben Sie lange genug bei dieser Übung, damit Sie lernen, die Liebkosungen zu empfangen, mitzuteilen und zu genießen – und sich klarzuwerden, daß viele Erlebnisse zufriedenstellend sein können, ohne die Geschlechtsorgane zu berühren. Sie beide können in dem Wissen auseinandergehen, daß Sie beide empfangen und gegeben haben.

Sobald Sie sich dabei wohl fühlen, sich sinnlich am ganzen Körper zu berühren, sind Sie bereit, die Genitalien in den Prozeß miteinzuschließen. Hat man diesen Punkt erreicht, so ist es nur natürlich, eifriger zu werden und sich dann auf die Genitalien zu konzentrieren. Dies bringt gewöhnlich direkte Forderung und behindert die Entspannung und den Genuß. Deshalb ist es bei diesen Übungen besonders wichtig, mit Händen, Füßen, Gesicht und Rücken zu beginnen und sich erst langsam an die Genitalien zu wagen. Lassen Sie diese zuerst nur leicht und flüchtig berühren, gehen Sie dann wieder zu einem anderen Körperteil, zu den Brüsten, dem Oberkörper, hinunter dem Bauch entlang, Schoß und Hüften, zu den Geschlechtsorganen, ohne den klitoralen Bereich zu betonen.

Diese Berührungen sollen sanft und kurz sein und in Länge und Intensität abgestuft stärker werden. Wenn sich irgendeine Angst einschleichen will oder die Haltung des Zuschauens, teilen Sie dies mit und lassen Sie den anderen sich davon wegbewegen, bis die Forderung verschwindet und Sie sich wieder in völligem Genuß entspannen können. Machen Sie sich keine Gedanken über das Ausmaß der Erregung. Der Mittelpunkt hier soll der Genuß sein. Wenn Sie mehr genitale Berührung wünschen, weil es sich gut anfühlt, teilen Sie es mit und lassen Sie Ihren Körper mitgehen, aber lassen Sie diesen Wunsch aus Ihrem tiefen Innern kommen und nicht aus Ihrem Kopf. Nehmen Sie sich eine ähnliche Zeit, in der Sie die Rollen umkehren und Sie den

Körper Ihres Mannes auf spielerische Weise liebkosen, einschließlich seiner Genitalien.

Wir beenden diesen Abschnitt der gegenseitigen Entdeckung mit einer Übung, die zuerst dazu bestimmt ist, Genuß zu lehren und ihn dann zu vermitteln. Masters und Johnson haben es die »nichtfordernde Liebkosung« genannt (vgl. Abb. 8 in Kap. 13). Der Mann lehnt sich fest an die Kopfseite, die Frau setzt sich auf dem Bett vor ihn hin zwischen seine Beine und lehnt sich gegen seine Brust. Die Frau nimmt seine Hände und führt ihn über ihren ganzen Körper. Sie fängt in ihrem Gesicht an und bewegt seine Hände an sich vorne hinunter, wobei sie mit ihren Händen mitteilt, wo, wie und wie lange sie berührt werden möchte. Durch die Berührung und die Beschreibung kann er lernen, was ihr den größten Genuß bereitet. Manchmal ist es schwierig für einen Mann, sich ausreichend zu entspannen, um die Frau übernehmen zu lassen, aber es gibt Dimensionen des Liebkosens, die man nur schwer auf andere Art vermitteln kann.

Haben Sie den gesamten Körper umfaßt, so kann die Frau den Mann schrittweise übernehmen lassen. Während Sie ihm die Führung überlassen, lassen Sie sich in das von Forderungen freie Genießen miteintauchen. Wenn es angenehme Gefühle gibt, die zur Erregung führen, teilen Sie sie mit, und gehen Sie ihnen nach. Wenn sich Ihr Körper nach noch mehr Gefühlen sehnt, lassen Sie es zu. Übertreiben Sie diese Gefühle. Das mag heißen, daß Sie noch tiefer atmen, Ihre Seiten in die Hände Ihres Partners hineingeben und Ihre Beine zusammenpressen oder viele andere Reaktionen verstärken, die man schlecht erklären kann. Nehmen Sie diese guten Gefühle so weit sie gehen, dann ziehen Sie sich davon wieder zurück, liebkosen andere Stellen und gehen wieder zurück.

Es ist wichtig, sich diese wellenartige Bewegung zu verdeutlichen. Sexuelle Erregung wird erhöht, indem wir uns darauf zubewegen und wieder von ihrer Quelle weggehen, sobald wir spüren, daß die Begeisterung nachläßt. Diese spielerische Art der Reaktion ist weniger fordernd und angenehmer. Man muß lernen, mit seiner Erregung zu fließen, und dies geschieht nur durch Kommunikation. Fühlt sich etwas besonders gut an und geht Ihr Mann davon weg, so bringen Sie seine Hand dahin zurück und zeigen Sie ihm, wie Sie es gerne hätten.

Wenn Sie eine Frau sind, die eine spezielle Körperreaktion unterdrückt, üben Sie diese Dimension getrennt. Ist es z. B. schwer für Sie, in Erregung und Intensität zu atmen, planen Sie in einer Ihrer Übungszeiten ein, daß Sie einfach zusammen auf dem Bett liegen und diese Art des Atmens praktizieren. Dies sollte nicht in erregtem Zustand oder bei der Liebkosung geschehen, sondern sie sollten einfach miteinander atmen. Es mag zu einer komischen, lustigen Erfahrung werden, wenn Sie sich etwas melodramatisch gehenlassen. Selbst wenn Sie die Reaktion ausschalten, wird das Sich-den-Gefühlen-Aussetzen und Zulassen der Geräusche das natürliche Atmen selbstverständlicher erscheinen lassen. Dieses Üben sollte auch für laute Töne, Drehen, Stoßen oder jedes andere Verhalten eingesetzt werden, das Ihnen unschicklich vorkommt. Üben Sie diese Verhaltensweisen angezogen und in unerregtem Zustand. Dieses Üben kann die Hindernisse niederreißen und Ihr natürliches Ich zu Tage fördern.

Übung

Gegenseitiges Liebkosen

Nun fügen Sie alles, was Sie gelernt haben, zusammen und machen Übungen, die Ihnen beiden die Art von Berührung bringen, die am zufriedenstellendsten ist. Denken Sie daran, langsam zu beginnen. Beginnen Sie an den äußeren Enden des Körpers – Gesicht, Füße und Hände – und gehen Sie schrittweise zu den Brüsten und Genitalien über, dann wieder zurück zum übrigen Körper. Bleiben Sie nie zu lange an einem Körperteil hängen. Genießen Sie die Begeisterung zusammen, und lernen Sie, wie diese Gefühle noch verstärkt werden können. Im Kapitel 15 gaben wir Anweisungen über Stimulation, wie man erregte Gefühle noch verstärken kann. Nun sollten Sie fähig sein, darauf zu vertrauen, daß Ihr Partner Ihnen mitteilt, falls eine Berührung ihm unangenehm ist. Eilen Sie nicht zum

Verkehr. Statt dessen gehen Sie weiterhin Ihren positiven Gefühlen nach.

In allen Ihren Erfahrungen des Liebkosens folgen Sie diesen Richtlinien: Täuschen Sie keine Reaktion vor; halten Sie an und ruhen Sie sich aus; teilen Sie mit, sobald Sie sich unter Druck gesetzt fühlen. Denken Sie daran, daß das Ziel darin besteht, die positiven Gefühle in Häufigkeit, Intensität und Dauer zu verstärken. Wenn eine Frau intensiv erregt wird und in der Stimulierung fortfahren will, kann sie (nicht er) diesem bis zum Orgasmus nachgehen. Es ist entscheidend, daß dies eine Möglichkeit ist, kein Ziel! Wünscht ein Mann weitere Stimulierung und ist es der Frau angenehm, kann sie ihn bis zum Orgasmus bringen, auch wenn das bis zum Ende der Übung aufgehoben werden sollte.

Ein Wort an die Frauen ist hier wichtig. Oft zeigt sich eine Frau sehr besorgt darüber, was mit ihrem Mann in den Zeitspannen geschieht, in denen es keinen Verkehr gibt oder geben kann. Manuelle Stimulierung zum Orgasmus bringt jedoch durchaus die gleiche körperliche Freisetzung. Ein engagierter, liebender Mann versteht, daß diese Erfahrungen ohne den Liebesakt wichtig sind, um ihr sexuelles Potential zu vergrößern. Er wird es akzeptieren, ohne Verkehr auszukommen, bis die Frau dazu bereit ist. Lassen Sie sich nicht zu Phantastereien hinreißen, was er brauchen oder sich wünschen könnte.

Falls Sie sich dabei wohl fühlen, legen Sie sich zusammen hin, wobei einer von Ihnen oben liegt, lassen Sie den erigierten Penis in Kontakt mit der Klitoris treten. Viele Frauen genießen den Penis, wenn er wie ein Pinsel über den klitoralen Bereich streicht. Dies stimuliert zusätzlich. Benutzen Sie den Penis auf eine Weise, die Ihnen Genuß bringt. Legen Sie das Ende des Penis an die Öffnung der Vagina, ohne einzudringen. Achten Sie bei allem immer darauf, daß die Arten, wie Sie seinen Körper zu Ihrer Erregung benutzen, auch ihm Genuß bringen.

Angenehm abschließen

In dem Maße, wie die Begegnungen frei von Forderungen werden, können Sie weitergehen und das Eindringen vornehmen, vorausgesetzt die Frau wünscht ihn und regt ihn an. Dies ist aber nur dann eine Möglichkeit, wenn Sie eine ausgedehnte Zeit der Liebkosung mit Erregung hatten. Befindet sich die Frau in der oberen Stellung, dann kann sie den Penis ihres Mannes sachte in die Vagina einführen. Es ist vielleicht einfacher, ein Feuchtigkeitsgel zu benutzen. Nach dem Eindringen bleiben Sie zusammen und konzentrieren sich auf die angenehmen Gefühle, die das Glied in der Vagina verursacht. Während Sie so zusammen daliegen, möchten Sie vielleicht weitere angenehme Zonen streicheln oder stimulieren, oder Sie liegen einfach nur ruhig zusammen. Nach einigen Minuten »Pause« ziehen Sie den Musculus Pubococcygeus um den Penis zusammen, damit er die Kontraktion spürt und Sie die Gefühle der Vagina wahrnehmen können. Wenn Sie sich bereit fühlen, beginnen Sie mit einer leicht reibenden Bewegung, den Penis hoch und herunter. Die einzige Aufgabe des Mannes zu diesem Zeitpunkt besteht darin, daß er Sie wissen läßt, wann Sie verlangsamen oder pausieren müssen, damit er nicht ejakuliert. Ansonsten sollten Sie als Frau die Übung bestimmen, den Bewegungen und Gefühlen nachgehen, die Ihnen den meisten Genuß bereiten.

Es ist wichtig, daß Sie frei sind zu experimentieren, um so zu lernen, was Sie am meisten befriedigt. Nehmen Sie die guten Gefühle, so stark sie auch sein mögen, ohne mehr von sich selbst zu drängen oder zu fordern, ziehen Sie sich dann etwas zurück, ruhen Sie und bewegen Sie sich wieder. Wenn Sie einem Hoch nachgehen und merken, daß Sie nicht mehr genügend Energie dafür haben, so signalisieren Sie Ihrem Mann, daß er seiner Ejakulation freien Lauf lassen kann. Es wäre hilfreich, im voraus gewisse Signale festzusetzen. Erwarten Sie keinen Orgasmus beim ersten Koitus-Erlebnis.

Wird zu irgendeinem Zeitpunkt das Erlebnis für Sie negativ, so halten Sie an, ruhen Sie und bestätigen Sie einander. Und sind Entspannung und Neuausrichtung unmöglich, gehen Sie ein oder zwei Sitzungen zurück und bleiben Sie solange wie nötig an diesem Punkt. Denken Sie immer daran, daß Ihr Körper dazu geschaffen ist, zu reagieren. Sie werden nicht in der Mitte steckenbleiben, solange Sie sich Zeit nehmen, um die Sicherheit, die Entspannung und den Genuß aufzubauen. Werden Sie immer häufiger und natürlicher erregt, so gehen Sie diesen Gefühlen nach, indem Sie die Reaktionen absichtlich übertreiben. Dies ist nicht als Täuschung gedacht, sondern als Weg, die Barrieren wegzuschieben, die Sie noch blockieren. Wenn Sie eine Erregung nahen fühlen, gehen Sie ihr intensiv nach. Denken Sie immer daran, daß das Ziel dieses Erlebnisses darin besteht, zu mehr Erregung und Genuß zu gelangen. Wir sind so geschaffen, daß der Orgasmus natürlich folgt, wenn wir das zulassen. Es ist eine reflexhafte Reaktion, die hervorgerufen wird, wenn sich die Intensität der Erregung aufbaut.

Zusammenfassend

Als Frau müssen Sie das, was Sie brauchen, kontrollieren und die Verantwortung dafür übernehmen. Gehen Sie Ihren guten Gefühlen entgegen. Informieren Sie Ihren Partner, sobald sie »abgeschaltet« sind, und ziehen Sie sich von der Art Stimulierung zurück, die Ihnen nicht zusagt. Ruhen Sie einige Zeit, bis Sie mehr möchten, und gehen Sie dann dem wieder nach. Verharren Sie an dem Punkt, an dem die Gefühle gut sind und bleiben Sie zusammen, halten Sie sich. Im Idealfall wachsen diese Segmente des Genusses in der Dauer an. Praktizieren Sie diese Übung jeden oder jeden zweiten Tag. Nach einigen Sitzungen, die Sie angenehm in jedem Niveau verbringen, gehen Sie zum nächsten Schritt über, aber immer auf Initiative der Frau. Versuchen Sie den Eintritt, wenn die Frau oben ist und den Penis führt. Wenn Sie sich Gefühlen in der Vagina bewußt werden, beginnen Sie das Reiben und Stoßen des Penis. Mit jedem Stoßen, versuchen Sie den Musculus Pubococcygeus zu stärken. Machen Sie damit weiter mit dem Hintergedanken, daß der Penis Ihnen gehört, damit Sie mit ihm zu Ihrem Genuß spielen. Sie können damit rechnen, daß es Ihrem Mann Vergnügen bereiten wird. Dies ist ein gesundes Denken in jeder Hinsicht: physisch, emotional und biblisch (vgl. 1. Kor 7,3-5).

Auf dem Wege zur Freisetzung durch den Orgasmus nach dem Eindringen

Ein weiteres Dilemma sollte noch kurz angesprochen werden. Was ist, wenn ein Orgasmus nur durch externe Stimulierung vor dem Eindringen erreicht werden kann? Wie wir schon betont haben, sind alle Orgasmen gleich, und einer sollte nicht höher eingestuft werden als ein anderer. Es ist jedoch nicht ungewöhnlich für eine Frau, daß sie wünscht, während des Verkehrs einen Orgasmus zu haben. Was kann getan werden? Um einen Orgasmus während des Verkehrs zu erhalten, brauchen Sie direkte klitorale Stimulierung, während der Penis sich in der Vagina befindet. Sie können sich selbst stimulieren, Ihr Mann kann es tun (insbesondere, wenn die Partner nebeneinander liegen). Manche Frauen entgegnen vielleicht, daß sie ohne spezielle Berührung der Klitoris orgastisch sein möchten. Dies mag mit der Zeit möglich sein, aber um es zu lernen, müssen Sie den Verkehr mit einer direkt erregenden Handlung verbinden. Wenn das Muster eingeprägt wird, kann Erregung und Freisetzung ohne äußeres Zutun auftreten. Diese Verbindung von klitoraler Reizung mit Verkehr wurde von vielen Paaren als sehr wirkungsvoll befunden.

Was auch der Grund Ihrer Schwierigkeit bezüglich der Erregung oder der Freisetzung sein mag, so hoffen wir, daß Sie eine Atmosphäre schaffen können, in der Ihre sexuelle Reaktion an die Oberfläche treten kann. Wenn Sie sich bestätigt, von Forderungen frei, mit Ihrem Körper zufrieden fühlen und fähig sind, Genuß einzusaugen und ihm nachzugehen, so wird die sexuelle Reaktion unweigerlich folgen.

32

Schmerz verringert den Genuß

»Seit der Geburt meiner Kinder – eine schreckliche Erfahrung! – habe ich keine Freude mehr am Geschlechtsverkehr gehabt. Ich bin vor einer neuen Schwangerschaft geschützt, so daß dies nicht das Problem ist. Ich habe vor der Geburt der Kinder das sexuelle Beisammensein sehr genossen. Manchmal denke ich, es spiele sich alles nur in meinem Kopf ab und der Schmerz würde verschwinden, wenn ich es zuließe, es zu genießen. Ich weiß, daß etwas nicht in Ordnung ist, obwohl mein Gynäkologe nichts herausfinden konnte.«

Diese Art von Bericht stammt von einer Frau, die gerne sexuelle Erlebnisse hat, es aber mit jeder Begegnung als leidvoller empfindet, weil sie während jedes Geschlechtsverkehrs starke Schmerzen empfindet. Schmerz während des Verkehrs nennt man medizinisch Dyspareunie. Es gibt dafür eine Reihe verschiedener Ursachen. Was die Ursache auch sein mag, wenn während des Verkehrs Schmerz empfunden wird, wird der sexuelle Genuß stark beeinträchtigt, vielleicht sogar völlig aufgehoben.

Schmerz und die jungverheiratete Frau

Wenn die Braut Jungfrau war, ist es nicht überraschend, wenn sie etwas Schmerz empfindet. Die meisten Frauen verspüren in der Zeit des ersten Geschlechtsverkehrs zumindest etwas davon.

Dies beruht auf der Öffnung des Hymens, das klein und fest ist. In der Mehrzahl der Fälle liegt dies in der Neuheit, der Begeisterung und der Angst begründet, welche eine Frau davon abhalten, sich in solchen Moment ausreichend zu entspannen. Wenn die notwendigen physischen Veränderungen nicht auftreten (das Öffnen und das Weiten der äußeren Schamlippen und die Befeuchtung der Vagina), wird das Eindringen schwieriger und der Schmerz intensiver sein. Ein Eindringen unter diesen Bedingungen verstärkt den Schmerz und verringert die Möglichkeiten eines Genusses. Spürt die Frau erst einmal einen Schmerz, kommt Spannung hinzu. Diese Spannung wird die Erregung verhindern und jegliche Art von Freisetzung blockieren. Während viele Paare auf diese Weise beginnen, so überwinden sie diesen Abschnitt doch sehr schnell. Aber man kann dies auch von Anfang an vermeiden.

Wenn Sie verlobt sind oder verlobte Paare beraten, wird die Beachtung einiger Details viel von der Angst und des möglichen Schmerzes verringern. Zuerst einmal sollte die Frau gut sechs Wochen vor der Hochzeit von einem Gynäkologen oder qualifizierten Allgemeinarzt untersucht werden. Bei dieser Untersuchung sollte der Arzt ihr mitteilen, ob ihre physische Anatomie normal ist oder ob es besondere Barrieren gibt, derer sie sich bewußt sein sollte. Das Paar sollte ebenso zusammen mit dem Arzt über Verhütungsmethoden sprechen. In den Wochen vor der Hochzeit sollte die zukünftige Ehefrau bei jedem Bad mit ihren Fingern das Hymen auseinanderziehen, bis sie drei Finger in die Vagina einführen und es leicht auseinanderziehen kann. Diese Prozedur des Streckens wird die Vagina für das Eindringen vorbereiten und der Frau helfen, sich etwas daran zu gewöhnen, wie es sich anfühlt, wenn die Vagina gedehnt ist. Mit nahender Hochzeit kann sie es mehrmals am Tag durchführen.

Das Paar sollte ermutigt werden, ein Feuchtigkeitsgel mitzunehmen. Für den Gebrauch am gesamten Körper ist eine Lotion ohne Lanolin geeignet. Das Paar sollte den Gebrauch des Gels einplanen, ob es das für nötig hält oder nicht. Das Gel schützt die Frau für den Fall, daß sie während der Erregung trocken wird. Außerdem bietet es eine Ablenkung vor dem Eindringen. Eine kleine Menge Gel sollte auf den Kopf und die Ränder des Penis und die Öffnung der Vagina gestrichen werden.

Ein letztes Wort an die frisch verheirateten Eheleute: Gehen Sie langsam vor. Gleichgültig, wie oft Sie es sich vornehmen, werden Sie höchstwahrscheinlich zu schnell vorgehen. Wenn ein Paar seine erste Erfahrung mit viel Sanftheit, Geduld, Leichtigkeit und Entspannung planen kann, so ist es sehr wahrscheinlich, daß sie einen positiven Anfang für ihr Liebesleben schaffen.

Streß bringt Schmerzen

Jeder von uns spiegelt auf seine irgendeine Weise den Druck wider, den er empfindet. Manche Frauen neigen dazu, ihre genitalen Muskeln unfreiwillig zusammenzuziehen, wenn sie Spannung in ihrer sexuellen Erfahrung erleben. Es mag ihnen nicht einmal bewußt sein, daß die Spannung vorhanden ist. Da dies der erfüllenden und freisetzenden sexuellen Erfahrung entgegenwirkt, ist es nicht erstaunlich, daß diese Frauen am Ende etwas frustriert sind. Aber über die Frustration hinaus erleben sie ebenso Schmerz als Folge dieser Anspannung. Wenn das Anziehen des Muskels vor dem Eindringen geschieht, kann es Schmerz beim Eindringen hervorrufen. Scharfe, spasmische Kontraktionen nach dem Eindringen können ebenfalls Schmerzen verursachen. Die extreme Form davon wird auch Vaginismus genannt.

Vaginismus ist das unfreiwillige Zusammenziehen der Muskeln in dem äußeren Drittel der Vagina, was den Eintritt des Penis verhindert. Diese Kontraktion kann so stark sein, daß es unmöglich ist, auch nur den kleinen Finger einzuführen. Manchmal wird es zu einem permanenten Zustand, statt nur ein Ergebnis des initiierten Liebesspiels zu sein. Weil es für den Mann unmöglich ist, einzudringen, kann man Vaginismus leicht feststellen. Sollte dies Ihre Situation sein, suchen Sie einen Gynäkologen auf. Und falls dieser nicht mit der Behandlungsmethode vertraut ist, bitten Sie um Überweisung zu einem Spezialisten oder Sexualtherapeuten. Dieser muß kompetent sein, um Sie in dem Gebrauch einer Reihe von Dilatatoren anzuleiten, die in der Größe zunehmen und dazu bestimmt sind, diese unfreiwilligen Spasmen zu beheben. Wir möchten Sie ermutigen, dieses Problem wird in kurzer Zeit, besonders durch die Behandlung, behoben sein. Es sollten jedoch auch Versuche unternommen werden, die Ereignisse zu verstehen, die zu Vaginismus geführt haben, damit sich das Muster darin nicht wiederholt.

Eine weitere Schmerzursache ist die mangelnde Freisetzung. Wenn eine Frau keinen Orgasmus erlebt, mag sie einige schmerzhafte Gefühle in ihrem Unterleib und im unteren Rückenbereich haben. Mit der Erregung wird das ganze Reproduktionssystem, einschließlich der Vagina und des Uterus, in Vorbereitung der orgastischen Freisetzung, mit Blut vollgepumpt. Die Kontraktionen des Orgasmus sind dazu bestimmt, die Blutstauung freizusetzen. Beim Orgasmus sorgt dieser Prozeß für großes Vergnügen. Wenn die Frau aber keine Freisetzung erlebt, bleibt der gesamte Beckenbereich mit Blut angefüllt, was zu Schmerzen führen kann. Der Schmerz ist gewöhnlich nicht intensiv, aber dumpf und stoßend, ähnlich wie Rückenschmerzen. Der Unterschied besteht darin, daß es sich anfühlt, als wäre es tiefer im Körper. Das beste Heilmittel ist offensichtlich, daß die Frau einen Orgasmus zuläßt. Es ist wichtig, daß der Arzt oder Therapeut feststellt, wann der Schmerz auftritt, um so zu bestimmen, ob er ein Ergebnis der fehlenden orgastischen Freisetzung ist. Das vorherige Kapitel gibt spezielle Schritte an, welche der Frau helfen sollen, einen Orgasmus zu haben.

Physisch bedingter Schmerz

Infektionen und Entzündungen können den Genuß verringern. Ob die Infektion die äußeren Genitalien betrifft und Schmerz während der klitoralen Stimulierung verursacht oder innerhalb der Vagina sitzt und während des Verkehrs Schmerzen bereitet, sie wird auf jeden Fall die Freiheit und den Genuß behindern.

Jede Art der Infektion sollte man sofort vom Arzt behandeln lassen. Sexuelle Aktivität sollte nach Anweisungen des Arztes begrenzt werden. Manchmal schafft eine Infektion für ein Paar die Gelegenheit, sich am restlichen Körper zu erfreuen. Eine Infektion heißt nicht unbedingt, daß ein Paar sich der sexuellen Aktivität enthalten muß. Wenn es beiden angenehm ist, so kann der Mann am Ende der körperlichen Liebkosung zu einem Orgasmus stimuliert werden, ohne daß er Kontakt mit den Genitalien der Frau haben muß.

Entzündungen können problematisch sein, weil keine spezifische Krankheit vorliegt. Doch kann eine entzündete vaginale Öffnung oder der Kanal der Vagina genauso viel Unannehmlichkeit und Schmerzen verursachen wie eine Infektion. Das beste Gegenmittel bei Entzündungen ist ein Gel. Manche Frauen erleben ein Dünnerwerden der Vaginawände. Manchmal passiert dies mit dem Alter, besonders zur Zeit der Menopause aufgrund der reduzierten Östrogene.

Wenn die Vaginawände dünner werden, gehen Sie zu einem Arzt, um die Ursache zu bestimmen, und benutzen Sie dann immer ein Gel, um die Reibung zu verringern. Selbst wenn die Wände der Vagina dünn werden, muß sexuelle Aktivität nicht aufhören.

Schmerz kann das Ergebnis von Rissen in der Öffnung oder kleinen Schnitten (Fissuren) innerhalb der Vagina sein. Risse im Hymen verursachen gewöhnlich Schmerzen beim Eindringen. Manche Frauen können den Schmerz an einem speziellen Punkt der Vagina identifizieren. Sie berichten häufig folgendes: »Es fühlt sich an, als ob es in der unteren linken Ecke ungefähr 1,45 cm innerhalb der Vagina ist, und es tut jedes Mal gleich weh.« Wenn der Schmerz so genau lokalisiert werden kann, ist er kein Ergebnis einer Spannung oder des Dünnerwerdens der Vaginawände, sondern wird durch einen kleinen Riß innerhalb der Vagina verursacht. Aufgrund der ständigen sexuellen Aktivität und der feuchten Umgebung geht die Heilung langsam vonstatten. In der Regel können diese Risse mit einer Salbe behandelt werden oder manchmal durch einen kleinen chirurgischen Eingriff.

Manche Frauen haben nur beim tiefen Eindringen Schmerzen. Dafür gibt es drei Hauptursachen. Die häufigste ist ein gesenkter Uterus. Wenn die Muskeln, die den Uterus halten, geschwächt sind, fällt der Uterus so, daß die Cervix, die Öffnung des Uterus, in das obere Ende der Vagina fällt. Bei tiefem Reiben wird die Cervix gestreift, was einen scharfen, stechenden Schmerz verursacht. Erleichterung kann sofort durch ein leichtes Anheben der Position geschehen. Für viele Frauen hebt ein Kissen oder ein gefaltetes Handtuch unter dem Rücken (wenn sie unter dem Mann ist) den Uterus hoch genug, daß tiefes Stoßen genossen werden kann. Weitere innere Pathologien, wie z.B. eine Entzündung der Gebärmutterschleimhaut, oder ein falsch plazierter Intrauterinpessar können beim tiefen Stoßen ebenso Schmerzen verursachen.

Schließlich kann ein Schmerz aus einem Trauma von einer Geburt herrühren. Ein solcher Schmerz stammt von einer sensiblen Narbe aus einem Scheidendammschnitt, dem Einschnitt, um den Geburtsvorgang zu unterstützen. Es können auch Risse in den Ligamenten vorhanden sein, welche den Uterus halten oder in der Vaginawand oder um die Öffnung der Vagina herum. Risse treten häufiger bei schweren Geburten auf. Dies war der Fall bei der Geburt unseres ersten Kindes, einer Steißgeburt. Denjenigen, die nach der Geburt eines Kindes die sexuelle Aktivität wiederaufnehmen, raten wir dasselbe wie einem frischverheirateten Paar: Gehen Sie langsam und vorsichtig voran; Eile mit Weile; gehen Sie großzügig mit Feuchtigkeitsgel um.

Den Schmerz in den Griff bekommen

Wenn Sie Schmerzen haben, sollten Sie zuerst mit Ihrem Mann darüber sprechen. Sie dürfen nie die Zähne zusammenbeißen und es einfach ertragen. Finden Sie heraus, wo und wann er auftritt. Bevor Sie zu einem Arzt gehen, können Sie vielleicht die Situationen vermeiden, welche den Schmerz verursachen, indem Sie den Penis beim Eindringen führen und sich so hinlegen, daß es nicht weh tut. Befeuchtung wird immer etwas von dem Schmerz nehmen, sogar wenn er von einer Infektion herrührt, außer wenn der Schmerz beim tiefen Stoßen auftritt. Entdecken Sie, was sich noch gut anfühlt, und konzentrieren Sie sich auf dieses. Es mag notwendig sein, einige Male beim Liebesakt das Eindringen zu vermeiden. Wichtig ist, daß Sie die Aktivität, die den Schmerz hervorruft, nicht fortsetzen. Falls eine negative Assoziation wie Schmerz mit einer angenehmen Aktivität wie sexuellem Spiel oder Verkehr verbunden wird, kann das angenehme Ereignis vom negativen Gefühl annehmen. Selbst wenn der physische Grund für den Schmerz geheilt ist, kann eine Frau sich immer noch anspannen oder der sexuellen Aktivität aus dem Weg gehen, die sie mit Schmerz verbindet. Ihr Zurückziehen und Anspannen ist zur konditionierten Reaktion geworden. Manchmal dauert der Schmerz aufgrund der Spannung fort. Damit gehen Sie in gleicher Weise um wie mit emotionalem Zögern oder Meiden. Fangen Sie schrittweise an, lassen Sie die Frau führen, bis sich die Spannung aufgrund des Schmerzes verringert hat.

Eine steigende Anzahl von Frauen, insbesondere junge Frauen, berichten von Schmerzen während des Verkehrs. Wenn Sie auch davon betroffen sind, suchen Sie Hilfe, nachdem Sie mit Ihrem Partner darüber gesprochen haben. Schmerz muß nicht hingenommen werden. Er darf vielmehr auf keinen Fall geduldet werden, will man den Liebesakt genießen.

33

Zusammenkommen

»Kann ein Paar, nachdem die Frau zehn Jahre lang ihre sexuellen Bedürfnisse beiseite geschoben hatte und in das Stadium des »Meidens« übergegangen war, aus diesem Schema ohne professionelle Hilfe, zum Beispiel Selbsthilfebücher, herauskommen? Wenn dem so ist, können Sie Literatur empfehlen und/oder einen grundsätzlichen Plan, wie sie ihre Beziehung wieder beleben können – wie es wieder Spaß macht?«

Sie möchten also etwas gegen Ihre sexuelle Unzufriedenheit tun, wissen aber nicht was? Das unbefriedigende Verhalten dauert schon so lange an, und es kommt Ihnen vor, als sei es die einzige Möglichkeit, wie Sie beide zusammen sein können. Manchmal denken Sie, es wäre mit jemand anderes einfacher, als zu versuchen, alle schlechten Gewohnheiten und unangenehmen Gefühle, die zwischen Ihnen beiden entstanden sind, umzukehren. Aber lassen Sie sich ermutigen! Viele Paare haben sich nach langen, fruchtlosen Jahren zum Besseren verändert. Dies trifft zu, gleichgültig, was die Ursache des Problems ist – aber es bedarf der Arbeit an sich. Dieses Kapitel gibt Ihnen die Richtlinien, um diese Arbeit zu tun.

Beschreiben Sie Ihre Erfahrung

Wie haben Sie begonnen? Denken Sie, jeder für sich, nach, und notieren Sie ihre Bemerkungen. (Vieles von dem, was wir in diesem Kapitel vorschlagen, stammt aus dem Buch »In Touch with each other«, einem Selbsthilfebuch, das vor einigen Jahren von Norman Wright geschrieben wurde.) Diese Notizen sollten nicht während einer intensiven Streßphase geschrieben werden. Beschreiben Sie, so gut Sie können, Ihre sexuelle Beziehung. Fangen Sie mit der Phase des sexuellen Verlangens an. Schreiben Sie auf, wie Sie während des Tages auf unterschiedliche Weise Begierde empfinden. Was löst dieses Verlangen aus? Wie lange dauert es an? Wie gehen Sie damit um? Wenn Sie zu den Menschen gehören, die wenig Begehren empfinden, schreiben Sie Ihr Verständnis der Situation auf. Welche Art von Gefühlen haben Sie im sexuellen Bereich? Wenn Sie sich bewußt sind, daß andere Menschen durch Musik, Sport, Lesen oder gewisse Dinge oder Gedanken erregt werden und Ihnen dies nicht passiert, versuchen Sie das, so gut Sie können, zu verstehen. Denken Sie daran, daß dies kein Aufsatz werden soll, der veröffentlicht oder vom Lehrer korrigiert wird. Schreiben Sie einfach Ihre Gedanken auf das Papier, so wie sie Ihnen kommen.

Wenn Sie alles über Ihr Verständnis Ihres eigenen sexuellen Verlangens aufgeschrieben haben, dann beschreiben Sie aus Ihrem Verständnis heraus, wie die sexuelle Begegnung eingeleitet wird. Notieren Sie, wer die Initiative ergreift, wie es geschieht und was Sie dabei empfinden. Ist es eine Forderung oder eine Last, immer zu initiieren? Beschreiben Sie im Detail, was Sie als typische Szene ansehen, wenn Sie beide zusammenkommen. Wer tut was, und wie reagiert jeder von Ihnen? Schließlich schreiben Sie die Bereiche auf, in denen Sie Veränderung sehen möchten, sowohl bei sich als auch bei Ihrem Partner. Falls Sie derjenige sind, der immer die Initiative ergreift, hätten Sie gerne, daß Ihr Partner diese Rolle gelegentlich übernimmt? Teilen Sie das mit. Seien Sie so deutlich wie möglich, was die erwünschten Änderungen anbelangt. Dies umfaßt nicht nur das Wie, sondern auch das Wo und Wann Ihres Liebesspiels.

Als nächster Schritt schreiben Sie über den Teil der Liebkosung. Beschreiben Sie zuerst, was geschieht. Seien Sie wieder sehr deutlich in bezug darauf, wer aus Ihrer Sicht was tut. Schreiben Sie über den Vorgang der Liebkosung, wieviel an Forderung es Ihnen vermittelt oder über eine jede Forderung, die Sie bei Ihrem Partner zu spüren meinen. Geben Sie Details über die Art von Berührung, die stattfindet, und was Sie am meisten genießen. Halten Sie auch die Bereiche fest, an denen Sie gerne, und andere, an denen Sie nicht berührt werden möchten. Viele Paare kennen nicht richtig die erogenen Zonen des anderen. Beschreiben Sie die Körperteile, die erogen oder sehr empfänglich für Stimulierung sind. Wenn Sie z. B. gerne am Nacken geküßt und gestreichelt werden, muß Ihr Partner das wissen. Wenn es Sie andererseits abstößt, so muß er es auch wissen. Stellen Sie nicht nur die allgemeinen Bereiche heraus, an denen Sie Stimulierung empfinden, sondern auch die intensivsten Genußbereiche, die Ihnen Befriedigung verschaffen. Schließlich sprechen Sie über die Gefühle, die Sie bei der Liebkosung empfinden. Fühlen Sie sich gedrängt, unter Druck gesetzt, gelangweilt? Ist dies wirklich ein Vermischen Ihrer beiden Welten oder spüren Sie einen echten Mangel? Wenn ja, sprechen Sie darüber.

Stimulation ist das Thema Ihrer nächsten Überlegungen. Konzentrieren Sie sich auf die Verhaltensweisen und Aktivitäten, die Sie am erregendsten finden und Sie zum Orgasmus bringen. Beschreiben Sie, was Sie als unangenehm empfinden. Teilen Sie die Veränderungen mit, die Sie bei der Stimulation wünschen, selbst wenn Sie sich in der Vergangenheit nicht gerne darüber ausgesprochen haben. Manche Frauen fühlen sich in erregtem Zustand verschlossen, wenn ihr Mann zu nahe an ihrem Gesicht ist. Andere möchten mit Küssen überhäuft werden. Manche Männer wünschen eine große Aktivität der Frau, wenn sie sich dem Punkt des Orgasmus nähern, andere wiederum nicht. Diese individuellen Vorlieben müssen mitgeteilt werden.

Wenden Sie sich dem nächsten Bereich zu und beschreiben Sie Ihre orgastische Freisetzung. Was vermittelt Ihnen die meisten

Gefühle? Welche Art von Liebesspiel ruft Ihre intensivste Erregung hervor. Falls Sie keinen Orgasmus erleben, beschreiben Sie ausführlich, wie Sie sich auf dem Höhepunkt Ihrer sexuellen Erfahrung fühlen. Wissen Sie, warum Ihre Erregung abflacht? Was empfinden Sie während der Freisetzung Ihres Partners?

Und zuletzt schreiben Sie über Ihre Zeit der Bestätigung und Ruhe nach dem Liebesakt. Beschreiben Sie zunächst das, was normalerweise geschieht. Entspricht es Ihren Wünschen? Wenn diese Erfahrung perfekt ist, dann notieren Sie es. Wenn Sie einige Veränderungen wünschen, so schreiben Sie diese auf, auch das, was Sie von Ihrem Partner in dieser Zeit erleben. Es ist wichtig zu wissen, daß es sehr unterschiedliche Bedürfnisse in dieser Bestätigungszeit gibt. Für einige Paare ist es die angenehmste und innigste Zeit des Liebesspiels. Andere fühlen sich erschöpft, und beide Partner schlafen schnell ein. In vergangenen Zeiten sagte man, daß die Frau mehr Bestätigung benötigte als der Mann. Das muß nicht unbedingt auf die Frau zutreffen, welche eine orgastische Freisetzung hatte. Es gibt für diese Phase kein »richtig« oder »falsch«, wichtig ist nur, daß jeder Partner vom anderen erhält, was er braucht.

Schließen Sie mit einem letzten Abschnitt, indem Sie Ihre Überlegungen über all die Themen aufschreiben, die nirgendwo sonst hineinpassen. Halten Sie spezielle positive Dinge fest, die Ihnen bewußt sind, oder Bereiche, in denen Sie Veränderung wünschen, wie Raumtemperatur, neue Arten der Stimulierung, Körperdüfte, Experimente etc. Dies ist die beste Gelegenheit, um mitzuteilen, was Sie noch nie zuvor erwähnt haben. Hatten Sie vorgetäuschte Reaktionen, dann ist dies jetzt die Gelegenheit, es dem anderen mitzuteilen.

Mitteilen und Klären

Nachdem Sie Ihre Gedanken auf Papier festgehalten haben, planen Sie ein oder zwei Stunden ein, in denen Sie gemeinsam über das Geschriebene sprechen. Es ist gewöhnlich am besten, einen Punkt nach dem anderen durchzugehen. Beginnen Sie z. B. mit dem, was Sie über Ihr sexuelles Verlangen geschrieben haben. Der zuhörende Partner sollte versuchen, wiederzugeben, was er davon verstanden hat. Arbeiten Sie so lange daran, bis der Partner, der sich mitteilt, überzeugt ist, daß der andere das Gesagte wirklich verstanden hat. Dann geben Sie Raum für Reaktionen oder unterschiedliche Standpunkte. Schließlich liest der andere Partner seine Notizen über das sexuelle Verlangen vor.

Gehen Sie die ganze Übung auf diese Weise durch. Achten Sie dabei darauf, daß das Mitgeteilte völlig klar ist, bevor der Zuhörer Reaktionen abgibt. Es ist natürlich, sich Kritik gegenüber defensiv zu verhalten. Bekämpfen Sie diesen Impuls, indem Sie zu verstehen versuchen, was gesagt wurde. Beachten Sie nicht nur die Worte und Details, die gesagt wurden, sondern auch die emotionalen Dimensionen. Erlauben Sie Ihrem Partner zu jedem Zeitpunkt, daß er seine Reaktion oder seine eigene Sichtweise mitteilt.

Definieren Sie Ihr Problem

Jeder von uns hat in seinem Sexualleben Bereiche, die verbessert werden können. Für manche ist dieses Verlangen stark, weil das Problem schwerwiegend ist. Für andere würde die gewünschte Veränderung sehr förderlich sein. Was auch der Fall sein mag, klären Sie, was Sie beide verbessern möchten. Bestimmen Sie den Bereich, der Ihnen das meiste Kopfzerbrechen bereitet. Ist es die Häufigkeit des Liebesaktes, das Liebesspiel oder die Zeit der Liebkosung? Fehlt Ihnen besonders das Verlangen oder der Wunsch nach einem neuen Stil der Initiative? Vielleicht brauchen Sie es, daß Ihr Partner schneller reagiert oder langsamer? Sie benötigen vielleicht mehr Reaktion oder möchten eine neue Aktivität ausprobieren, die Sie zuvor nicht gewagt haben. Für einige wird es mehrere Problemzonen geben. Nehmen Sie sich nicht das größte Problem als ersten Schritt vor. Wählen Sie ein zweitrangiges Problem, und arbeiten Sie daran.

Nachdem Sie das Problem geklärt haben, an dem Sie arbeiten möchten, besprechen Sie die Veränderungen, die Sie wünschen. Nehmen wir einmal an, Sie möchten das Schema der Initiative ändern. Wenn der Mann zu 90 % der Zeit die Initiative ergreift und Sie es 50 % zu 50 % machen möchten, so sagen Sie es. Oder wenn es das Problem war, daß die Frau während des Liebesspiels ausdruckslos war, so stellen Sie genau fest, welche Veränderungen Sie beide gerne möchten.

Faktoren, die das Problem beeinflussen

Schauen Sie sich zusammen Ihre Lebensgeschichten als Individuen und als Paar an, um herauszufinden, inwiefern diese zu Ihrem aktuellen Problem beigetragen haben. Manche Faktoren aus Ihrem Elternhaus mögen Sie festgelegt haben. Es können auch frühe Erlebnisse während der Zeit der ersten Freundschaften oder ein traumatisches Erlebnis vor oder nach der Ehe sein. Oder Sie haben bestimmte Überzeugungen, sozialer, moralischer oder religiöser Art, die Sie beeinflussen. Definieren Sie so deutlich wie möglich, welche Fakten aus Ihrer Vergangenheit Ihr jetziges Problem beeinflußt. Dann sprechen Sie darüber, was heute das Problem festlegt. Sind es Angst, Sorge, alte Gewohnheiten? Schließen Sie so viele Faktoren wie möglich ein. Wenn es Zeiten gab, in denen das Problem nicht existierte, widmen Sie denen besondere Aufmerksamkeit. Versuchen Sie zu verstehen, was damals anders war. Manche unter Ihnen werden feststellen, daß ihr Sexualleben eng mit ihrem emotionalen oder geistlichen Zustand verbunden ist. Teilen Sie alles mit, was Ihnen zugänglich ist.

Ziele und Verbesserung

Haben Sie einmal das Problem definiert, stellen Sie die gewünschten Veränderungen fest. Entwickeln Sie spezielle Ziele, auf die Sie hinarbeiten möchten. Oft ist es gut, diese wie einen Vertrag aufzuschreiben, zum Beispiel: »Wir haben beschlossen, unsere sexuelle Beziehung zu verbessern und unsere Ehe zu fördern, indem wir uns auf folgenden Bereich konzentrieren . . .« Stellen Sie die Probleme heraus, an denen Sie arbeiten möchten. Da Sie nun wissen, welche Faktoren Ihr Geschlechtsleben – positiv oder negativ – beeinflussen, sollten Sie entscheiden, welche Schritte Ihre sexuelle Beziehung verbessern können. Hilfreich ist es, zusammen genau zu bestimmen, was die ideale Erfahrung wäre.

Ein klarer Plan

Es ist leicht, über die Art der Veränderung zu sprechen, die Sie wünschen und wie Sie gerne hätten, daß Ihr Partner sie durchführt. Es ist aber eine andere Sache, sich gemeinsam hinzusetzen und genau zu bestimmen, wie und wann Sie an dem Problem arbeiten möchten. Wir ermutigen Sie, auch dies als Teil Ihrer Verbindung festzulegen. Schreiben Sie auf, wie viele Schritte nötig sind, um Ihr Ziel zu erreichen. Achten Sie darauf, daß die Schritte klein und durchführbar sind. Sie müssen beide in diesen Schritten übereinstimmen. Planen Sie genügend Zeit ein, um diese durchzuführen. Häufig, wenn man ein Vorhaben beginnt, begeht man den Fehler, daß man Veränderungen zu schnell erwartet. Denken Sie daran, daß Sie Jahre der alten Erfahrung hinter sich haben. Es wird einige Zeit benötigen, um diese Muster umzukehren. Sie haben ein ganzes Leben, um zusammen zu lernen, so gestehen Sie sich selbst eine großzügige Zeitspanne zu, in der dies geschehen kann. Manche von Ihnen werden dies zu einem Gebetsanliegen machen. Versuchen Sie, einander nichts aufzudrängen. Wenn Sie sich wohl dabei fühlen, gemeinsam zu beten, kann dies sehr konstruktiv und ermutigend sein. Der Herr möchte und erwartet, daß Sie ein erfülltes und glückliches Sexualleben haben, und er ist da, um zu helfen.

Nachdem Sie angefangen haben, den Plan in die Tat umzusetzen, führen Sie ihn konsequent durch. Sprechen Sie darüber, während Sie vorangehen. Nehmen Sie, wenn nötig, Anpassungen vor. Der Plan ist nur dazu bestimmt, Sie zu Ihrem Ziel zu führen. Wenn er diesen Zweck nicht erfüllt, muß er neu überdacht werden. Um zusammenzukommen, müssen Sie sich kennen und bereit sein, sich mitzuteilen, und außerdem darin übereinstimmen, was geändert werden muß. Wichtig ist vor allem, daß Sie mit Liebe, Hingabe und Sorgfalt zusammenarbeiten, um die Veränderung herbeizuführen.

Wenn alle Vorsätze fehlschlagen

Es wurde nun schon oft angesprochen, daß es völlig legal und richtig ist, fremde Hilfe in Anspruch zu nehmen. Ein paar Worte hierzu noch: Sie müssen sich bei einem Berater wohl fühlen. Am besten ist jemand, der einen guten Ruf hat, und zwar nicht nur von einem, sondern von zwei oder drei der Personen, bei denen Sie sich deswegen umhören. Bei uns besteht eine gewissen Kluft zwischen den Angeboten im säkularen Bereich, seien es Mediziner mit Zusatzausbildung oder Psychologen, und dem gemeindlichen Bereich, in dem sehr wohl auch kompetente Personen, am besten mit therapeutischer Zusatzausbildung, zur Verfügung stehen. Im Bereich der Gemeinden entfällt der allzu starke medizinisch-klinische Anspruch, man vermutet hier eher jemanden, mit dem man sich auf dem gleichen Niveau wird austauschen können. Wer einen geistlichen Hintergrund mag, sollte jedoch prüfen, wenn er im kirchlichen Bereich auf die sogenannten Ehe- und Lebensberatungsstellen stößt, ob deren Anspruch eine Methode für Sie als Paar abgibt. Denn Sie sollten nicht in eine neue Ratlosigkeit gestoßen und schließlich entmutigt werden. Vielmehr gilt, was eben schon gesagt wurde: Sie müssen sich dort, wo Sie sich anvertrauen, auch wohl fühlen.

Stellen Sie vor Beginn eines Gespräch Fragen, mit denen Sie die Eignung Ihres Ansprechpartners herausfinden! Geht er darauf bereits nicht gern oder nur unwillig ein, ist eine Alternative sicherer. Eine Ausrichtung der Beratung auf sexuelle Probleme ist nicht allzu häufig und auch im medizinisch-psychologischen Bereich nicht selbstverständliche Voraussetzung. Wenn ein Berater qualifiziert ist, darf es ruhig auch einer aus dem säkularen Bereich sein. Es läßt sich nicht voraussagen, was einem besser helfen wird: ob eine mehr seelsorgerliche oder mehr methodisch-erfahrungsorientierte Lösung. Im säkularen Bereich wird man jedoch oft auch eine Vermischung des vermeintlich empirischen Ansatzes mit den exotischsten ideologischen Anschauungen feststellen müssen – nicht jedermanns Sache und oft einfach unangenehm. Je nach dem wird ja gerade auch eine klinische oder psychologische Diagnose angestrebt werden; dies bedeutet zuweilen auch die Anwendung bestimmter Therapien.

Betrachten Sie diese Dinge als das, was sie sind, als Methoden, als Hilfsmittel. Wenn Sie etwas aus neuen eigenen Erkenntnissen heraus nicht mehr so ernst wie Ihr Berater nehmen wollen, gehen Sie einfach weiter. Es geht um Sie und um das, was Ihnen wohl tut. Beratung, Therapie und Seelsorge können Konflikte verstärken, sollten sie aber auch zu lösen vermögen und Sie nicht in noch mehr Konflikte bringen. Lassen Sie sich nicht entmutigen! Es kann schon in einer relativ kurzen Zeitspanne Veränderung auftreten. Viele haben nach Jahren der Frustration sexuelle Erfüllung und Glück erlangt. Dies ist auch bei Ihnen möglich!

34

Fragen und Antworten

Wohin wir auch reisen, um zu Menschen über dieses Thema zu sprechen, sind die Fragen grundsätzlich die gleichen. Wir haben hier die häufigsten aufgelistet. Sie erwachsen fast unvermeidbar aus Lebenssituationen, in denen Menschen nach Antworten suchen. Manche möchten ihren Schmerz loswerden, andere mehr Erfüllung erleben.

Fragen, die den Mann betreffen

Wie kann man einem Mann beibringen, mit Worten anzufangen und nicht einfach nur mit Streicheln?

Dies ist wahrscheinlich das, was sich die meisten Frauen mehr als alles andere von ihrem Mann wünschen. Männer finden ihren natürlichsten Ausdruck in ihrem Tun, so wie man es sie von Kindheit an lehrt. Frauen dagegen haben gelernt, sich viel mehr verbal auszudrücken. Dieser Unterschied findet man im Liebesspiel wieder. Hier müssen beide die Verantwortung übernehmen. Die Frau muß ihrem Mann auch einmal sagen, daß sie gerne auf den Tag zurückblickt, darüber spricht, wie sehr sie sich lieben, und zärtliche Worte flüstert. Falls der Mann dieses Bedürfnis der Frau nicht kennt, wird er das tun, was ihm am natürlichsten erscheint, das heißt, dem nachgehen, was er möchte. Hat seine Frau ihm ihren Wunsch nach verbaler Kommunikation mitgeteilt, kann der Mann sich darum bemühen, darauf einzugehen. Kompliziert wird es jedoch schnell einmal, wenn er meint, seine Frau stelle eine unvernünftige Forderung, anstatt daß er ihren ganz normalen Wunsch darin sieht. Es ist auch wichtig, auf die Berührung zu achten. Die meisten Frauen genießen normale Berührungen – nicht an den Genitalien und der Brust – als Aufwärmen für die sexuelle Begegnung. Es ist die direkte sexuelle Stimulierung, die für die Frau am Anfang ihrer Liebeserfahrung irritierend und unangenehm sein kann.

Die meiste Zeit habe ich eine Ejakulation ohne völlige Erektion. Ist mit mir etwas nicht in Ordnung?

Besagtes Schema der sexuellen Reaktion könnte aus einer angelernten Reaktion rühren (wenn man davon ausgeht, daß sich der Mann bei guter Gesundheit befindet). Es wurde meist in der Selbstbefriedigungsphase gelernt. Der Junge oder junge Mann brachte sich selbst zu einer Ejakulation, auch wenn die Angst vor der Entdeckung ihn von einer vollen Erektion abhielt. Als erlernte Reaktion wurde es mit in die Ehe gebracht, wo es dem Mann Zweifel bringt und bei der Frau weniger starke Erregung verursacht. Wir empfehlen, daß man die Übungen macht, die in dem Kapitel über Impotenz vorgeschlagen werden. Achten Sie besonders auf Stimulierung vor dem Eindringen, selbst bis zum Orgasmus hin, aber stimulieren Sie nur stark, wenn es zur vollen Erektion kommt. So wie dieses Verhaltensmuster gelernt wurde, kann es auch wieder verändert werden.

Kann ein Mann einen Orgasmus ohne eine Ejakulation haben?

Manche Männer berichten dies als ihre normale Erfahrung. Es tritt häufig auf, wenn ein Mann in einem ersten Orgasmus ejakuliert hat, dann erregt und kurz darauf wieder zu einem Höhepunkt stimuliert wird. Manche Männer berichten, daß sie wie Frauen fähig sind, mehrere Orgasmen zu haben, aber das betrifft nicht die Mehrheit.

Ich bin oft unfähig, nach dem Eindringen zu ejakulieren, und muß mich außerhalb des Körpers meiner Frau zu einem Orgasmus bringen. Kann das geändert werden?

Dies ist unter dem Begriff verzögerte Ejakulation bekannt. Es hat häufig mit früheren Erfahrungen fordernder Frauen zu tun, insbesondere einer fordernden Mutter, oder mit irgendeiner Beschäftigung mit homosexueller Aktivität. Oft ist gute Hilfe nötig, um das Problem tiefer zu verstehen und den Ausweg zu finden.

Fragen der Frauen

Wie kann ich mich auf das sexuelle Zusammensein konzentrieren und alles andere vergessen?

Konzentrationsschwierigkeiten gehen oft Hand in Hand mit Passivität. Wenn Sie aktiv werden und Ihrem Genuß nachgehen, ist es sehr unwahrscheinlich, daß Sie Konzentrationsschwierigkeiten haben. Konzentrieren Sie sich auf die angenehmen Gefühle in Ihrem Körper. Richten Sie sich ebenfalls auf die Freude am Körper Ihres Partners aus, und versuchen Sie aktiv, seine Freude zu erhöhen. Falls Sie einige hartnäckige Gedanken beschäftigen, klären Sie diese, vielleicht in einem kurzen Gespräch, damit Sie Ihre Sorgen des Tages ganz beiseite legen und sich völlig auf den Liebesakt konzentrieren können.

Mein Mann liebt es, wenn ich etwas trage, das sexy ist, und mich für ihn ausziehe. Ich fühle mich nicht sehr sexy (mit ein wenig Übergewicht, was mich schon stört), außerdem fühle ich mich dabei irgendwie billig. Aber wir lieben einander, und ich möchte, daß unser Sexualleben erfüllt ist – obwohl es oft schon ganz toll ist. Was denken Sie dazu?

Wie wir in diesem Buch schon verschiedentlich erwähnten, kann alles, was Ihre gemeinsame Erfahrung fördert, ohne Ihnen physisch, psychologisch oder geistlich zu schaden, mit Hingabe eingesetzt werden. Wenn Sie etwas stört, arbeiten Sie daran, um zu sehen, was es genau ist. Offensichtlich hindert Sie Ihr Gewicht daran, sich als sexy zu empfinden. Ihr Mann liebt Sie aber (vielleicht bereits so, wie sie gerade sind). Teilen Sie ihm Ihr Zögern mit, in dem Versuch, zu verstehen, wo die Barriere liegt. Denken Sie daran, daß das Necken ein natürlicher Teil Ihres Liebesspiels ist. Wenn wir im Hohelied des Salomo lesen, haben wir den Eindruck, daß die Liebenden da waren und dann wieder weg; sie waren zusammen und suchten dann einander. Dies kann einer der Momente sein, wo Sie sich über Ihre eigenen Barrieren hinwegsetzen dürfen. Ihr Mann muß bei Ihnen wirklich lernen, sich in Ihrem Rhythmus zu bewegen, damit Sie sich nicht überfahren fühlen. Wenn jeder von Ihnen im Hinblick auf den anderen so vorgeht, wird keiner verletzt.

Was die Unterordnung der Frau anbelangt, sollte sie sich auch unterordnen, wenn sie schlecht behandelt wird und unglücklich in der sexuellen Beziehung ist, oder lehrt die Bibel, daß sie sich enthalten kann, wenn der Mann sie nicht so behandelt, wie er sollte, oder nicht auf sie eingeht? Paulus sagte: »Ordnet euch einander unter« und »reizet einander nicht«. Was sollte sie tun? Ist es ihre Pflicht, sich nicht auch so zu verhalten?

Wie Sie schon gesagt haben, sprechen all diese Stellen, die die Unterordnung des Mannes und der Frau behandeln, von der gegenseitigen Unterordnung. Ich muß mich ganz ausliefern, ob Mann oder Frau, so wie Christus sich der Gemeinde ganz gegeben hat. Es gibt keine größere Unterordnung als diese. Sich jedoch einer nicht liebenden sexuellen Aktivität wegen unterzuordnen ist keine Liebe, eher eine Reaktion auf die Lieblosigkeit eines anderen. Die Bibel lehrt uns nie, die Sünde weiterzuführen. Es gibt keine einfache Antwort. Kommunikation könnte den Anfang setzen.

Sexuelle Phantasie

Ich habe neulich in einer christlichen Zeitschrift einen Artikel über den Unterschied von Lust und sexueller Phantasie gelesen. Die Denkweise des Autors war viel freier als alles, was ich je zuvor gehört habe. Können Sie mir mit der Bibel den Unterschied von Lust und sexueller Phantasie erläutern?

Wir können aus der Schrift einige Ableitungen treffen, aber die Bibel spricht nicht direkt von sexueller Phantasie. Sprüche 23,7 sagt: »Denn so wie er denkt, so ist er«. Man definiert und unterscheidet oft sexuelle Phantasie und Lust folgendermaßen:

Lust wird als ein starkes Verlangen mit der Hoffnung auf Erfüllung dargestellt, während sexuelle Phantasie sich in der Gedankenwelt eines Menschen abspielt, ohne die Erwartung, daß sich das Vorgestellte ereignet. Sexuelle Phantasien sind oft sehr unrealistisch. Lust hat normalerweise etwas mit wirklichen Menschen und existierenden Orten zu tun.

Ich habe immer gedacht, daß es falsch wäre, in seinen Gedanken, nur um seiner selbst willen, über Sex zu phantasieren, wenn man sich liebt. Mit anderen Worten, eine Person sollte nur an das denken, was geschehen wird, um sich zu stimulieren. Das bloße Denken an den Sexualakt sollte vermieden werden. Liege ich damit richtig?

Es gibt unterschiedliche Meinungen dazu. Manche Menschen unterstützen mit ihren Gedanken das Erleben während eines Liebesakts. Andere stört es. Wie wir schon vorher erwähnten, nehmen Phantasien so viele unterschiedliche Formen an, daß eine Verallgemeinerung schwierig ist. Für einige besteht der einzige Weg, bis zum Orgasmus erregt zu werden, darin, sich in sexuelle Phantasien zu verlieren. Da es beiden Genuß bringt, ist es schwer zu sagen, daß sie dies vermeiden sollten oder könnten.

Verschiedene Fragen

Wenn wir uns vor unserer Ehe schon auf ein Liebesspiel mit einem andern einließen, nicht unbedingt auf einen Verkehr, wie können wir das am besten vergessen und vermeiden, daß wir diese Erfahrungen mit unserem aktuellen Sexualleben vergleichen?

Vergleichen verursacht Schwierigkeiten, wenn der aktuelle Partner nicht mithalten kann. Wir müssen aufpassen, was unsere Motivation betrifft, da vorehelicher Verkehr und entsprechende Erfahrungen fast gar nie mit dem vergleichbar sind, was sich innerhalb der Ehe abspielt, auch wenn das viele Nichtverheiratete nicht wahrhaben wollen! Manchmal ist es wirklich hilfreich, sich darüber mit jemandem zu besprechen. Dieses Mitteilen allein ist noch nicht dazu geeignet, die vergangenen Erfahrungen wegzunehmen, sondern sie erst einmal offenzulegen. Durch das Aufdecken dieser Erlebnisse und oft auch der Fehler dabei werden Sie frei, und Sie können Freude an der sexuellen Beziehung bekommen. Denken Sie daran, daß Gott Ihnen vergeben hat. Sie sind es, die noch an der Vergangenheit festhalten, und das hält Sie von der Freude ab.

Was ist, wenn man nicht in der Stimmung ist? Sollte man nachgeben, um seinem Partner einen Gefallen zu tun?

Wir alle fühlen uns zu unterschiedlichen Zeiten nicht »danach«, aber entscheiden, trotzdem sexuell aktiv zu werden, weil unser Partner uns begehrt. Es besteht die Möglichkeit, daß wir trotz anfänglicher Lustlosigkeit Freude daran finden. Wenn wir dagegen nie in Stimmung sind, gibt es wohl eine ernsthafte Barriere, die wir überspringen müssen. Fangen Sie an, miteinander darüber zu sprechen, und suchen Sie gegebenenfalls Hilfe. Wenn der Mangel an Interesse nur gelegentlich ist, braucht es Ihnen keine Sorgen zu machen, weil es keine entscheidende Auswirkung auf Ihren Partner hat. Es kommt nun mal vor, daß wir uns nicht in Stimmung befinden. Wenn wir offen sind, diese Stimmung ohne Druck oder ohne Forderung zu ändern, wird sie sich meistens schnell wieder ändern. Gelegentlich werden wir aber auch gegen unsere Stimmung handeln.

Wie ist die Relation zwischen der sexuellen Erfüllung und der Dauer der Ehe?

Wir haben Paare gekannt, die keine sechs Monate verheiratet waren und Erfüllung hatten. Wir haben andererseits Paare gekannt, die seit 30 Jahren verheiratet waren und nie eine erfüllende sexuelle Erfahrung machten. Bei einigen Paaren ist die sexuelle Beziehung immer am Wachsen und wird zunehmend zufriedenstellender. Dies ist einer der Wege, die die Ehe verstärken. Für die einen gibt der Herr selbst mehr und mehr zu genießen, wenn wir uns nur selbst dem anderen völlig hingeben.

Es mag ein wenig eitel klingen, aber wie kann ich etwas besser machen, das schon gut ist? Wir sind beide zufrieden und erreichen einen Orgasmus. Was kann noch darüber hinaus getan werden? (Dies ist eine ehrliche Frage).

Welch ein schönes Problem Sie haben! Wie mit allen anderen Aspekten des Lebens, können wir sehr wohl nach immer mehr Vervollkommnung streben. Im sexuellen Bereich lernen wir immer weiter, geben mehr und erfahren mehr. Wir sprechen nicht von Häufigkeit, sondern von größerer Intensität und Tiefe. Erweitern Sie Ihre Erfahrung auf neue Plätze, neue Ideen und Kreativität, weitere interessante Seminare und Bücher. Suchen Sie Wege, um den anderen immer mehr zu lieben und ihm mehr zu geben.

Ein Sprecher sagte neulich: »Eine Frau kann sechs bis elf oder mehr Orgasmen haben, während ein Mann nur einen haben kann.« Stimmt das?

Die Frau hat eine unendliche Kapazität für Orgasmen, aber der Drang danach sollte weder vom Mann kommen noch aus einer Forderung, die sie sich selbst auferlegt. Es sollte von ihr selbst kommen. Viele Frauen sind mit einem Orgasmus völlig zufrieden und brauchen weiter nichts. Andere bevorzugen zwei oder drei. Manche Frauen bevorzugen eine wiederholte orgastische Freisetzung während eines sexuellen Beisammenseins, aber das heißt nicht, daß sie freiere Frauen oder bessere Geliebte sind. Immer wenn wir äußere Kriterien aufstellen, um das zu bewerten, was wir tun, hören wir nicht darauf, wie Gott uns geschaffen hat, und reagieren nicht gemäß unserer Persönlichkeit. Sobald ein äußeres Kriterium aufgestellt wurde, entfernen wir uns schnell von dem, was natürlich ist.

35

Einige abschließende Worte

In diesem Buch wurden so viele Konzepte vorgestellt, daß es unmöglich scheint, sich an alle zu erinnern, und noch schwieriger, sie in die Praxis umzusetzen. Alles, was gesagt wurde, entsteht natürlich aus dem, wie und was für Menschen wir sind. Es gibt keine radikalen Vorstellungen, keine Konzepte, die gegen das angehen, wie wir geschaffen sind. Vielleicht ist dies die beste Weise, dieses Buch zusammenzufassen: Die sexuelle Erfahrung ist der ekstatische Ausdruck unseres gesamten Seins – physisch, emotional, intellektuell und geistlich. Wenn alle diese Dimensionen mit Freiheit zusammenkommen und mit dem geteilt werden, dem wir uns hingegeben haben, wird normalerweise sexuelle Erfüllung folgen.

Es gibt eine Reihe von Einstellungen, die wir in unsere Liebeserfahrung einbringen können, und alle Liebeserfahrungen werden uns in der Beziehung zueinander positiv formen. Wir müssen die sexuelle Reaktion als natürlich und von Gott gegeben ansehen. Sie ist kein Ergebnis unserer schlechten Natur, sondern ein Teil dessen, was wir unserer Schöpfung gemäß ausdrücken sollen. Sexuelle Liebe ist ein Symbol der Beziehung Gottes zu den Menschen. Dies umfaßt die Dimension der physischen Freisetzung, ist aber mehr als das. Obwohl es ein natürlicher Prozeß in uns ist, haben sich viele Barrieren aufgebaut, um die Natur von ihrem Lauf abzuhalten. Viele Paare haben die Anweisung bei der Ehevorbereitung erhalten: »Laßt der Natur einfach ihren Lauf«. Dieser Ratschlag ist vielleicht gut, wenn es sich um Tiere handelt, ist aber nicht bei Menschen anwendbar. Aufgrund der ganzen Information, die wir von Geburt bis zu dem Zeitpunkt gesammelt haben, an dem wir heiraten, ist es unmöglich, daß die Natur ihren freien Lauf nehmen kann. Unterweisung ist nötig.

Obwohl wir Unterweisung und Übung brauchen, können wir allerdings den Liebesakt nicht als eine Erfordernis von Techniken oder das Erlernen neuer Fähigkeiten ansehen. Techniken und Fähigkeiten sind zwar Zutaten einer erfüllten Beziehung, aber wir brauchen mehr als nur das Wissen dessen, was man tun muß. Wir müssen fähig sein, zuzulassen, daß wir Genuß empfangen dürfen. Gott hat uns das Recht dazu gegeben. Wenn wir es nicht erleben, liegt es an unserer eigenen Unsicherheit. Wenn wir tief davon überzeugt sind, daß Genuß eine Möglichkeit ist, werden wir offen für Abwechslung sein. Wir werden nicht durch Regeln über »richtig« und »falsch« eingeschränkt sein, sondern durch unsere inneren Bedürfnisse geleitet werden. Dies ist eine der Dimensionen des Lebens, welche die Bibel offen gelassen hat für unsere eigenen Wünsche und Vorlieben. Wir müssen von uns heraus geleitet werden.

Wenn wir dies einmal erkannt haben, sind wir geradezu verpflichtet, das zu akzeptieren, was der Apostel Paulus über die sexuelle Gleichheit lehrt. Man erwartet von uns nicht, daß wir etwas für unseren Partner tun oder daß er etwas für uns tun soll. Sex ist nicht etwas, das man einem »tut« oder »für einen« tut, sondern eine Erfahrung »mit« dem Partner. Dies ist eine zuweilen anspruchsvolle Balance, die es zu finden gilt, aber die sich ohne Zweifel lohnt. Es ist einfach, mit bestimmten Vorstellungen über sich selbst und seinen Partner in das Ehebett zu kommen, und statt seinen Gefühlen einmal freien Lauf zu lassen. Wenn wir diese Gefühle zulassen, dann akzeptieren wir die individuellen Unterschiede zwischen zwei Menschen und zwischen Mann und Frau. Diese werden nicht störend für uns sein, sondern eher als eine zusätzliche Form der Förderung und der Freude betrachtet werden. Wir werden von unseren Partnern nicht in Stereotypen oder Klischees denken, die immer so anfangen: »Männer machen immer . . .« oder »Frauen sind immer . . .«. Wir werden den anderen eine Person sein lassen, die die Verantwortung für sich selbst übernimmt, so wie sie sich uns schenkt.

Unsere Einstellung macht einen Unterschied und auch unsere Gefühle. Ein fehlendes Selbstwertgefühl, das notwendig ist, um empfangen zu können, begrenzt unsere Freude und unseren Genuß am Liebesakt – und die Freude unseres Partners. Für viele ist das Empfangen schwerer als das Geben. Sie fühlen sich nur wertvoll, wenn sie geben. Es ist wichtig, dieses Muster umzukehren. Es bedarf der Annahme unserer eigenen Sexualität, d. h. die Männlichkeit und Weiblichkeit, die an sich wertvoll ist und deren Wert nicht von unserem Partner abhängt. Vergangene Erfahrungen der Scham und der Schuld und des Unwohlseins stören diese Annahme.

Die Hingabe, die wir unserem Partner gegenüber empfinden, ist wichtig. Wir müssen uns bei unserem Partner engagieren und seine Hingabe als Antwort spüren. Ohne das Empfinden von Liebe wird die sexuelle Reaktion weniger wahrscheinlich. Viele Barrieren hindern das Erleben der Liebe und der Hingabe. Ob Zorn, Mangel an Respekt, äußere Spannung oder Leistungsdruck, ein Paar kann diese Barrieren überwinden, indem beide lernen, die Liebe und Hingabe, die sie empfinden, zu teilen.

Selbst wenn unsere Gefühle der Liebe und Hingabe solide sind, werden sie nur dann einen Unterschied im Liebesspiel ausmachen, wenn sie in die Praxis umgesetzt werden. Wir müssen nach unseren Gefühlen handeln, dann wird die Freude, deren Potential schon in uns ist, zur Realität. Dieses Handeln kann viele Formen annehmen und drückt sich durch eine besondere Vorbereitung, durch Spontaneität und Flexibilität oder neue Vorgehensweisen, uns in der aktuellen sexuellen Erfahrung mitzuteilen, aus. Wenn wir unser Recht auf Freude und Genuß im Liebesakt annehmen, sind wir bereit, die Kontrolle zu verlieren. Dies wächst aus einer inneren Sicherheit heraus und folgt dem inneren Körperrhythmus. Gewachsen in der Annahme unseres Selbst und dem des Partners werden wir auch immer weniger das Bedürfnis haben, einer Routine zu folgen. Und wir werden kein Buch führen und werden zu Teilnehmern anstatt zu Zuschauern.

Der Schlüssel zu all dem ist Kommunikation. Sexuelle Entscheidungen müssen in einer Atmosphäre voll Freiheit und Offenheit getroffen werden. Es soll die Freiheit vorhanden sein, das auszudrücken, was wir wünschen, was wir brauchen, was Sie als angenehm empfinden und was nicht. Nonverbale Kommunikation ist ebenso absolut notwendig. Ob es der Empfänger ist, der die Hände des Gebers führt, ein persönliches Signalsystem oder eine andere nonverbale Form. In dieser Kommunikation akzeptieren wir die Verantwortung für uns selbst und für die Probleme als Paar und vermeiden die Fallen des Vorwurfs an uns selbst oder an unseren Partner und reißen so das nieder, was uns behindert, anstatt uns zu helfen. Bei dem Ausarbeiten der Probleme wird es eine notwendige Basis sein, daß jeder das gleiche Stimmrecht hat. Es ist wichtig, sich klarzumachen, daß die »falschen« und »richtigen« Handlungen zwischen Ihnen davon abhängen, was Ihnen angenehm oder unangenehm ist.

Wer sich öffnet, darf normalerweise wieder mit Verständnis und Wärme rechnen. Und mit dem Wissen, daß Sie nicht gerichtet werden, kann aus der Saat der sexuellen Freiheit in Ihnen eine sexuelle Blüte blühen, die längst bereit liegt, gelebt zu werden.

»Leg' mich wie ein Siegel an dein Herz, wie ein Siegel an deinen Arm! Denn stark wie der Tod ist die Liebe, hart wie der Scheol die Leidenschaft. Ihre Gluten sind Feuergluten, eine Flamme Jahs. Mächtige Wasser sind nicht in der Lage, die Liebe auszulöschen und Ströme schwemmen sie nicht fort. Wenn einer der ganzen Besitz seines Hauses für die Liebe geben wollte, man würde ihn nur verachten.« (Hohelied 8,6+7).